看護学テキスト NiCE

地域・在宅看護論II 支援論

暮らしの場における多様な支援を考える

改訂第3版

編集 石垣和子 上野まり 德田真由美 辻村真由子

南江堂

執筆者一覧

▼ 編 集

石垣　和子	いしがき　かずこ	石川県立看護大学名誉教授
上野　まり	うえの　まり	日本在宅ケア教育研究センター
徳田真由美	とくだ　まゆみ	公立小松大学保健医療学部看護学科
辻村真由子	つじむら　まゆこ	滋賀医科大学医学部看護学科

▼ 執 筆 （執筆順）

清水由加里	しみず　ゆかり	公立小松大学保健医療学部看護学科
辻村真由子	つじむら　まゆこ	滋賀医科大学医学部看護学科
島村　敦子	しまむら　あつこ	東邦大学健康科学部看護学科
小此木百合香	おこのぎ　ゆりか	日本医療科学大学保健医療学部看護学科
矢口　和美	やぐち　かずみ	公立小松大学保健医療学部看護学科
岩田　尚子	いわた　なおこ	東京慈恵会医科大学医学部看護学科
藤田　淳子	ふじた　じゅんこ	国立看護大学校研究課程部看護学研究科
島田　珠美	しまだ　たまみ	川崎大師訪問看護ステーション／療養通所介護まこと
紺家千津子	こんや　ちづこ	石川県立看護大学看護学部
平野　和恵	ひらの　かずえ	横浜掖済会病院地域連携部
角地　孝洋	かくち　たかひろ	小松市役所長寿介護課
菱田　一恵	ひしだ　かずえ	順天堂大学医療看護学部
諏訪さゆり	すわ　さゆり	千葉大学大学院看護学研究院
湯本　晶代	ゆもと　あきよ	千葉大学大学院看護学研究院
太田　晃子	おおた　あきこ	訪問看護ステーションややのいえ
篠原　裕子	しのはら　ゆうこ	足立区地域包括支援センター
嶋澤　順子	しまさわ　じゅんこ	東京慈恵会医科大学医学部看護学科
眞浦　有希	まうら　ゆうき	滋賀医科大学医学部看護学科客員助教
松浦　志野	まつうら　しの	順天堂大学医療看護学部
石垣　和子	いしがき　かずこ	石川県立看護大学名誉教授
上野　まり	うえの　まり	日本在宅ケア教育研究センター
徳田真由美	とくだ　まゆみ	公立小松大学保健医療学部看護学科
宮本由香里	みやもと　ゆかり	訪問看護ステーションリハケア芦城
森本　安紀	もりもと　あき	滋賀県立大学人間看護学部
新井香奈子	あらい　かなこ	滋賀県立大学人間看護学部
彦　　聖美	ひこ　きよみ	金城大学看護学部

はじめに

　今日，在宅看護の発展は目覚ましく，訪問看護利用者数はここ10年で3倍になり，その年齢幅や重症度および対象疾患の多様性も大幅に増しています．訪問看護師への期待はますます大きなものとなっています．

　2020年に，保健師助産師看護師学校養成所指定規則上の「在宅看護論」という科目は名称が「地域・在宅看護論」に変更され，基礎看護学の次に位置づけられ単位数も4単位から6単位に増加しました．それを受けてこのテキストは，2011年発行の『NiCE在宅看護論』初版，2016年発行の同改訂第2版を土台にしながら2名の新編集者を加え，書名を『NiCE地域・在宅看護論I 総論／II 支援論』の2分冊に改めて発刊するものです．

　『NiCE地域・在宅看護論I 総論—地域における暮らしと健康の理解を深める』では，看護の対象となる地域で暮らす多様な人々をより広い視野で捉え，その文化や生活に合わせた看護を展開するための基礎的な学習内容を提供しています．それを受け，本書『NiCE地域・在宅看護論II 支援論—暮らしの場における多様な支援を考える』では，『I 総論』の学びをより実践に即して考え，看護師の行動として具現化できることを目指しました．したがって机上での学習だけでなく，地域・在宅看護実習の場においても，本書は大いに役立つものと考えます．

　在宅看護の場は，疾患だけでなく地域の気候，風土，文化，時代背景，そして家族構成も個別性が高く，疾患以外の多様な条件が，そこで暮らす人々の心身の健康面に影響していることがわかります．看護師には，患者さん一人ひとりの過去の暮らし，そして現在の暮らしを理解し，共に未来を思い描きながら常に伴走者でいることが期待されています．そのため初学者の皆さんには，より具体的な在宅看護技術や在宅看護過程を示すことが重要と考え本書を編集しました．

　本書には経験豊富なたくさんの看護実践者による多様な事例が掲載されています．看護に唯一の正解や100点満点の正解はありません．地域・在宅看護実習においては，本書にある事例をその都度参考にしながら，それぞれの地域，文化や生活背景に合わせ，さらに学生の強みでもある柔軟な発想力を加えて，伸び伸びと個別性の高い在宅看護過程を展開してほしいと願っています．

　これから看護職となる皆さんには，どのような場で働こうとも，誰もが地域・在宅で主体性をもって自分らしく暮らしているという事実を大切にし，支援していただきたいと思います．そして地域・在宅で自分らしい暮らしの継続を願う人々の笑顔を引き出し，より幸せな時間を届けることのできる看護専門職に育っていかれることを，心より期待しています．

2023年12月

石垣　　和子
上野　　まり
德田　真由美
辻村　真由子

初版の序

　日本は，家で病気を治すことが多くの庶民の唯一の選択肢であった戦後の一時期から，経済復興と医学の進歩により多くの人が病院で医療を受けるようになり，最後まで治療を受けつつ病院で亡くなることが当たり前とされる一時代があった．しかし，平成に入って行き過ぎが見直され，在宅で療養する意義が再認識されるようになった．

　その原動力となったのが高齢化とそれに付随する要介護高齢者の増加への危惧であったにせよ，それをきっかけに高齢者に限局しない在宅療養の制度や仕組みができあがってきている．そして今日までのその発展を支えてきたのは，訪問看護の先駆者たちである．彼女たちの素晴らしい活躍によって，困難な疾患を抱える人たちの在宅での安心や安楽，虚弱な高齢者の再入院の予防，その人らしい在宅での看取りなどが得られている．

　しかし今日，社会からの期待にこたえるには訪問看護の基盤が不足しているという現実がある．もっとたくさんの訪問看護ステーション，もっとたくさんの訪問看護師が必要なのである．

　このテキストは，看護を勉強する学生の皆さんが，訪問看護のもたらす在宅療養者・家族の安寧と満足を知り，将来の訪問看護師をめざしてくれることを願って，訪問看護の先駆者や訪問看護の熟達者，そして教育者たちによって執筆された．また，たとえ訪問看護師にはならなくとも，病院や施設から訪問看護師と連携できるだけの理解と知識は身につけてほしいという思いも込められている．訪問看護師は療養者・家族の何を大切にしているのか，どのようなレベル・種類のケアまで在宅でできるようになっているのか，今後に向けてどのような可能性があるのか，このテキストを使ってよく知って考えていただきたい．皆さんには訪問看護の意義と素晴らしさを身につけて，今後の日本の在宅療養をもっと発展させる人材となっていただきたいと思っている．そのための材料をこのテキストに込めたつもりである．

　日本の在宅療養環境は，社会資源やそれらが連携できるシステムなどの改革中であり，さまざまな課題に気づかされる．しかし，療養者・家族の身になって考える訪問看護師たちによってこれまでも改革されてきており，今後もそうであるに違いないと考えている．

　最後に，わかりやすいテキスト作りのために多大なご協力をいただいた執筆者の皆様，そして発行にこぎつけるまで辛抱強く支えてくださった畑﨑さんをはじめ南江堂の皆様に感謝して序文とする．

2011 年 12 月

石垣　和子
上野　まり

目 次

第Ⅳ章　事例でみる暮らしの場における看護の実際 ………… 225

『地域・在宅看護論Ⅰ　総論（改訂第3版）』主要目次

第 I 章

暮らしの場で実践する生活援助・医療処置技術

学習目標

1. 地域・在宅で生活する療養者への生活援助や医療処置の技術について理解する.
2. 各生活援助や医療的管理の意義・目的やそれを必要とする療養者の特徴を理解し, アセスメントの視点を学ぶ.
3. 地域・在宅で生活する療養者への支援における多職種連携・協働のポイントについて理解する.

食の支援と栄養の管理

この節で学ぶこと

1. 食の支援の目的と療養者の特徴について学ぶ.
2. 療養者の特徴に応じた栄養管理の方法と目的について学ぶ.

A. 食の支援と栄養の管理の意義・目的

　人間にとっての食は，生命維持や成長発達に必要な栄養を摂取するというだけでなく，楽しみであり，生きる意欲を生み出すものでもある．しかし，疾病や障害，治療や検査などのために，食事による栄養摂取行動が困難になったり，食事を楽しむことができなくなったりすることが生じる．このような対象者には食の支援や栄養の管理が必要となってくる．看護者は人間にとっての食事による栄養の意義を理解し，対象者の**長年培ってきた食習慣にあわせた食事の選択，調理形態の工夫や自助具の使用**，体位といった食べる環境の整備など，安全な方法で食事の援助を行う．そして，対象者の食事ペースに合わせ，食べることへの意欲を高め，美味しく，楽しく食べることができるような支援をすることが重要である．

　また，在宅での食の支援は家族が中心となるので，障害のある療養者・高齢者の食事摂取には時間がかかるという認識をもって準備や介助を心がける．看護者は家族に対しても支援を行うことが大切である．

　栄養管理については，在宅で療養する人，とくに高齢者は低栄養になりやすく，体重減少につながりかねない．全身状態が悪化するとベッド上での生活を余儀なくされ，活力が低下する．療養上必要な栄養や食事の管理，指導（支援）することで，療養者やその家族は，豊かな食生活を送ることができる．

B. 食の支援と栄養の管理を必要とする在宅療養者の特徴

a. 加齢に伴う嚥下機能低下

　人は誰でも高齢になると，身体機能や身体活動を支える運動機能も低下することが知られている．消化器系では，食道の筋肉の収縮力は弱くなり胃の弾力性が弱くなるので，多くの食べ物が入らなくなる．**複数の慢性疾患を抱えており，生活機能が障害されている**ことが多い．

　そのため，急激な体重減少は高齢者ではめずらしいことではない．経口摂取が困難に

なってきた場合には，原因をアセスメントし，主治医をはじめ専門医と相談し，本人や家族を含めて代替栄養法を検討することが重要である．

b. 原疾患によって異なる機能低下の機序

　脳血管疾患では，嚥下中枢である延髄より上位中枢が両側性に障害されれば，仮性球麻痺に代表されるように，舌・口蓋・咽頭などの筋力や筋運動の協調性が低下する．延髄に障害があれば，球麻痺に代表されるように，嚥下反射が消失あるいは減弱する．パーキンソン病では，徐々に嚥下障害が進行するため，飲み込みにくいという自覚が少なく，むせ症状を示さない不顕性誤嚥が多い．また，無動による食塊形成不全，咽頭への送り込み障害，喉頭挙上の遅延など，多様な障害が見られる．ALSでは球麻痺タイプが多く，筋群の収縮力が低下し，咽頭に食塊が残留しやすく，嚥下後に誤嚥が見られる．

C. アセスメントの視点

a. 身体的状況

　嚥下機能に影響する要因や，嚥下機能については，訪問した際に，**生活場面を観察する**とともに，身体診査によって，系統的，経時的に評価する．また，嚥下障害の二次的合併症である**脱水，低栄養，肺炎に関するアセスメント**も必要である．入院先の病院での嚥下造影や嚥下内視鏡などの検査が実施されている場合は，その結果についても把握する．

▶ 嚥下機能のアセスメント

　まず，嚥下の期別に，療養者および介護者から嚥下障害に関連する症状について問診し，生活場面を観察するとともに，身体診査を行う．限られた時間で情報を得るには，**会話時や口腔ケア時に意識して観察**する．非経口摂取者であっても1,000〜1,500 mL/日の唾液を嚥下しているため，バイタルサイン測定時や清潔・排泄ケア等の食事以外のケア時に唾液を嚥下する際の喉頭運動やむせの状態を観察することが重要である．意識障害，高次脳機能障害，認知症がある療養者に対しては，指示動作を必要としない方法で把握する．たとえば，①療養者の鼻唇溝・口角を観察して顔面神経麻痺の有無を確認する，②口腔ケア時に食物残渣がある部位を確認し，顔面神経麻痺や三叉神経麻痺の有無を確認する，などの方法がある．また会話にならない発話であっても，口唇音（パ行）の発音が不明瞭であれば，顔面神経麻痺を疑い，舌尖音（タ行）・奥舌音（カ行）の発音が不明瞭であれば，舌下神経の障害を疑う．そのほか，会話の声がガラガラした声に変わったり，頸部聴診で液体振動音があれば，喉頭前庭に食塊が残留したりする可能性があり，誤嚥する恐れがある．

▶ 脱水，低栄養，誤嚥性肺炎のアセスメント

　嚥下障害のある療養者を看護するうえで，脱水，低栄養，誤嚥性肺炎のリスクを早期に発見することも重要である．これらの早期発見には前述のような嚥下機能のアセスメントに加え，口渇，脱力感などの自覚症状や皮膚の弾力性，口腔粘膜・舌の乾燥状態，便や喀痰の性状を観察するとともに，1日の水分摂取量や，尿量，排便の量・性状など，IN-OUTバランスを観察する．

b. 心理的状況

嚥下に影響するうつ状態について観察する．また，嚥下障害のある療養者および家族に対して「口から食べること」に対する意識や考え方，**希望**などについて尋ねる．具体的には「栄養をすべて経口摂取で補いたいのか」，それとも「栄養は経管栄養を併用して，楽しみとして口から食べることを希望するのか」などを尋ねる．

c. 生活状況

生活場面における嚥下機能に影響する要因には，食事環境，食事の姿勢，食べ方，経口摂取の介助方法などがある．

食事環境では，テレビを観ながらの食事や食物が口の中に入ったまま会話すると，嚥下に集中することができず，誤嚥を起こしやすい．食事の姿勢では，椅坐位で骨盤を後傾した円背姿勢（えんぱい）となると，下顎を挙上させた気道確保の体位となり，食塊や唾液が誤嚥（いざい）しやすい．食べ方では，一口量が多い，一口を運ぶスピードが速いことが誤嚥につながる．

食事場面を訪問看護時に観察できないことも多いが，シャワー浴後の水分摂取状況などを観察する，あるいは介護者から食事状況をきくことで情報を得る．そのほか，薬剤，気管カニューレや経管栄養チューブの留置も咽頭期の嚥下に影響する．

d. 介護状況

在宅の場では，本人の意思以外に家族の意思がさまざまな面に大きく関与する．療養者の食の支援を継続していくためには，**在宅療養者本人の気持ちと同時に，家族の気持ちにも**関心を払い，しっかり把握しておく．

また，療養者の気持ちに共感し「どうしたら美味しく食べてもらえるか」を一緒に考え，適切な援助・介助を行うことが重要である．家族が不安なく食事の準備や介助ができているか，介助の手技の確認と助言を行い，またできていることに対して労いの言葉をかけたり頷いたりするなど，共感する姿勢を訪問看護師が見せることで，介護者が自信をもって食事の介助ができるよう支援していく．

e. 家族の状況

家族内のキーパーソンや人間関係，家族による介護状況，介護者の健康状態や介護負担，食料品，口腔ケア物品や嚥下訓練に必要な食品などを購入する手段，経済状況などについて把握しアセスメントする．

D. 支援・看護技術

1● 栄養状態の把握

療養者の栄養状態の把握には，身長，体重（増減），BMI，血清アルブミン，コレステロール，総リンパ球など食欲，食事状況（食事時刻と食事に要した時間，食事内容・量など）を確認する必要がある．

食事する時の日常生活動作（ADL）としては，①適切な食器・道具の選択・使用，②**食べ物を口に運ぶ動作**，③咀嚼・嚥下，などがある．とくに高齢者は咀嚼力の低下，嚥下障害などを伴いやすく，さらに食欲低下を起こすさまざまな原因により摂食障害また摂食量が低下することにより，低栄養に陥りやすい．そのため，**訪問看護師は低栄養に関する**

認識を高め低栄養に気づくことが重要である.

　なお，食事による「カロリー」は足りているのに，ビタミン・ミネラル・食物繊維など必要な栄養素が不足している「新型栄養失調」とよばれる状態になっていることもあるので注意する.

a. 栄養スクリーニング手法として

　栄養スクリーニング手法として主観的包括的栄養評価（subjective global assessment：SGA）がある. また，口腔機能（嚥下機能，舌圧，口唇閉鎖力）なども栄養状態に関連する重要な観察項目である.

(1) 主観的包括的栄養評価（SGA）（図I-1-1）

　SGA は，身体計測値や血清アルブミン濃度など客観的栄養指標とよく相関し，軽度の低栄養の対象を拾い上げにくいが，中等度以上の低栄養患者を効率よくスクリーニングできるという特徴がある.

　SGA は1982年にカナダの Baker らが報告した栄養アセスメント法である. その手技は特別な器具や装置を使わない簡便性があり，世界中で広く活用されている. SGA は簡単な問診による病歴と身体所見から構成されており，誰でもどこでも行える手技である.

　身体では皮下脂肪の減少，筋肉減少，浮腫を評価し，「栄養状態良好」，「中等度の栄養不良」，「高度の栄養不良」の3つで評価する.

(2) 客観的栄養評価（objective data assessment：ODA）（表I-1-1）

　ODA は，SGA において栄養障害があると判定された患者（療養者）を対象に実施する. SGA が不可能な場合は，最初から ODA を実施・血液・尿生化学検査，身体計測など各種検査データを収集し，それに基づいて栄養状態を判定する.

2● 食事の支援・援助

a. 介護食

　療養者が高齢であっても，また摂食・嚥下障害や身体に麻痺などがあっても，できる限り家族と同じような食事がとれるような工夫をすることが大切である.

　毎回の食事が楽しみになり心待ちすることで，**生きる活力**が湧き，療養者の**前向きな気持ち**につながる. 家族の食事と違うきざみ食や流動食では，食べる楽しみをうばってしまうことがある. 工夫をすれば家族と同じものを摂取できることもある.

　たとえば，汁物（味噌汁やスープなど）にはとろみをつけることで，安全に嚥下できる. また，たくあんに細かい切れ込みを入れるなど，噛みにくい食品に隠し包丁を入れることで食べるのを諦めていた食品も食べられるようになることもある.

　しかし，高齢者の食事は薄く切ったり，細かくみじん切りにすると食べやすくなると思い込んでいる介護者は多い. みじん切りは口腔内で食塊を形成するのがむずかしく，薄切りは総義歯の場合，咀嚼により，義歯床（**図I-1-2**）が床下粘膜に沈み込むために，わずかな上下顎義歯の隙間にうすい食片が入ってしまい，噛むことができない（**図I-1-3**）[3]. 高齢者の食事は以上のことを踏まえて，**噛みやすく飲み込みやすい切り方や調理の工夫**が重要である. このように噛む力や飲み込む力の弱い人のために，やわらかくかつ噛みやすく加工・調理された食品を介護食という.

1．病　歴
(1) 体重変化
　　過去6ヵ月間の体重減少：減少量＝＃＿＿＿＿＿＿kg；％減少率＝＃＿＿＿＿＿
　　過去2週間の体重変化：＿＿＿＿＿＿増加,
　　　　　　　　　　　　　＿＿＿＿＿＿変化なし,
　　　　　　　　　　　　　＿＿＿＿＿＿減少
(2) 食事摂取状況の変化（通常時と比較）
　　＿＿＿＿＿＿変化なし,
　　＿＿＿＿＿＿変化あり＿＿＿＿＿持続期間＝＃＿＿＿＿＿週,
　　　　　　　　　　　　　タイプ：＿＿＿＿＿適正レベルに近い液体食,＿＿＿＿＿完全液体食
　　　　　　　　　　　　　　　　　＿＿＿＿＿低カロリー液体食,　　＿＿＿＿＿絶食
(3) 消化器症状（2週間以上持続）
　　＿＿＿＿＿なし,＿＿＿＿＿悪心,＿＿＿＿＿嘔吐,＿＿＿＿＿下痢,＿＿＿＿＿食思不振
(4) 身体機能
　　＿＿＿＿＿＿機能不全なし,
　　＿＿＿＿＿＿機能不全あり＿＿＿＿＿持続期間＝＃＿＿＿＿＿＿週,
　　　　　　　　　　　　　　タイプ：＿＿＿＿＿＿労働制限,
　　　　　　　　　　　　　　　　　　＿＿＿＿＿＿歩行機能,
　　　　　　　　　　　　　　　　　　＿＿＿＿＿＿寝たきり
(5) 基礎疾患と栄養必要量の関係
　　初期診断＿＿＿＿＿＿＿＿＿＿＿＿＿＿＿＿＿＿＿＿＿＿＿＿＿＿＿＿＿＿＿＿＿
　　代謝亢進に伴うエネルギー必要量／ストレス：＿＿＿＿＿なし,　＿＿＿＿＿軽度,
　　　　　　　　　　　　　　　　　　　　　　　＿＿＿＿＿中等度,＿＿＿＿＿高度
2．身体所見（スコアによる評価：0＝正常，1＋＝軽度，2＋＝中等度，3＋＝高度）
　　＃＿＿＿＿＿皮下脂肪の減少（上腕三頭筋，胸部）
　　＃＿＿＿＿＿筋肉量の減少（大腿四頭筋，三角筋）
　　＃＿＿＿＿＿くるぶしの浮腫
　　＃＿＿＿＿＿仙骨部の浮腫
　　＃＿＿＿＿＿腹水
3．主観的包括的栄養評価（1つ選択）
　　＿＿＿＿＿A＝栄養状態良好
　　＿＿＿＿＿B＝中等度の栄養不良
　　＿＿＿＿＿C＝高度の栄養不良

（Detsky AS, et al：What is subjective global assessment of nutritional status？ JPEN J Parenter Enteral Nutr 11(1)：8-13, 1987 より作成）

図Ⅰ-1-1　主観的包括的栄養評価（SGA）
適切なカテゴリーを選びチェックマークを入れ"＃"には数値を記入する.
［森澤　茜ほか：SGA（主観的包括的栄養評価）. 栄養―評価と治療28(2)：18-21, 2011 より引用］

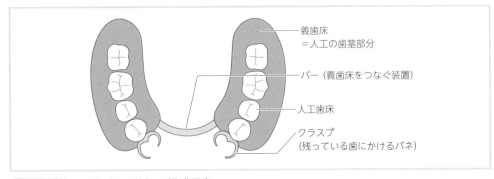

　　　　　　　　　　　　　　　　　　　　義歯床
　　　　　　　　　　　　　　　　　　　　＝人工の歯茎部分

　　　　　　　　　　　　　　　　　　　　バー（義歯床をつなぐ装置）

　　　　　　　　　　　　　　　　　　　　人工歯床

　　　　　　　　　　　　　　　　　　　　クラスプ
　　　　　　　　　　　　　　　　　　　　（残っている歯にかけるバネ）

図Ⅰ-1-2　義歯（入れ歯）の構成要素

表 I-1-1　ODA の実際―客観的栄養評価（ODA）

項　目	具体的内容
1）身体計測	・理想体重（ideal body weight：IBW）と body mass index（BMI） 理想体重（kg）＝身長（m）^{2}×BMI（＝22） 体脂肪量とよく相関する．統計学的に疾患の合併率が最も低かった BMI＝22 を，理想体重の BMI 値とした ・BMI＝現体重（kg）÷身長（m）^{2} 日本肥満学会による正常値は 18.5～25 ・％理想体重＝現体重 kg÷理想体重 kg×100 ・％健常時体重＝現体重 kg÷健常時体重 kg×100 ・体重減少率＝（健常時体重 kg－現体重 kg）÷健常時体重 kg×100 通常，栄養不良の評価には，体重減少率が最も重要 高度な体重減少（1 週間で 2％，1 ヵ月で 5％，3 ヵ月で 7.5％，6 ヵ月で 10％以上減少）
2）皮下脂肪厚測定・通常上腕背側の三頭筋部で計測（上腕三頭筋皮下脂肪厚［TSF］）	・上腕筋囲（AMC）は骨格筋量との相関が高く，上腕周囲長（AC）と TSF から算出 AMCcm＝AC cm－π×TSF cm
3）血液・尿生化学検査・血清タンパク（総タンパク，アルブミン，RTP）	・アルブミン：半減期が長いため，栄養状態の改善の指標として鋭敏さに欠ける ・RTP（rapid turnover protein）：プレアルブミン，トランスフェリン，レチノール結合タンパク　半減期が短く，栄養状態の変化に鋭敏に反応　栄養状態のモニタリング，とくに短期の栄養状態の変化を把握するための優れた指標　主に肝臓で合成されるため，肝機能障害では，栄養状態が正しく反映されない ・血漿アミノ酸分析（BCAA/AAA＝Fischer 比） ・血漿脂質（総コレステロール，トリグリセライド） ・そのほか（クレアチニン身長係数，尿中 3-メチルヒスチジン排泄量，尿素窒素排泄量，窒素バランス，血中微量栄養素［ビタミン，微量元素］）
4）免疫能	・総リンパ球数＝白血球数×％リンパ球÷100 900/mm^3 以下で高度栄養不良 感染時は値が増大するため，栄養状態が反映されない
5）機能性の評価	・握力や呼吸筋力などが評価指標として用いられる

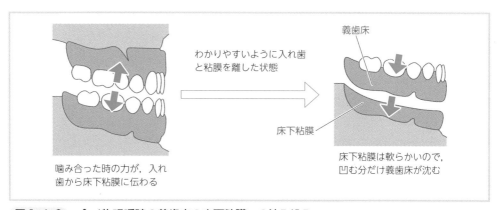

図 I-1-3　食べ物咀嚼時の義歯床の床下粘膜への沈み込み

　　毎日 3 食の献立を考えることや調理を工夫することに，介護者が苦痛や疲労を感じることもある．近年，簡単で手軽に調理できるもの（冷凍・レトルト）や療養者の状態に合わせそのまま食べられる介護食品，療養者の症状にあわせた宅配食もある．

(1) 介護食品の利用

　介護食品のニーズの高まりから，食品関連企業などが盛んに商品を開発している．中でも衛生・安全性，誤飲・誤嚥の防止，さらに美味しさ・食べやすさ・使いやすさを追求した介護食品「**ユニバーサルデザインフード**」が規格化されている．この「ユニバーサルデザインフード」は 2002 年 4 月に設立された日本介護食品協議会により制定されたものであり，噛む力や飲み込む力に応じて 4 段階に区分し，食べる人や調理する人が安心して使うことができるようにしたものである（**表Ⅰ-1-2**）．

　また，疾患や症状に合わせたタンパク質調整食品，エネルギー調整食品，摂食障害や嚥下障害のある人への濃厚流動食品やとろみ調整食品，やわらか食品，高栄養の食品などを取り扱っている団体もある．

b. 介護食器・道具の活用
(1) 自助具

　障害があったり，脳血管障害などによる利き手麻痺が起こったりすると，食事をする時などにさまざまな影響が出てくる．

　食事は，1 日 3 食毎日続くものであるだけに，利き手交換はかなりのストレスになる．できるだけ安楽な体位（姿勢）で食事動作ができるよう**自助具を用いて工夫**することが重要である．

　自助具の選択がうまくいかないと姿勢の崩れや誤嚥につながるので，**療養者の個々に合わせて慎重に行う**．**図Ⅰ-1-4〜7** は箸，スプーン，フォーク，皿の自助具の例である．

　最近はこれらのようなユニバーサルデザインとしていくつかの使い勝手がよく，しかも見た目にも美しい商品がつくられてきている．ユニバーサルデザインとは健常者も障害のある人にも使いやすい設計がなされている物をいう．いずれの商品も価格が高いと思われるかも知れないが，毎日の 3 度の食事が楽に食べられることは QOL の向上のために有意義である．

c. 食事用エプロン

　食事用のエプロンは撥水加工がしてあり，ポリエステルやナイロン 100%のものが多い．また，首の後ろでマジックテープ止めをするタイプが多く，食べこぼしを受け止めるポケット付きのものもある．ただし，1 日 3 回，毎食後洗濯すると，撥水性が低下し食べこぼしが染み込むこともあるので注意が必要である．

　介護者は療養者の食べこぼしによる更衣の回数をできる限り少なくするために，療養者に食事用のエプロンを装着してしまいがちであるが，**療養者の羞恥心や抵抗感への配慮**を行うことが重要である．思いやりのある**声のかけ方や装着の仕方の工夫**，**療養者の表情も観察**することも大切である．更衣回数の多さは介護負担になるが，時には食事用のエプロンを外して療養者の精神面や食べ物のこぼれ具合などの観察を行い，様子をみることも必要であるかもしれない．

3 ● 嚥下訓練

　嚥下訓練とは，嚥下機能の維持・向上を目的とした訓練のことである．嚥下訓練には，直接的訓練と間接的訓練がある．

表Ⅰ-1-2　「ユニバーサルデザインフード」の選び方（区分表）

区　分	UDF 容易にかめる	UDF 歯ぐきでつぶせる	UDF 舌でつぶせる	UDF かまなくてよい
かむ力の目安	かたいものや大きいものはやや食べづらい	かたいものや大きいものは食べづらい	細かくてやわらかければ食べられる	固形物は小さくても食べづらい
飲み込む力の目安	普通に飲み込める	ものによっては飲み込みづらいことがある	水やお茶が飲み込みづらいことがある	水やお茶が飲み込みづらい
かたさの目安（ごはん）	ごはん～やわらかごはん	やわらかごはん～全がゆ	全がゆ	ペーストがゆ
調理例（ごはん）				
たまご	厚焼き卵	だし巻き卵	スクランブルエッグ	やわらかい茶わん蒸し（具なし）
調理例（たまご）※食品のメニュー一例で商品名ではありません.				
肉じゃが	やわらか肉じゃが	具材小さめやわらか肉じゃが	具材小さめさらにやわらか肉じゃが	ペースト肉じゃが
調理例（肉じゃが）				
物性規格 かたさ上限値 N/㎡	5×10⁵	5×10⁴	ゾル：1×10⁴ ゲル：2×10⁴	ゾル：3×10³ ゲル：5×10³
粘度下限値 mPa·s			ゾル：1500	ゾル：1500

UDF 【UDF拡張規格】そのままの状態では「容易にかめる」～「かまなくてよい」のかたさに当てはまらないが、水分や温度など食事の際に条件が加わることで、各区分のいずれかと同等のかたさ、食べやすさとなる食品

※「ゾル」とは、液体、もしくは固形物が液体中に分散しており、流動性を有する状態をいう．「ゲル」とは、ゾルが流動性を失いゼリー状に固まった状態をいう.
〔日本介護食品協議会：ユニバーサルデザインフードとは.〔https://www.udf.jp/outline/udf.html〕（最終確認：2023年12月15日）より引用〕
「ユニバーサルデザインフード」とは、日常の食事から介護食まで幅広く使用できる、食べやすさに配慮した食品である．その種類もさまざまで、レトルト食品や冷凍食品などの調理加工食品をはじめ、飲み物やお食事にとろみをつける「とろみ調整食品」などがある．ユニバーサルデザインフードのパッケージには、必ず UDF マークが記載されている.

　　食べ物を用いた訓練を直接訓練（摂食訓練）といい、誤嚥や窒息のリスクを伴うので十分なリスク対策を行うことが大切である.

　　食べ物を用いない訓練を間接訓練（基礎訓練）といい、食べる前に食べるために必要な口・舌・頬などの筋肉運動を行い誤嚥のリスクを予防して**安全に食事を楽しむことを目的**としている.

　　訓練時は、**食べやすい環境**を作り摂食嚥下機能を高めることが大切である．食事の状況を見て、摂食機能をアセスメントする（**表Ⅰ-1-3**）．中でも嚥下機能については、のどぼとけ（咽頭隆起）の動きを見ることや触診するとわかりやすい．のどぼとけ（咽頭隆起）が挙上していることを視診や触診により確認する.

　　また、食前にマッサージを行い嚥下する力を高めて、食べるための準備をすることも重

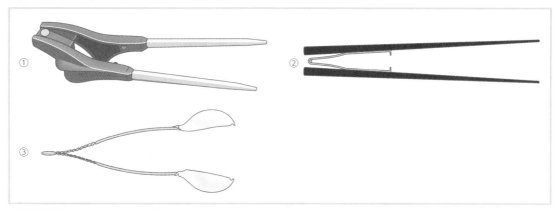

図Ⅰ-1-4　補助具箸・スプーン
①はグリップ付きの箸であり，手や指を少し動かすことができれば，誰にでも使うことができる．一口量が多くならず，肘の上がった食事動作（姿勢）にもなりにくい．
箸先が自然と合うようにするガイド機構がついている．右手用，左手用があり，それぞれ大きい手用と小さい手用がある．
②はピンセットタイプであり，利き手に関係なく使用できる．手の指の変形や握力が低下してしまった人にも使える．
③はスプーンと箸が1つになった多機能スプーンであり，「刺す」，「のせる」，「すくう」，「引っ掛ける」，「柔らかい物を切る」，「つまむ」を1本でこなすことができる．また，付け根の部分の波状デザインで左右のズレを軽減する．

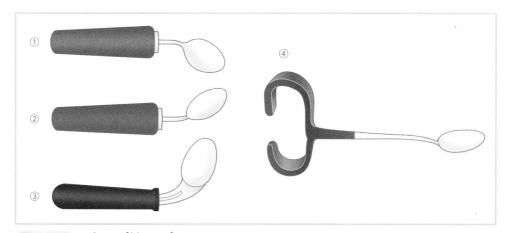

図Ⅰ-1-5　グリップ付きスプーン
①②③は，自助具の中で自力摂取用にとして販売されている．握力が弱かったり，普通のスプーンが持ちにくかったりする人が使えるように，柄が太く持ちやすく設計されている．療養者に合わせたグリップの太さを選択するとよい．口に入れやすいように首が曲がっている．
④は形状記憶ポリマーが利用されている．握力の弱い人や手首の動きのわるい人などに便利である．

　要である．食前に唾液を分泌する腺（唾液腺）耳下腺（じかせん），顎下腺（がくかせん），舌下腺（ぜっかせん）をマッサージすると唾液の分泌量が増え，また唾液の分泌が促進されることで食塊を作りやすくなり，飲み込みやすくなる（**図Ⅰ-1-8**）．
　訪問した際に，毎日の習慣化できるよう，看護師，家族と発声しながら一緒に訓練を行うことで，飲み込む力を鍛えることにもつながる．①耳下腺，②顎下腺，③舌下腺の順にマッサージを行う．

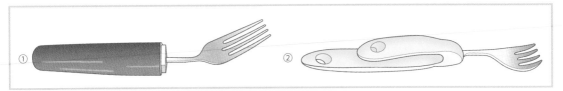

図Ⅰ-1-6　グリップ付きフォーク（①）と形状記憶フォーク（②）

①は曲げられるユニバーサルフォーク オールステンレス・スポンジ付といい，口に運んだとき，うまく角度を調節できない人に使える．自分に合わせて首の部分を自由に曲げることができる．スポンジは少しの握力でもラクに握れる大きさになっている．
②は太いグリップ曲がりスプーンであり，柄の部分に形状記憶ポリマーが使われ，手や指に変型や痛み，握力のない人に食べやすい形を記憶させて使う．柄が長いのでリウマチなどスプーンやフォークがうまく口に持っていけない人にも対応できる．

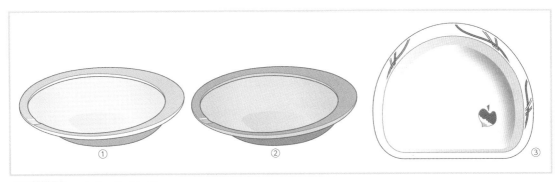

図Ⅰ-1-7　すくいやすい皿

これらの皿は，片麻痺のある人や関節可動域に制限のある人も食べやすい工夫がされている．
①②は右側のフチが広くなっており，つかみやすくなっている．また，お皿のフチにくぼみがあるため，くぼみにスプーンを沿わせるようにすくうことができる．
③はテイスト九谷焼皿という．半月形のため，体に近づけやすい．器の片側が高くなっているため，スプーンなどですくいやすい．また，九谷焼のようなデザインすることで食器を楽しむこともできる．どの皿も裏面に滑り止めゴムが付いている．

表Ⅰ-1-3　口腔機能自己チェックシート（本人［家族］への質問事項の例）

①から⑪まであてはまる方に○をつけて下さい．

①固いものが食べにくいですか　　　　　　　　　　　1．はい　2．いいえ
②お茶や汁物等でむせることがありますか　　　　　1．はい　2．いいえ
③口が乾きやすいですか　　　　　　　　　　　　　1．はい　2．いいえ
④薬が飲み込みにくくなりましたか　　　　　　　　1．はい　2．いいえ
⑤話すときに舌がひっかかりますか　　　　　　　　1．はい　2．いいえ
⑥口臭が気になりますか　　　　　　　　　　　　　1．はい　2．いいえ
⑦食事にかかる時間は長くなりましたか　　　　　　1．はい　2．いいえ
⑧薄味がわかりにくくなりましたか　　　　　　　　1．はい　2．いいえ
⑨食べこぼしがありますか　　　　　　　　　　　　1．はい　2．いいえ
⑩食後に口の中に食べ物が残りやすいですか　　　　1．はい　2．いいえ
⑪自分の歯または入れ歯で左右の奥歯をしっかりと噛みしめられますか
1a．どちらもできない　1b．片方だけできる　2．両方できる
（1，1a，1b）のいずれかがある場合は口腔機能低下の可能性が高く，注意が必要です

［厚生労働省：口腔機能向上マニュアル―高齢者が一生おいしく，楽しく，安全な食生活を営むために（改訂版），p.9, 2009年3月，〔https://www.mhlw.go.jp/topics/2009/05/dl/tp0501-1f.pdf〕（最終確認：2023年12月15日）より引用］

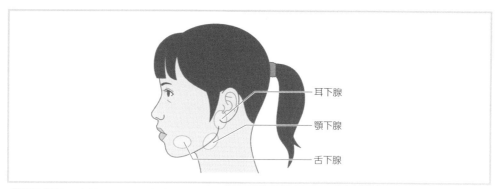

図Ⅰ-1-8　食前マッサージが効果的な唾液腺

4 ● 経管栄養

栄養投与の経路は，経腸栄養と経静脈栄養がある．経腸栄養には，口から飲んだり食べたりする経口栄養と，経鼻胃管等や消化管瘻から経腸栄養剤を投与（注入）する経管栄養がある．ここでは経管栄養について述べる．

a. 経管栄養とは

経管栄養は，消化管機能はあるものの経口摂取量が不足している療養者に対して栄養補給のために行われるものである．経口からの栄養摂取が不足する期間が短期（目安として4〜6週間ほど）であれば経鼻経管栄養，長期におよぶ場合は，胃瘻や腸瘻の造設について検討する．

「経管栄養が必要な状態」とは，飲み込み（嚥下）機能が低下している状態や栄養が不十分と推測される状態をいう（胃以下の十二指腸，大腸などの消化管の機能は正常である）．

例えば，多発性脳梗塞などによる摂食・嚥下障害があり，寝たきりの状態にあるものの腸自体は機能している高齢者の場合は，経口摂取ができない状態が長く続くため，胃瘻または腸瘻からの栄養法が選択される．

b. 経管栄養の種類・特徴

経管栄養法には，鼻からカテーテルを胃あるいは十二指腸，空腸まで挿入する経鼻法と，頸部や腹部に造った小さな穴（瘻孔）にカテーテルを通して栄養剤を注入する経瘻孔法がある（図Ⅰ-1-9）．通常，短期間の栄養管理には経鼻法が，長期（4週間以上を目安）にわたると予想される場合は経瘻孔法が選択される．カテーテルには，**表Ⅰ-1-4**のような形状・種類がある．また，経腸栄養剤は**図Ⅰ-1-10**のように分けられる．

なお，在宅経腸栄養法は，HEN（home enteral nutrition）とよばれ，療養者の家庭での治療や社会復帰を可能にする栄養療法である．在宅高齢者のHENの適応で最も頻度が高いものは，脳血管障害や認知症，神経筋疾患などで摂食障害がある症例である．

c. 経管栄養の実施

(1) 経鼻胃管と胃瘻の留意点

毎日の経管栄養は，介護者（家族）が行う．訪問看護師は，介護者（家族）がスムーズに行えるよう支援する．その際に，**うまくできていることは具体的に褒める**．経管栄養は，

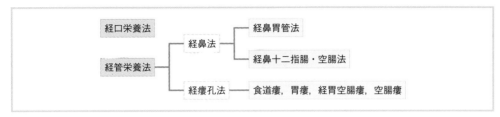

図Ⅰ-1-9　経腸栄養の投与経路

表Ⅰ-1-4　胃瘻カテーテルの種類

胃瘻カテーテルの種類		利　点	欠　点	よい適応	交換の目安
胃内部の ストッパー の形状	バルーン型	・交換が容易（看護師による実施可）	・バルーンの破裂による自然抜去 ・バルーンの位置がずれやすい ・バルーン水の確認が必要	・バンパー型による潰瘍の既往がある療養者	1～2ヵ月ごと
	バンパー型	・自然抜去が少ない ・耐久性がある ・半固形栄養剤にも対応できる	・交換時に痛みや圧迫感がある	・半固形栄養剤を投与する療養者	4～6ヵ月ごと
カテーテルの長さ	チューブ式	・栄養チューブの接続が容易	・露出したチューブの牽引により自己抜去しやすい ・チューブ内汚染が起きやすい	・自己管理ができるが，麻痺などのために操作がしにくい療養者 ・活動性が低く，自己抜去の可能性が低い療養者	
	ボタン式	・自然抜去が少ない	・接続チューブが必要 ・体重増加時に瘻孔の圧迫が多い	・活動性が高く，理解力がある療養者 ・自己抜去の可能性が高い療養者	

［岡本有子：経管栄養. NiCE 在宅看護論改訂第2版（石垣和子，上野まり編），p.260，南江堂，2017より引用］

　生命の維持に必要なことでQOL（生活の質）の向上にもつながる．体内にチューブが入っているので，療養者や家族の**不安の軽減**をしながらすすめる．

(2) 経鼻胃管・胃瘻における手順とトラブルへの対応

　それぞれ栄養剤の注入方法，チューブの固定方法などの実施方法・管理方法を確認し，実施にあたっては，療養者の表情を見て声をかけながら行う．経鼻胃管・胃瘻の実施手順は以下のとおりである．

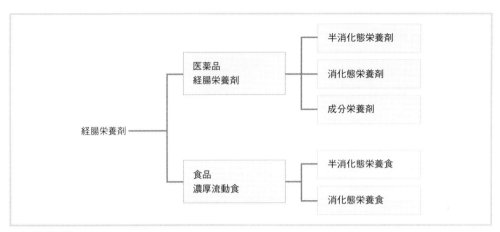

図Ⅰ-1-10　経腸栄養剤の分類
［日本静脈経腸栄養学会（編）：静脈経腸栄養ガイドライン，第3版，p.25，照林社，2013より許諾を得て一部抜粋して転載］

経鼻胃管・胃瘻の実施手順

①栄養剤は常温で準備しておく．

②手洗い，手指消毒を必ず実施する．

③体位を整える（療養者の足を上げてから上半身を30度にギャッチアップ）．

④チューブが確実に挿入されていることを確認し接続する（胃瘻の場合はボタンのキャップを開け，専用チューブを接続する）．

⑤滴下数を調節30分〜1時間ほどかけてゆっくり注入する（途中気分不快がないか確認）．

⑥栄養剤の注入が終わったら，同じチューブを通じて白湯を注入する．

⑦使用薬剤がある場合は，シリンジで吸い上げ接続口から注入する．

⑧終了後は，栄養チューブ（経鼻の場合）の先端から白湯を20 mLほど注入し，チューブ内を洗い流す．

※1：胃瘻の場合は，チューブを抜去し，胃瘻ボタンのキャップを確実に止める．

※2：経鼻の場合は，チューブが邪魔にならないよう先端をタオルで包んで輪ゴムで止めたり，きんちゃく袋にすっきりと収納できたりする．あるいは，丸めてテープで固定するなど療養者に合わせる．

　また，チューブが抜けないよう鼻孔にテープで固定されているので，テープかぶれや，チューブが擦れて潰瘍にならないようしっかりと観察を行い，チューブの位置をずらしてテープの貼替を行う（経鼻からの栄養注入は違和感や不快感もあるため，短期間に止める．必要性の再検討および胃瘻などほかの方法を検討する）．

　なお，胃瘻の場合は，瘻孔のケアが必要となる．毎日，介護者（家族）が手袋を装着し，ガーゼの交換を行い（処置が必要でない際は，ガーゼの貼付は不要），また洗浄や清拭して**瘻孔部を清潔に保つ**ことが大切である．なお，ケアの際には瘻孔周囲の**皮膚の状態を観察**する．

表Ⅰ-1-5　経管栄養の際に想定されるトラブルとその対応

	トラブル	対応と予防策
身体的トラブル	喘鳴・顔色不良	・バイタルサインチェック（全身状態観察）を行う ・酸素飽和度測定を行う ・栄養剤を注入している場合はただちに中止する
	咽頭ゴロ音（喉がゴロゴロ）	・経管栄養チューブが抜けかけていないか確認する ・状態を観察し必要時には吸引し体位を工夫する
	嘔吐	・バイタルサインチェック（全身状態の観察）を行う ・嘔吐の要因（吐物の観察，注入速度，姿勢，体位など）を確認する ・栄養剤を注入している場合はただちに中止する
	腹部膨満	・バイタルサインチェック（全身状態の観察）を行う ・腸蠕動音を聴診する ・注入速度の確認や姿勢（体位の確認や調整）を確認する
	吃逆	・バイタルサインチェック（全身状態の観察）を行う ・注入速度や姿勢，体位を確認する
	噯気（あいき・おくび）	・バイタルサインチェック（全身状態の観察）を行う ・誤嚥が疑われるようであれば，速やかに医師に連絡する
	出血	・出血している部位を確認する ・鼻出血か，吐血なのか，出血を確認する ・胃瘻や腸瘻の場合は，不良肉芽からの出血なのか，胃内・腸内からの出血なのか確認し，医師に連絡する
チューブ側のトラブル	経管チューブ・PEGが抜けかけている	・事前に抜けた場合について医師から指示を受けておく ・（手順に沿って対応）栄養剤は注入しない ・瘻孔の確保*
	チューブ挿入部から栄養剤などの漏れ	・接続部など外れ，屈曲がないか確認する（外れていたら接続する） ・チューブの接続部に問題がなく，漏れているようであれば医師に連絡する
	注入できない，予定時刻に注入が完了しない	・注入中の際は，いったん中止する ・ルート全体の確認する ・チューブの屈曲，抜けかけていないか，栄養剤が凝固していないか ・少し圧をかけて白湯を注入してみる ・閉塞が見られる際には，医師に連絡する

*胃瘻の瘻孔は，わずか数時間で縮小し，約24時間で閉鎖するといわれている．速やかに瘻孔にチューブを挿入して孔を確保し，医師に連絡する

　また，経管栄養の際に，療養者自身の身体的な有害事象や機器のトラブルが想定される（表Ⅰ-1-5）．あらかじめ，表Ⅰ-1-5のような有害事象やトラブルが起きる可能性と，予防策・対応策について，あらかじめ把握しておく必要がある．

5 ● 輸液栄養（経静脈栄養）

a. 輸液栄養（経静脈栄養）とは

　輸液栄養（経静脈栄養）とは，静脈から栄養剤（輸液製剤）を投与することである．
　療養者が経口摂取や経管栄養が不可能な場合（消化管狭窄や消化管出血など），もしくは不十分な場合に在宅で輸液栄養により栄養や水分を補うことで在宅療養を可能にし，療養者，介護者（家族）のQOLを高める．
　在宅で輸液栄養を行う場合は，療養者自身だけではなく家族（介護者）から十分なインフォームドコンセントを得たうえで実施することが大切である．なお，毎日の管理は介護

者（家族）が行うことになるため，**十分な指導と支援，サポート体制を整えておく**．

b. 輸液栄養の種類・特徴

　輸液栄養（経静脈栄養）には，末梢静脈から栄養剤を投与する末梢静脈栄養法（peripheral parenteral nutrition：PPN）と中心静脈から栄養剤を投与する中心静脈栄養法（total parenteral nutrition：TPN）がある（**表I-1-6**）．末梢静脈栄養法は，末梢静脈に針（カテーテル）を留置して行われ，主に電解質製剤，10％ブドウ糖液やアミノ酸製剤，脂肪乳剤を使用する．1日あたりおよそ1,000 kcal程度のカロリーを投与することを目的としている．

　在宅で行う中心静脈栄養法のことをHPN（home parenteral nutrition，**在宅中心静脈栄養法**）とよぶ．専用のポンプを使用し，中心静脈に留置したカテーテルを通して栄養剤を注入し，輸液栄養の必要な療養者の自宅療養を可能にする方法である．在宅で長期にわたり輸液栄養を行う場合は，中心静脈栄養法が選択されることから，以降はHPNについて述べる．

c. HPNの実施

（1）輸液製剤・物品の管理

　輸液製剤や物品は，療養者，介護者（家族）に残数を確認してもらい定期的に補充する．保管の際には温度等に注意する．とくに，輸液バッグ（高カロリー輸液）は，冷暗所に保存する．そのほかの輸液製剤も冷暗所保存・遮光の指示があれば，遮光袋や箱に入れ冷蔵庫で保管する．

　なお，いつどこで起こるかわからない災害やそのほかのトラブルに備え，穿刺セットも一式療養する場所に備えておく．

（2）HPN実施前の環境整備

　輸液製剤，用量，投与経路，時間など，医師の指示を確認しておく．その後，家族・本人に輸液の注入方法と，実施から片付けまでの手順の中で注意すべき事項・対処法を指導する（**表I-1-7**）．

　在宅看護では，訪問看護師は，医療者不在の中でHPNを行う療養者と介護者（家族）の不安やストレスなどを理解し，寄り添い十分な支援を行う．訪問看護師は，療養者の身体拘束や侵襲を最小限にし，介護者（家族）が不安なく介助を行えるよう，複雑なものではなく単純（シンプル）な方法で介護の指導・支援を行う．また，**療養者のADLや介護者の負担を考慮して物品を選択する**．

　延長チューブにはいろいろな長さ（20～100 cm）があるので，療養者のADLを考慮し

表I-1-6　末梢静脈栄養法と中心静脈栄養法の特徴と違い

	末梢静脈栄養法	中心静脈栄養法 （体外式・皮下埋め込み式・末梢静脈挿入型）
栄養状態	栄養状態は良好で，必要熱量として経口摂取が不十分な状態	栄養状態がやや不良，経口摂取が1週間以上なされていない状態
使用期間	短期　14日以内	長期　14日以上
注入できるカロリー	低カロリー：600～1,200 kcal/日	高カロリー：1,200～2,500 kcal/日

て選択する（50 cm または 100 cm）．HPN の実施前には必ず手洗い・手指消毒するよう，家族・本人に指導する．

なお，輸液製剤を設置する際は S 字フックや変形させた針金ハンガー，かもい，カーテンレール，洋服スタンドなど輸液ボトルや輸液バッグをかけるのに十分なスペースを確保できる場所を選び，準備する．また，物品などを置いたりするのに使用するテーブルは清潔にする．

療養者が自力で排泄が可能であれば，HPN の実施前に排泄を済ませてもらう．

（3）輸液バッグ準備，輸液ラインの接続

複室バッグ製剤（バッグ型キット製剤，**図 I-1-11**）を使用する際には，隔壁部を開通させる作業を行う必要がある．上室と下室では成分が異なり，隔壁を開通せずに下室のみ投与してしまうと，予定した成分・投与量・濃度が投与できず，また，高血糖や低血糖などを引き起こすこともあるためである．開通は，圧力をかけて一気に隔壁を開通させる．開通したら「開通確認シール」をはがし，薬剤を十分混合する．

また，近年では，ビタミン剤などがバッグと一体になっている製剤がある（小室つきの製剤）ので，必ず小室の開通も確認したうえで，開通確認シールをチェックする．遮光が必要な製剤を扱う場合は，遮光カバーをバッグに装着する．

輸液製剤の準備ができたら，点滴スタンドにセットする（高さを調整）．点滴スタンド

表 I-1-7　HPN 実施時に起こる合併症やトラブルとその対応，家族への指導

段　階	合併症等	対処法
準　備	・療養者が発熱している．高熱が続く ・療養者が疼痛を訴える ・ポート部が発赤・腫脹している	・医療機関（主治医）に連絡する
実施中	・滴下速度が遅い ・滴下が止まった	・クレンメや三方活栓の向き，針のワンタッチクレンメを確認し，オープンにする ・点滴スタンドの高さを確認し，療養者と輸液バックに高低差をつける ・血液の逆流はないか確認し，逆流があればヘパリン生食を注入する ・身体の向きを確認し，輸液ラインが身体の下に入っていれば直す ・ポートを圧迫しない体位を工夫する
	・接続部が外れた	・クレンメ，クランプを閉め，外れた部位を消毒して接続する
	・針の刺入部から輸液が漏れている	・ポートの刺入部が浮いていないか輸液ラインが引っ張られていないかを確認し，ポート，ラインを元の位置に戻し，主治医に連絡する
	・輸液ラインに気泡混入	・気泡が混入している部位の確認し，滴下筒へ指ではじいて押し上げる ・接続部のゆるみを確認し，固定し直す
終了時	・ポート，ポート周辺の発赤・腫脹 ・気分不快	・医療機関（主治医）に連絡する
片付け	・廃棄物の処理	・輸液バッグ，チューブ，ガーゼなどは基本的には一般廃棄物として処理する（各自治体ごとに確認する） ・穿刺針は，医療廃棄物として扱う．専用の容器や蓋つき瓶などに入れ，医療機関や指定薬局に処理を依頼する
トラブル時	・介護者（家族）が対処できないトラブル	・緊急連絡際に明記しておく
	・機器メーカーへの連絡	・輸液ポンプなど機器を使用している場合には，メーカー担当者から注意事項や連絡方法など説明を受けることが多いので確認しておく

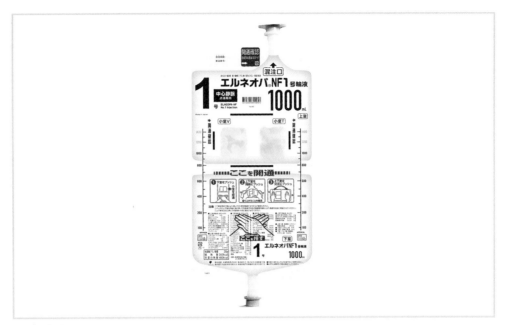

図Ⅰ-1-11　複室バッグ製剤（バッグ型キット製剤）
［写真提供：大塚製薬工場］

の代替として，かもいや衣類かけ，針金ハンガーを代用することがある．

　次に，輸液バッグにフィルター付輸液セットを無菌的に接続する．まず専用ルートフィルター付輸液セットのクレンメを閉じ，輸液セットとシュアプラグ（閉鎖弁付き接続器具）皮下埋め込み式ポート（CV ポート）カテーテル[*1]用穿刺針（ヒューバー針）をセットする．輸液バッグに接続する部分は，アルコール綿で消毒するなど清潔操作をする．その後，輸液セットの導入針を指で触らないように注意し，グッと押してねじり最後までしっかりと押し込む．

　輸液セットの準備が完了したら，輸液製剤の注入口をアルコール綿で消毒しゴム栓部にセットする．点滴筒を逆さにし，点滴筒をギュッとつまんで離すと液が流入するので，2～3回繰り返し，1/2～1/3 程度まで液を満たす[*2]．

(4) 輸液ラインのカテーテルへの接続，輸液栄養の開始

　皮下埋め込み式ポートカテーテルの刺入部を消毒する．消毒にあたっては，スワブスティックヘキシジン（0.05％クロルヘキシジングルコン酸塩剤）消毒液を使用し，綿棒に吸わせたもので，中心から外側へ円を描くようにして CV ポート刺入部を消毒する．

　片手（利き手）でヒューバー針の両翼部を第1指と第3指でつまみ，キャップを外す．

　利き手ではないほうの手の第1指と第2指でポートが動かないように挟み込んで押さ

[*1]皮下埋め込み式ポート（CVポート）カテーテル：皮下に埋め込んであるため，カテーテルの露出がなく，入浴や運動なども自由に行うことができるため，療養者のQOLの向上を図ることができる．ポートは，ほとんどが鎖骨下静脈または内頸静脈に挿入したカテーテルに接続して前胸部の皮下に埋め込まれることが多い．
[*2]点滴直前の準備として，プライミング（すぐに接続できるよう，チューブ内に点滴液を満たしておくこと）が必要である．クレンメを開けフィルターを逆さにしながらルートを液で満たす．ヒューバー針の先から輸液が垂れて，エアーが抜けていることを確認してからクレンメを閉じる．

え，ぐらつかないよう第3指も折って添える．

　なお，ヒューバー針を刺す際には痛みを伴うので，刺入前に必ず療養者に声をかける．CVポートの辺縁には針が刺さらないので，中心部に垂直に刺す．「コツン」と針がポート底面につくまで深く刺し，逆血の有無を確認する．確認ができたら，針が抜けないように配慮し，いったん，クレンメを開いて，①輸液が流れるか，②痛みがないか，③刺入部に異常がないか，を確認する．問題がなければ，ヒューバー針をフィルム剤で固定し（服装やADLの状況で，ヒューバー針の輸液ラインの固定方法はさまざまである，図Ⅰ-1-12）．輸液セットを在宅用輸液ポンプにセットして指示の流量で輸液を開始する．

(5) 刺入部位の観察

　訪問看護師は，点滴静脈注射の実施中に刺入部位に発赤や腫脹など異常がないか，またルートの接続部や滴下の状態に異常がないかなどを，刺入部位から輸液ボトル・輸液バックまでたどって確認するよう，介護者と本人に伝える（刺入部をタオルケットや布団で覆っている際には，とくに注意するように伝える）．

(6) 輸液の終了，抜針

　輸液が終了した際には，輸液ラインとヒューバー針のクレンメを閉じ，輸液ラインとヒューバー針の接続部を外し，その接続部から注射器で5〜10 mLの生理食塩水（場合によってはヘパリン入り）をゆっくりと注入する．その後，フィルム剤などを剥がし，ポート部のヒューバー針を垂直に抜針*する．抜針部圧迫止血後，絆創膏を貼付する．ルートを小さくまとめてガーゼでくるみ，ネット包帯で固定する．（この時も，実施前には必ず手洗い・手指消毒する）抜針する際には，生理食塩水10 mL（場合によってはヘパリン入り）を注入し，陽圧ロックする．

E. 多職種連携・協働のポイント

　同機関の他職種であろうが他機関の他職種であろうが，同じ療養者にかかわるもの同士が互いの役割や機能を理解し，アセスメントの内容や目的を共有するなどの**連携・協働**による**チームケア**を行うことが，療養者のQOLの維持・向上に向けた支援につながる．

　在宅療養者には，単に栄養状態の改善だけではなく，療養者のもつ能力（舌力・咀嚼・嚥下）を最大限に活かし，個人のQOLを維持・向上させる食生活（食事を安全に摂取する）が送れるような支援が求められている．

　そのためには，医師や保健師，看護師，栄養士，薬剤師，ケアマネジャー，介護職などが**協働**し，また行政サービスや介護保険サービスなどの社会資源を有効に活用することが望まれる．食事に関するケアは，家族や介護職である訪問介護職員（ホームヘルパー），介護福祉士が担うことが多い．在宅ケアの多くはケアプランに沿って，個々に応じた生活支援サービスを提供することが可能である．しかし，食事づくりには療養者の好みや味付け，食事の盛り付け，健康上の問題への配慮，調理時間や使える食材の制約，衛生問題な

---

*訪問時間などの状況によって，訪問看護師ではなく療養者または家族が抜針する場合は，抜針方法とともに止血方法も指導・支援する．なお，数日間輸液が必要である際には，血管損傷を予防するため留置針を刺入する．その際にはトラブルが発生しやすい部位は避ける（穿刺部位は慎重に選んで，トラブルを防止する．下肢や少し動かすと漏れやすい血管への穿刺は避ける）．

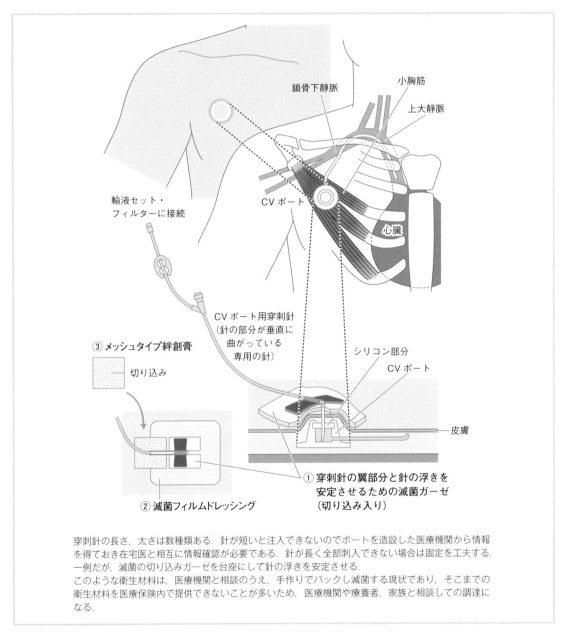

図Ⅰ-1-12　CVポートの内部構造と穿刺針の固定（①②③の順でつける）
［小坂直子：在宅輸液療法. NiCE在宅看護論　改訂第2版（石垣和子, 上野まり編）, p.237, 南江堂, 2017より引用］

ど多様な要素を含んでおり，家族や介護職だけで対応するには課題の多い問題である．そこで，適切な支援が行えるよう，訪問看護師は介護職を支援し，**低栄養予防**などにつなげる**情報共有**を行うことが必要である．ほかのケアと同様，療養者の食事のニーズに即した具体的な支援目標や支援内容を明確にし，ケアマネジャーや管理栄養士と連携をとり，栄養ケアの支援を行っていく．

　さらに，必要であればケアマネジャーにサービス担当者会議の開催を依頼し，関係職種

に集まってもらい，**問題の共有**ならびに**具体策の検討**をする．このように，訪問看護師主導で他職種と連携・協働することで，個々の療養者に対して**在宅で寄り添うケア**が可能となり，栄養状態の改善に向けて大きな役割が期待される．

　なお，通所困難な療養者に栄養指導が必要な場合，管理栄養士が訪問して栄養指導を行うサービスがある．医療保険では「在宅訪問栄養指導」，介護保険では「居宅療養管理指導」として位置づけられている．これは，医師の管理のもとで行われるため，医師への相談が必要である．

学習課題

1．在宅で楽しく食事をするために必要な療養者の食べやすさの支援について考えてみよう．
2．食における環境や社会資源の活用について考えてみよう．

■ 引用文献

1）　厚生労働省：第182回社会保障審議会介護給付費分科会，資料3訪問看護，p.1，2020．
　　〔https://www.mhlw.go.jp/content/12300000/000661085.pdf〕（最終確認：2023年12月15日）
2）　厚生労働省：2019年国民生活基礎調査の概況全体版，2020．
　　〔https://www.mhlw.go.jp/toukei/saikin/hw/k-tyosa/k-tyosa19/dl/14.pdf〕（最終確認：2023年12月15日）
3）　山田晴子：高齢者に使いやすい介護食と介護食器具．日本調理科学会学会誌35（4）：86，2001

排泄の支援・管理

この節で学ぶこと

1. 在宅における排泄支援・管理の特徴と意義・目的を学ぶ.
2. 排泄障害の分類とケア方法について学ぶ.
3. 排泄補助用具の種類と選択方法，ストーマケアと腹膜透析のポイントについて学ぶ.

A. 排泄の支援・管理の意義・目的

　排泄はきわめて生理的な現象であるため，食事や清潔の支援のように，あらかじめ時間を設定したり予測したりすることはむずかしく，療養者の自然なペースに合わせて支援する必要がある. 排泄は日常生活行為の中で頻度が多く，移動動作も伴うため，身体的負担も大きい介護である. また，尿や便の特有の臭気や陰部にかかわるケアであるために，療養者の羞恥心や気兼ね，および介護する家族の精神的負担も伴う. さらに，尿失禁や便秘を心配する療養者や排泄の世話に追われる家族においては，外出の差し控えや睡眠不足など，生活に支障をきたしている場合もある. 「排泄の世話」は在宅介護の継続を阻害する一因となることも指摘されている.

　このように，排泄障害は療養者とその家族のQOLをも左右する重大な問題である. 在宅における排泄の支援・管理では，療養者本人と家族（介護者）を対象とすることが特徴であり，本人の快や満足度を高めるとともに，家族の介護負担を最小限にするような支援が求められる.

B. 排泄の支援・管理を必要とする在宅療養者の特徴

　人の排泄行動のプロセスを図Ⅰ-2-1に示す. 排泄行動は，①尿意・便意を感じる，②トイレまで移動する，③トイレのドアを開けて入る，④トイレや便器を認識する，⑤下半身の衣類を下げる，⑥便器に適切に座る，⑦排尿・排便をする，⑧後始末をする（陰部をトイレットペーパーで拭き，排泄物を流す），⑨下半身の衣服をつける，⑩手洗いをし，トイレから出る，といういくつもの連続した複雑な行為で成り立っている. 人は健康な時はこの排泄行動のプロセスをとくに意識することなく，スムーズに行っているが，このプロセスのどこかに支障が出ると，排泄の支援・管理が必要となる.

　尿意・便意を感じるためには神経系の機能，トイレまで移動するためには歩行などの運動機能，トイレや便器を認識するにはトイレの場所がわかるという認知機能といったように，排尿・排便をするという排泄機能以外にもさまざまな機能が影響している. 排泄障害

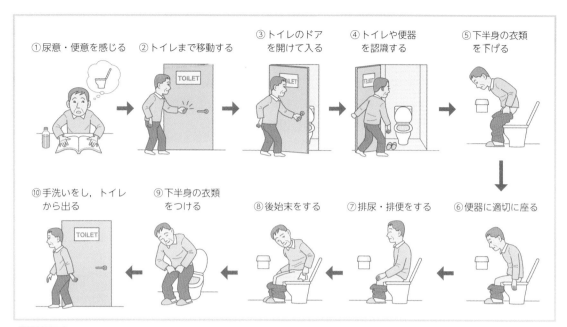

図 I-2-1　排泄行動のプロセス
［榊原千秋：これだけは知っておきたい！「排便」に関する基礎知識-メカニズムから実践的ケアまで. コミュニティケア **20**(13)：22-33, 2018 を参考に作成］

をきたしやすい疾患としては，泌尿器疾患，消化器疾患，脳血管疾患，脊髄損傷，神経難病（パーキンソン［Parkinson］病など），認知症など，多岐にわたる.

　訪問看護利用者のうち，21.8％に排泄の援助，10.8％に浣腸・摘便が提供されており[1]，訪問看護師による排泄ケアのニーズをもつ利用者は少なくない.

C. 排尿障害（下部尿路機能障害）と排便障害の分類

　根拠に基づく排泄支援を行うためには，排泄障害のタイプを踏まえ，的確なアセスメントを行い，排泄障害の状況や要因を明らかにしてケアの方針を立てる必要がある.

1 ● 排尿障害（下部尿路機能障害）の分類

　正常な状態では，膀胱は 300〜400 mL の尿を溜め，膀胱に尿を残さずに排尿できる[2]．排尿障害（下部尿路機能障害）は，下記のように蓄尿障害（尿を溜める機能の障害）と尿排出障害（尿を排出する機能の障害）に分けられ，両者が合併していることもしばしばある.

a. 蓄尿障害による症状（蓄尿症状）

　頻尿（排尿回数が多いこと．具体的には日中 8 回，夜間 2 回以上．とくに夜間に多いことを夜間頻尿という），**尿意切迫感**（急に起きる我慢できない強い尿意），**腹圧性尿失禁**，**切迫性尿失禁**などがある．過活動膀胱の症状として，尿意切迫感があり，多くは頻尿を伴う.

b. 尿排出障害による症状（排尿症状）

排尿困難，尿勢低下（尿の勢いがない），排尿遅延（尿が出るまでに時間がかかる），腹圧排尿（腹圧をかけないと排尿できない，排尿が維持できない），尿閉（膀胱内に尿が貯留しているがまったく排泄できない）などがある．尿閉には，突然起こる急性尿閉と，排尿困難が長期にわたり，残尿が増加し，排尿できなくなる慢性尿閉がある．尿閉を起こしやすい疾患として，前立腺肥大症や神経因性膀胱がある．

c. 尿失禁

尿失禁は，尿が不随意に漏れることである．尿失禁の主なタイプには以下がある．なお，複数のタイプが重なって尿失禁が生じている場合もある．

①**腹圧性尿失禁**：腹圧がかかる動作（咳，くしゃみ，走る，階段を降りるなど）に伴うものである．分娩や加齢に伴う骨盤底筋の緩みが主な原因で，特殊な場合を除いて女性に多い．

②**切迫性尿失禁**：尿意切迫感と同時または直後に尿が漏れるものである．加齢や尿路感染，脳血管疾患やパーキンソン病などによって起こる．強い尿意切迫感があり，通常頻尿を伴う．過活動膀胱には切迫性尿失禁を伴うことがよくある．

③**溢流性尿失禁**：前立腺肥大症や神経因性膀胱で尿閉や多量の残尿がある場合に，腹圧を上昇させるような動作で膀胱内に溜まった尿が溢れ出るものである．

④**機能性尿失禁**：膀胱や尿道に問題はないが，運動機能障害や認知機能の低下により，適切な排尿動作が行えないために起こるものである．

2 ● 排便障害の分類

a. 便　秘

便秘とは，本来体外に排出すべき糞便を十分量かつ快適に排出できない状態のことである[3]．一般的には3〜4日以上排便がなく，不快な症状があり，日常生活に支障がある場合を指す．**便秘**はその原因により，**器質性便秘**と**機能性便秘**に大別される．器質性便秘は消化管疾患（大腸腫瘍，炎症性腸疾患など）や全身性疾患が原因で生じるものであり，機能性便秘はそれらの原因をもたないものである．器質性便秘では，原因疾患の治療が必要となる．機能性便秘は腸の機能に問題があるもので，腸の蠕動運動が弱い場合（弛緩性便秘），腸の蠕動運動が強すぎる場合（けいれん性便秘），腸の送りはよいが便が直腸で停滞している場合（直腸性便秘）がある．なお，**図Ⅰ-2-2**に示すように，症状から排便回数減少型および排便困難型に分類する考え方もある[3]．また，機能性便秘において，大腸通過時間検査や排便造影検査などの専門的検査により，大腸通過正常型，大腸通過遅延型，機能性便排出障害に分類される[3]．そのほかに，服薬により生じる薬剤性便秘，糖尿病や甲状腺機能低下症などの疾患により生じる症候性便秘などがある．

b. 下　痢

便の水分が多くなった状態であり，泥状便〜水様便の便性状を示す．**急性下痢**と**慢性下痢**に分類される．急性下痢には感染性下痢（病原性大腸菌，ノロウイルスなど）と非感染性下痢（薬剤によるもの，ストレス，アレルギーなど）がある．慢性下痢は4週間以上下

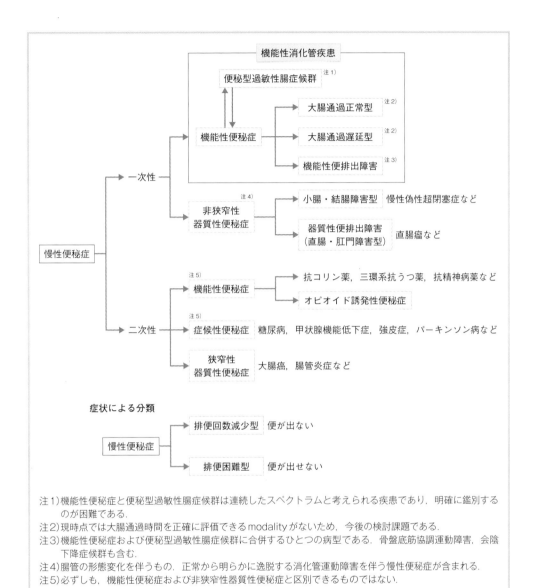

図 I-2-2　慈性便秘症の分類
［日本消化管学会編：便通異常症診療ガイドライン2023—慢性便秘症, p.5, 南江堂, 2023 より許諾を得て転載］

痢が続く場合をいい，炎症性腸疾患や大腸がんなどによって起こる．

c. 便失禁

　便失禁は，無意識または自分の意思に反して肛門から便が漏れる症状のこと[4] である．
便失禁の主なタイプには以下がある．漏出性と切迫性の両方の症状がある場合もある．

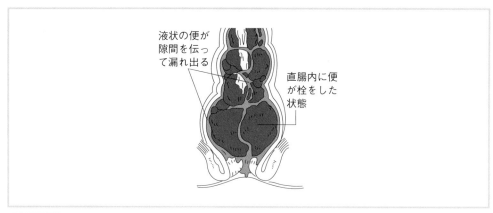

図Ⅰ-2-3　嵌入便による便失禁
[高橋良子：正しいアセスメントで排便障害に対処. コミュニティケア 9(13)：50-53, 2007 より引用]

①**漏出性便失禁**：便意を感じることなく気づかないうちに便が漏れるものである．一般に，内肛門括約筋の収縮力の低下が原因だといわれている．高齢者に多い．

②**切迫性便失禁**：便意を催したときに我慢できずに漏らしてしまうものである．外肛門括約筋の収縮力の低下が原因だといわれている．分娩後や肛門の手術後などで起こる．

③**嵌入便による便失禁（図Ⅰ-2-3）**：寝たきりや運動量の低下により，直腸に便が詰まっている状態が長く続くと，便が栓のようになり（これを嵌入便という），その隙間から下剤による軟便や便の表面が溶け出し，泥状便が少しずつ排出されるものである．

④**機能性便失禁**：運動機能障害や認知機能の低下により，適切な排便動作が行えないために起こるものである．

D. アセスメントの視点

　　在宅における排泄のアセスメントの視点について，**表Ⅰ-2-1**に示す．

　　排泄の状態については，排泄物そのものに加え，随伴する症状についてもアセスメントする．

　　フィジカルアセスメントのうち，外陰部，肛門部，直腸部のアセスメントは，おむつ交換や清拭の機会にあわせて行うとよい．**腸蠕動音の聴取**により，**イレウス**の徴候がないかを観察し，異常があれば医師に報告する．便秘時には腹部触診，腹部打診を行い，便やガスの位置を観察する．便秘や便失禁がある場合などは直腸内指診を行い，直腸内に便塊が貯留していないかをみる．

　　既往歴，現病歴，排泄に影響する薬物の使用状況，ストレス，うつ状態など精神的な問題とその原因の把握は，療養者に起こりやすい排泄障害の予測に役立つ．排泄動作，食事内容と量，水分摂取量，活動状況，排泄環境は排泄に影響を与える諸要因であるととも

表 I -2-1　アセスメントの視点

a. 身体的状況	
排泄の状態	・排尿・排便の量，性状（色，におい，硬さ），回数，時間 ・排尿に関連する症状の有無（尿意，排尿困難，排尿時痛，残尿感，失禁など） ・排便に関連する症状の有無（便意，排便困難，腹部膨満感，残便感，失禁，ガスの貯留，肛門出血，迷走神経反射による排便時ショック状態，しぶり腹など）
腹部，外陰部，肛門部，直腸部のフィジカルアセスメント	・腸蠕動音の聴取，腹部触診，腹部打診 ・外陰部視診（皮膚障害の有無） ・肛門部視診（外痔核や結節の有無，骨盤臓器脱の有無，皮膚障害の有無） ・直腸内指診（便の有無と性状，腫瘤・結節・狭窄の有無，内・外肛門括約筋の収縮の程度）
既往歴，現病歴	・泌尿器疾患，消化器疾患，婦人科疾患，糖尿病，脳血管疾患，直腸がん，痔疾患，脊髄損傷など
排泄に影響する薬物の使用状況	・利尿薬，自律神経作用薬，排尿障害治療薬，下剤，止痢薬，抗コリン薬，抗菌薬，抗うつ薬，血圧降下薬，鎮痛薬，抗悪性腫瘍薬など
排泄動作	・麻痺や拘縮の有無，手指の巧緻性，坐位姿勢の保持能力，移動能力 ・一連の排泄行為（①尿意・便意を感じる，②トイレまで移動する，③トイレのドアを開けて入る，④トイレや便器を認識する，⑤下半身の衣類を下げる，⑥便器に適切に座る，⑦排尿・排便をする，⑧後始末をする［陰部をトイレットペーパーで拭き，排泄物を流す］，⑨下半身の衣服をつける，⑩手洗いをし，トイレから出る）における運動機能・認知機能の障害の有無
b. 心理的状況	
ストレス，うつ状態など精神的な問題とその原因	・便秘の背景にストレスやうつ状態がないか ・失禁やおむつ使用によって自尊心が低下していないか
排泄に対する意識や考え方	・これまでの排泄習慣，排泄リズム，排泄方法，排泄場所，下剤の使用 ・排便は個人的な営みなので家族であっても手を借りたくないという気持ち，排便の世話は当然家族が行うものであるという考えなど
c. 生活状況	
食事内容と量，水分摂取量	・栄養補助食品，経腸栄養剤を含む食事 ・療養者の排便を促進する食品
活動状況	・外出の状況，デイサービスの利用状況など
排泄環境	・排泄場所，トイレの様式（和式，洋式），居室からトイレへの距離・動線，排泄補助用具の使用状況（おむつ，ポータブルトイレなど），衣服，排泄時にプライバシーが保たれるかなど
生活パターン	・起床，就寝，食事，趣味，就労など
経済状況	・経済的ゆとりの程度，介護保険の利用限度額
d. 介護状況	
療養者と介護者との関係性	・排泄の世話が必要になる前の療養者と介護者との関係性 ・現在の療養者と介護者との関係性
介護者の能力	・調理能力，おむつ交換ができるか，陰部洗浄ができるか，服薬支援ができるか，排泄の記録ができるかなど
社会資源・介護サービスの利用状況	・ホームヘルパー，デイサービス，ショートステイなどの利用状況
e. 家族の状況	
家族の排泄に対する意識や考え方	・排便は個人的な営みなので他人がかかわるものではないという気持ち，排便の世話も自分ができるようになりたいという考えなど
家族の生活パターン	・起床，就寝，食事，趣味，就労など

に，排泄障害の改善に向けた看護師によるケアのポイントとなる事柄である．

　療養者・家族の排泄に対する意識や考え方，生活パターン，介護状況は，排泄ケアの方針を立てるうえで必須のアセスメント項目である．経済状況についても，ケア方法を選択するうえで参考とするため，可能な範囲内で把握しておく．

　なお，アセスメントには，排尿日誌・排便日誌を活用することが有効である．

　排尿障害には**排尿日誌**（排尿時間，排尿量，失禁量，飲水量などを記載），排便障害には**排便日誌**（排便時間，排便量，便の性状，下剤使用状況，食事・水分摂取状況などを記載）を使用すると，排泄パターンを把握するのに役立つ．排尿日誌・排便日誌は，初期のアセスメントのみでなく，下剤の効果など，実施したケアの評価をする際にも参考となる．便の量には母指頭大，鶏卵大，手掌大などの具体的な表現を，便性状には**ブリストルスケール**（**図I-2-4**）を用いるなど，具体的な表現を用いて記録することにより，家族，ホームヘルパー，訪問看護師などの間で共通の認識をもてるようにする．**表I-2-2**に排便日誌の一例を示す．

　また，近年，携帯型超音波画像診断装置（ポケットエコー）を用いて，非侵襲的に尿や便の貯留を観察し，アセスメントに活用する例も増えている（**図I-2-5**）．プローブを下腹部に付けておけば，24時間連続して膀胱内の尿量を測定できる携帯型の膀胱用超音波

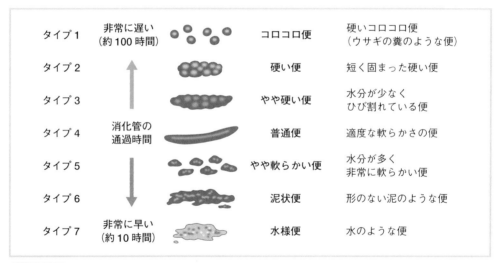

図I-2-4　ブリストルスケール

表I-2-2　排便日誌の例

日付	時間	量	便性状タイプ※	下剤・処置	備考（食事，生活状況など）
10/1	7：25	手掌大	タイプ6		
10/2			排便なし		
10/3			排便なし		
10/4			排便なし		
10/5	10：00	鶏卵大2個	タイプ5	グリセリン浣腸	朝食でヨーグルト1個摂取

※便性状タイプはブリストルスケールによる判定

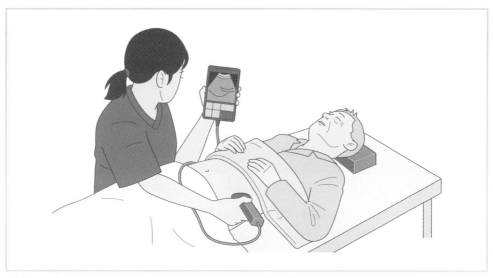

図Ⅰ-2-5　携帯型超音波画像診断装置（ポケットエコー）

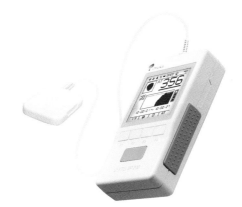

図Ⅰ-2-6　携帯型の膀胱用超音波画像診断装置
[画像提供：大塚製薬工場]

画像診断装置も開発されている（**図Ⅰ-2-6**）.

E. 支援・看護技術

1 ● 尿閉への支援

　急性尿閉の場合は**導尿**を行う. カテーテル挿入後に 500 mL を超える尿が一気に流出し, 著明な血圧低下を起こすことがあるため, 医師に確認し, 血圧をはじめとする全身状態を十分に観察しながら行う.

　慢性尿閉の場合では, **清潔間欠導尿や膀胱留置カテーテル**の適応となるケースがあるため, 療養者と家族に対してそれらの方法の指導や管理を行う. 清潔間欠導尿に用いる自己導尿用カテーテルを**図Ⅰ-2-7**に示す.

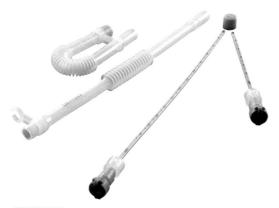

図Ⅰ-2-7　自己導尿用カテーテルの例
［画像提供：ディヴインターナショナル］

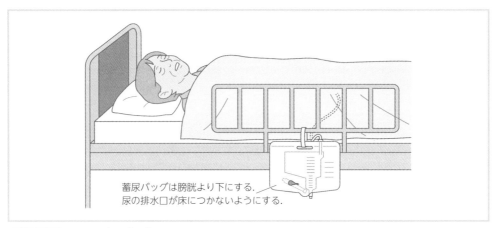

蓄尿バッグは膀胱より下にする．
尿の排水口が床につかないようにする．

図Ⅰ-2-8　蓄尿バッグの高さ

　膀胱留置カテーテル使用時は，蓄尿バッグの高さに注意する（**図Ⅰ-2-8**）．蓄尿バッグを膀胱より高く上げると，カテーテル内の尿が膀胱内に逆流するため，必ず膀胱よりも低い位置にする．また，尿の排出口が床につくと感染のリスクが高まるため，蓄尿バッグが床につかないようにする．

　カテーテルの固定は，女性の場合はカテーテルによる物理的刺激を少なくするために大腿内側に固定する．男性の場合は，陰茎を頭側に引き上げるようにし，ゆとりをもたせて下腹部に固定する．陰茎を下向きにして足側に固定すると，カテーテルによって尿道が圧迫され，組織の壊死や潰瘍を形成する場合があるため，注意する．

　なお，2022年12月の厚生労働省医政局による通知，『医師法第17条，歯科医師法第17条及び保健師助産師看護師法第31条の解釈について（その2）』において，「膀胱留置カテーテルの蓄尿バックからの尿廃棄を行うこと」，「膀胱留置カテーテル等に接続されているチューブを留めているテープが外れた場合に，あらかじめ明示された貼付位置に再度貼付を行うこと」について原則として医行為でないものとして記載されており，ホームヘルパーが実施する可能性があるため，訪問看護師はホームヘルパーとの協力，助言を行う必要が

ある.

2 ● 尿失禁への支援

　腹圧性尿失禁の場合は，軽症者では**骨盤底筋訓練**（骨盤底筋群を鍛える訓練）がまず基本とされるが，手術や薬物療法が行われることもある．**膀胱訓練**（尿意を我慢する訓練）も行われる．膀胱訓練は，少しずつ排尿間隔を延長することにより膀胱容量を増加させる訓練法である．

　切迫性尿失禁の場合は，薬物療法，骨盤底筋訓練，膀胱訓練などが行われる．

　溢流性尿失禁で前立腺肥大による尿道狭窄が原因の場合は，薬物療法や外科的治療など根本的治療が行われるが，改善しない場合，清潔間欠導尿や膀胱留置カテーテルの挿入が行われることがある．

　機能性尿失禁の場合は，排尿介助，排尿パターンを踏まえた排尿誘導，排泄環境の整備，衣服の工夫，下着やパッド類の適切な使用など，排尿動作を補うケアを行う.

3 ● 便失禁への支援

　漏出性便失禁の場合は，便を漏れない硬さに整え，まとめて便を出すように排便習慣をつけていく.

　切迫性便失禁の場合は，便を漏れない硬さに整えるとともに，骨盤底筋訓練を行う.

　嵌入便による便失禁の場合は，一見下痢に見えることがあるので止痢薬を使ってしまわないように注意する．浣腸や摘便で便を除去するとともに，便秘予防のためのケアを行う.

　機能性便失禁の場合は，排便介助，排便パターンを踏まえた排便誘導，排泄環境の整備，衣服の工夫，下着やパッド類の適切な使用など，排便動作を補うケアを行う.

　便失禁に共通するケアのポイントは，**便の硬さを整える**こと，便の刺激から皮膚を保護すること，ケアの際に**皮膚を損傷しない**ようにすることである.

4 ● 便秘への支援

a. 食　事

　十分な食事量と水分の摂取ができるよう，食事内容や食事，水分の形態を工夫する．また，便のもととなる**食物繊維**を摂取することが重要である．食物繊維には，便のかさを増やし，腸の蠕動運動を活性化する不溶性食物繊維（玄米，豆類，ごぼう，きのこなど）と，便の性状を滑らかにする水溶性食物繊維（海藻，こんにゃく，果物など）がある．乳酸菌や**発酵食品**（ヨーグルト，チーズ，納豆など），便の滑りをよくする**油類**の摂取も便秘に有効である.

b. 排便習慣の確立

　便意は我慢していると消失してしまうため，療養者に便意がある時に速やかにトイレに誘導することが肝心である．朝食後や飲水，食事後の**胃結腸反射**を利用してトイレ誘導を試みると，排便が起こりやすい．洗浄便座を使って肛門を刺激すること，肛門周囲を温かいタオルで温めることは，便意を誘発し，排便を促進する.

c. 排便姿勢と環境整備

　排便に適した姿勢は座った姿勢で，足底が床につき，やや前傾になって膝を曲げた，腹圧がかけやすい姿勢である．便座の高さが合い，前方に手すりがあるとしっかりと腹圧をかけることができる．ベッド上排泄の場合には，膝を立てて足底をベッドにつけ，頭部を挙上することにより，坐位に近づけるようにする．落ち着いて排便できるよう，プライバシーや臭気への配慮も合わせて行う．

d. 運　動

　身体を動かすことは，腸の動きの促進，食欲増進，ストレス解消などの効用がある．臥床時間が長い場合では，状態に応じて車椅子やベッド上での坐位がとれるように援助したり，腹筋を維持するための腰挙げ，膝立てなどの運動を勧めたりする．腸の走行に沿った**腹部マッサージ**は腸管を刺激し，血液循環をよくする．腹部・腰部の**温罨法**を行う際は熱傷に注意する．

e. 下剤の使用

　下剤には，**経口薬**，**浣腸**や**坐薬**があり，前者は**腸管全体**に働くのに対し，後者は主に**直腸**に作用する[5]．下剤の主な種類として，便の水分量を増やして便を軟らかくする**機械的下剤**と大腸に直接作用して腸蠕動を促進する**刺激性下剤**がある．酸化マグネシウムなどの機械的下剤は便が硬い場合に選択され，規則的に服用して便秘を予防する目的で使用されることも多い．酸化マグネシウムの内服により高マグネシウム血症を起こす可能性があるため，嘔吐，徐脈，筋力低下，傾眠などの初期症状に注意する必要がある．腸の動きがわるい場合には，排便周期に合わせて刺激性下剤が使用されることも多く，作用時間を考慮して排便予定の前日就寝前に服用することがある．そのほか，上皮機能変容薬や漢方薬も用いられる．

　便が直腸で停滞している場合は，坐薬，浣腸などにより便を排出するための処置を行う．坐薬は効果が出るまでの時間に個人差があるため，タイミングをみてトイレ誘導や便器の用意を行い，できるだけ自然な体位で排便できるように援助する．浣腸を実施する際は，急激な血圧低下やカテーテルによる**腸壁の損傷**や**穿孔**を起こさないように注意する．

f. 摘　便

　直腸に便が詰まっていて自力で出せないとき，浣腸後の残便を排出するときに**摘便**を実施する．肛門付近にある便塊を取り除くことと，直腸粘膜を刺激して排便反射を促すことを目的に行う[6]．直腸内，肛門周囲に炎症や傷がある場合，肛門出血の可能性が高い場合，そのほか医師の許可が得られない場合は禁忌である．全身が衰弱している場合，血圧変動が激しい場合にも注意を要する．

主な必要物品（図I-2-9）

- ディスポーザブル手袋
- 使い捨てエプロン
- 潤滑剤（ベビーオイルやワセリンを用いると刺激が少ない）
- シャワーボトル（または代用品）
- 着くなったTシャツなどを切った布，清拭用タオルまたはウェットティッシュ

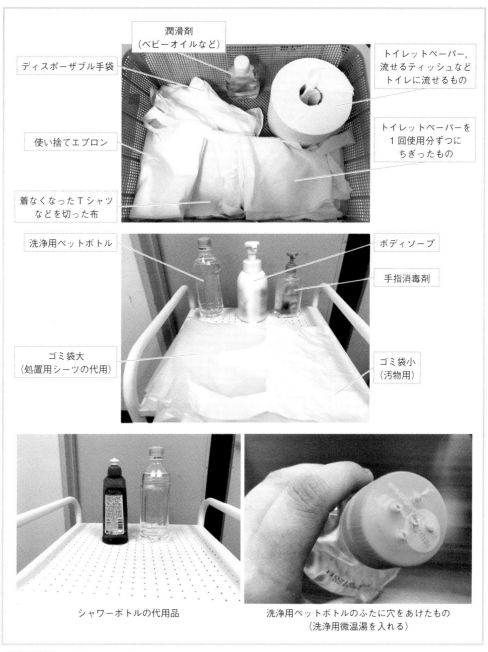

潤滑剤
（ベビーオイルなど）

ディスポーザブル手袋

トイレットペーパー，
流せるティッシュなど
トイレに流せるもの

使い捨てエプロン

トイレットペーパーを
1回使用分ずつに
ちぎったもの

着なくなったTシャツ
などを切った布

洗浄用ペットボトル

ボディソープ

手指消毒剤

ゴミ袋大
（処置用シーツの代用）

ゴミ袋小
（汚物用）

シャワーボトルの代用品

洗浄用ペットボトルのふたに穴をあけたもの
（洗浄用微温湯を入れる）

図Ⅰ-2-9　摘便の必要物品

- 紙おむつ
- ゴミ袋大またはビニールシート（処置用シーツの代用品）
- トイレットペーパー
- 温めた殿部清拭用タオル
- 洗浄用微温湯
- ボディソープ
- ゴミ袋小（汚物用）

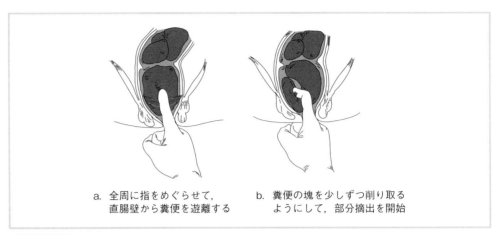

a. 全周に指をめぐらせて，
直腸壁から糞便を遊離する

b. 糞便の塊を少しずつ削り取る
ようにして，部分摘出を開始

図Ⅰ-2-10　摘便の方法
[河井啓三, 大沼敏夫：よくわかる排便・便秘のケア, p.115, 中央法規出版, 2003より引用]

▶ **実施手順**

①療養者に，摘便を行うことと，その手順を説明する.

②保温とプライバシーが保たれる環境調整を行い，必要物品を使いやすい場所に配置する. トイレットペーパーはすぐに使えるようにちぎっておく.

③療養者に左側臥位をとり，膝を軽く屈曲してもらう（または補助する）. 殿部から肛門部にかけて，寝具の汚染防止のために，大きなごみ袋と紙おむつを敷く. 身体の力を抜き，口でゆっくりと呼吸をするように声をかける.

④手袋を装着して示指に潤滑剤をつけ，肛門括約筋のマッサージまたはタッピングを行う.

⑤肛門括約筋が弛緩したタイミングに合わせて示指を挿入する.

⑥便の性状を確かめ，直腸壁に沿って指をめぐらせ，便を遊離させる（図Ⅰ-2-10a）. 便が大きく硬い場合，直腸粘膜を傷つけないように注意しながら崩し，出しやすい大きさにする（図Ⅰ-2-10b）. 便を出しやすい向きに整えながら，肛門外にかき出す. 軟便の場合，指の背に便が乗るようにして便を誘導する.

⑦途中で療養者に腹圧をかけてもらいながら行う. 自力でかけられない場合は，左下腹部を圧迫する. 療養者の表情や訴えを観察しながら摘便を実施する.

⑧直腸内に便がなくなり，肛門が閉鎖していることを確認し，終了する.

⑨トイレットペーパーで肛門周囲の便を拭きとり，微温湯での洗浄，温タオルによる清拭を行う.

▶ **注　意**

・事前に看護師は爪を短く切っておく.

・事前に腹部マッサージや温罨法を行っておくと，排便がよりスムーズになる.

・摘便中に出血がみられた場合は，すぐに中止し，医師に報告する.

表I-2-3　紙おむつ・パッドの種類と特徴

種　類		特　徴
テープ型		・おむつカバーとおむつが一体になっている．体型に合わせ，両サイドをテープで止めて使用する． ・主にADLが低く，臥床時間が長い人に用いられ，尿取り用パッドと組み合わせて使うこともある．
パンツ型		・パンツの形になっているタイプで，自力での上げ下げや立位での交換がしやすい．両サイドを破って外すこともできる． ・歩行はできるが失禁が心配な場合に用いられ，尿取り用パッドと組み合わせて使うこともある．
尿取り用パッド		・テープ型やパンツ型と併用され，主に尿を吸収する．形は長方形やひょうたん型があり，吸収量は200〜2,000cc*程度，男性用，女性用，男女兼用がある．男性用には，ペニスを包んだり固定したりしやすい形状になっているものもある．
失禁用パッド		・軽度の尿失禁に対し，下着の中に入れて使用する．尿取りパッドよりも小さく，吸収量も3〜200cc*程度と少なめである．男性用と女性用がある．
フラット型		・平板なタイプで，おむつカバーと併用して使用する．排便処置の際の寝具の汚染防止に使用されることもある．

※ほかにも，軟便専用のパッド，パンツ型としてもテープ型としても使用できるおむつなども開発されている．
［＊部分は山元ひろみ，正井章子：排尿ケアを極める 床上での排泄ケア ベストプラクティスを探る オムツの選び方・あて方．EB NURSING 9(4)：472-481，2009より引用］

5● 排泄補助用具の種類と選択方法

a. おむつ

　尿意・便意がない場合，どうしても尿失禁や便失禁がある場合には，やむを得ずおむつが使用される．おむつを使用することによる**心身への弊害**（うつ状態の発症や皮膚トラブルの発症）を最小限にするように配慮する．おむつの選択にあたっては，失禁量，活動状況，関節可動域，家族の介護力，経済的負担などをアセスメントすることが必要である．

　主な紙おむつ・パッドの種類と特徴を**表I-2-3**に示す．排泄物による皮膚トラブルを防ぐために，洗浄・保湿剤，皮膚保護剤の塗布などを状況に応じて行う．

b. 尿器，便器，腰掛便座

　尿意・便意がある場合は，身体状況に応じて尿器，便器，腰掛便座を使用する．

　尿器は，尿意はあるがトイレまで行けない人，夜間の歩行が不安定な人に用いられる．手持ち式収尿器（**安楽尿器**）は，蓄尿タンクにホースがついており，高低差で尿がタンクに溜まるようになっているもので，寝たままでも排尿できるようになっている．

　介護保険の特定福祉用具販売の対象種目として腰掛便座があり，「和式便器の上に置いて腰掛式に変換するもの（腰掛式に交換する場合に高さを補うものを含む）」，「洋式便器の上に置いて高さを補うもの」，「電動式またはスプリング式で便座から立ち上がる際に補助できる機能を有しているもの」，「便座，バケツ等からなり，移動可能である便器（水洗機能を有する便器を含み，居室において利用可能であるものに限る）」（ポータブルトイレ）が含まれている．ポータブルトイレは，坐位は可能だがトイレへの歩行が困難な人に用い

られる．折りたたみ式や家具調のもの，手すりや便座の高さ調節ができるものなどがある．補高便座は洋式便器のうえに置いて高さを補うものであり，座面を高くすることで立ち上がりを楽に行うことができる．

要介護度が高い場合には，介護保険により自動排泄処理装置を借りることができるが，療養者の意向と身体機能および家族の介護力を勘案して，その導入は慎重に検討する必要がある．

c. 排泄予測支援機器

排泄予測支援機器は，2022年4月から介護保険の特定福祉用具販売の給付対象になった．利用者が常時装着したうえで，膀胱内の状態を感知し，尿量を推定するものであって，一定の量に達したと推定された際に，排尿の機会を居宅要介護者等またはその介護を行う者に自動で通知するものであり，トイレでの自立に向けた排泄を促すことを目的として給付対象とされている．

6 ● ストーマケア

a. ストーマとは

ストーマとは，ギリシャ語で「口」を意味し，消化管や尿路を人為的に体外に誘導して腹壁に造られた排泄孔を指す．ストーマは，肛門や尿道口が有する括約筋の機能を喪失するため，意図的に排泄をコントロールすることができない．

ストーマは**消化管ストーマ（人工肛門）**と**尿路ストーマ（人工膀胱）**に分類される．消化管ストーマは，さらに造設された部位により，**結腸ストーマ（コロストミー）**と**回腸ストーマ（イレオストミー）**に分類される．排泄物の性状は，結腸ストーマの場合は，ストーマの造設部位が肛門に近いほど便は有形便に近くなり，回腸ストーマでは，水様〜泥状となる．尿路ストーマはウロストミーと呼ばれ，尿が持続的に排出される．回腸導管，尿管皮膚瘻がある．

b. ストーマ保有者のニーズと訪問看護師の支援

ストーマ保有者は，**オストメイト**とよばれる．ストーマを造設した療養者は，排泄経路の変更を余儀なくされることにより，ボディイメージの変化を受け入れるとともに，ストーマを管理しながらの生活に適応することが求められる．訪問看護師による支援が必要なケースとして，高齢化や脳血管疾患などの疾患の罹患，認知機能の低下により，手指の巧緻性や理解力に問題を生じて自己管理が困難になった療養者，がんの終末期で全身管理を含めたストーマケアが必要な療養者などが挙げられる．

訪問看護師は，療養者本人と家族がセルフケア能力に応じて，食事，入浴，外出など，両者の生活リズムの中でストーマケアを継続していけるように日常生活の指導を行うとともに，精神的支援を行う．療養者や家族でストーマ装具（皮膚に貼付する面板と排泄物を貯留するストーマ袋）の交換が十分に行えない場合は，交換日に合わせて訪問看護師が訪問して必要な支援を行う．ストーマ装具の例を**図I-2-11**に示す．ストーマおよびその周辺の状態が安定している場合等，専門的な管理が必要とされない場合には，ストーマ装具の交換は原則として医行為には該当しないものと考えられているため，ストーマケアの一部を介護職が実施する場合がある．ストーマケアの一部をホームヘルパーなどの介護職

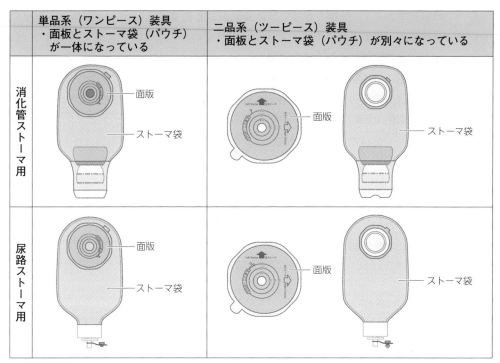

	単品系（ワンピース）装具 ・面板とストーマ袋（パウチ）が一体になっている	二品系（ツーピース）装具 ・面板とストーマ袋（パウチ）が別々になっている
消化管ストーマ用	面版／ストーマ袋	面版／ストーマ袋
尿路ストーマ用	面版／ストーマ袋	面版／ストーマ袋

図 I -2-11　　ストーマ装具の例

が担っているケースでは，介護職との情報交換，教育を合わせて行う．

　訪問時には，排泄物，腹部症状，ストーマの状態，ストーマ周囲の皮膚の観察を行う．

　ストーマの出血，腫れ，痛み，腸管脱出，排泄物の漏れ，皮膚トラブル（発赤，発疹，びらんなど）を起こしていないかを注意深く観察し，異常の早期発見に努める．異常時は速やかに医師に連絡をし，必要な対応を行う．ストーマ装具の選択やスキンケアの方法について，**皮膚・排泄ケア認定看護師**に相談したり，同行訪問を行うことも有効である．

c. ストーマケアの実際

　ストーマ装具は面板の皮膚保護剤の膨潤や溶解の状況に合わせて定期的に交換する．排泄物がストーマ袋の1/3〜1/2ほど溜まったら，排出口から破棄する．排泄物の破棄は，トイレへの歩行が可能な場合はトイレで行う．装具は新聞紙などに包んで中身が見えないようにし，各自治体の分別方法に従ってごみに出す．

(1) 食 事

　消化管ストーマを有する場合は，ガスやにおいの発生しにくい食品を助言する．結腸ストーマはとくに食事制限はない．回腸ストーマの場合は，食物繊維を多く摂取すると通過障害を起こしやすいため，食物を柔らかくゆでる，細かく刻むなどの調理の工夫が必要である．また，便が水様で多量となるため，電解質バランスに注意しながら十分な量の水分摂取を勧める．

(2) 入 浴

　消化管ストーマの場合，排便パターンが整えば，自宅ではストーマ装具を外しての入浴

が可能であり[7]，公共の浴場では装具を装着したまま入浴する．尿路ストーマの場合は尿が持続的に排出されるため，基本的に装具を装着したままで入浴する．なお，就寝前には，ストーマ袋内の便や尿を空にする．

(3) 服装・外出時の注意

服装は，ストーマを圧迫しない衣服を選択する．外出時は，急なストーマのトラブルに備え，ストーマ装具の交換に必要な物品一式（ストーマ装具，ウェットティッシュ，ビニール袋など）を持参する．外出先では，装具交換が可能なオストメイト対応トイレの場所を確認しておく．

(4) そのほか

災害に備えて，ストーマ装具の交換に必要な物品一式を1〜2週間分程度，非常持ち出し袋に準備しておくことも重要である．

なお，**永久造設ストーマ**の場合は，**身体障害者手帳**が交付され，ストーマ装具の給付などが受けられる．また，ストーマ装具の自己負担分については，医療費控除の対象となる．

7●腹膜透析への支援

a. 腹膜透析とは

腹膜透析（peritoneal dialysis：PD）は，体内の腹膜を透析膜として用いる透析法である．腹膜に覆われ袋状となった腹腔内に腹膜透析用カテーテルを留置して透析液を注液すると，透析液と腹膜にある毛細血管内の血液との浸透圧較差により，血液中の老廃物や余分な電解質，水分が腹腔内の透析液に移動し，透析液を体外に排出することで除去される（図Ⅰ-2-12）．腹膜透析ガイドラインでは，「腹膜透析の有用性を生かすために，適切な患者教育を行い，計画的に導入する．慢性の腎機能低下に伴い，CKDステージ4（糸球体濾過量30.0 mL/min/1.73 m^{2}未満，15.0 mL/min/1.73 m^{2}以上）にいたった時点で，腎代替療法に関する情報を提供する」ことが推奨されている[8]．

腹膜透析には，1日に3〜5回透析液を交換する連続携行式腹膜透析（continuous ambulatory peritoneal dialysis：CAPD）と，主に寝ている時間を利用して透析液の交換を自動的に行う自動腹膜透析（automated peritoneal dialysis：APD）とがある．連続携行式腹膜透析において，1回の透析液の入ったバッグの交換（バッグ交換）にかかる時間は約30分である．バッグ交換とは，腹部から出ているカテーテルと新しい透析液が入ったバッグと排液用の空のバッグのセットを接続し，腹部の排液を出した後，新しい透析液を腹部に入れ，さらに，空になった透析液バッグと排液で満たされたバッグを腹部から出ているカテーテルから取り外すことをいう．腹膜透析は，療養者にとって，生活リズムに合わせて自宅や職場で透析を実施でき，通院回数が月に1，2回で済むというメリットがある．

b. 腹膜透析の支援の実際

透析中の自覚症状として，腹部膨満感がある．合併症には，感染（カテーテル出口部感染，接触汚染による腹膜炎等），カテーテルの閉塞などがある．訪問看護師は，療養者および家族が清潔を保ったバッグ交換や，感染やカテーテルの閉塞などの合併症の早期発見ができるように教育する必要がある．長期間にわたる腹膜透析や重篤な腹膜炎の発症によ

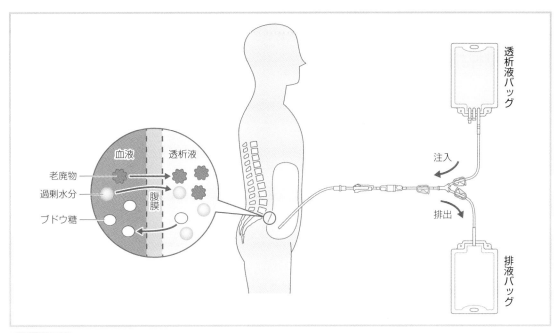

図I-2-12　腹膜透析の原理

り，腹膜全体が厚くなり，腸閉塞を生じる被囊性腹膜硬化症（encapsulating peritoneal sclerosis：EPS）を発症することがある．また，塩分，水分，タンパク質の適正な摂取ができるように助言する．

特定疾病療養受療証，身体障害者手帳などの取得により，医療費負担が軽減されるため，これらの制度が活用できるように支援する．

F. 多職種連携・協働のポイント

医師との連携においては，排泄障害の状況，排泄に影響する薬物の使用状況と副作用の有無について継続的に情報提供するとともに，薬物が合っていない場合に随時報告し，適切な処方が得られるように調整していく．

スキントラブルや失禁へのケアについては，皮膚・排泄ケア認定看護師への相談や同行訪問の実施により，効果的なケアにつなげることができる．排泄に関する薬剤の管理については薬剤師と，口腔内の異常や摂食・嚥下障害への対応については歯科医師，歯科衛生士，言語聴覚士と，栄養状態，食事内容，食形態の工夫については管理栄養士とそれぞれ連携することで，より専門的なケアを提供できる．

排泄補助用具の選定，便器の変更，手すりの設置などのトイレの改修にあたっては，理学療法士，作業療法士との連携が有効である．おむつについては，各自治体のおむつの給付・助成などの制度，医療費控除の制度が利用できる場合があるので，療養者と家族に情報提供できるようにしておく．尿器，便器，ポータブルトイレの多くは介護保険を利用して購入でき，トイレの改修費用についても介護保険による支給があるため，介護支援専門

員(ケアマネジャー)との連携も必要である．さらには，療養者にかかわるホームヘルパーやデイサービス，ショートステイ等の看護職，介護職とは，適宜情報交換を行い，統一した排泄ケアが提供できるようにする．

学習課題

1．在宅における排泄支援の特徴を，病院看護と比較しながらまとめてみよう．
2．実習で出会った事例について，排泄障害の分類を踏まえたケアを考えてみよう．
3．具体的な排泄補助用具について，介護用品販売店の見学やインターネットでの検索を通じて調べてみよう．

■ 引用文献 ■

1) e-Stat 政府統計の総合窓口：介護サービス施設・事業所調査/令和元年介護サービス施設・事業所調査詳細票編 居宅サービス事業所 訪問看護ステーションの利用者，〔https://www.e-stat.go.jp/stat-search/files?stat_infid=000032073101〕(最終確認：2023年12月15日)
2) 泌尿器科領域の治療標準化に関する研究班編：EBMに基づく尿失禁診療ガイドライン，じほう，2004，〔https://minds.jcqhc.or.jp/n/med/4/med0015/G0000039/0038〕(最終確認：2023年12月15日)
3) 日本消化管学会編：便通異常症診療ガイドライン2023—慢性便秘症，p.4-6，南江堂，2023
4) 日本大腸肛門病学会編：便失禁診療ガイドライン2017年版，p.2，南江堂，2017
5) 神山剛一：下剤の使用法．排尿・排便のトラブルQ&A—排泄学の基本と応用（本間之夫編），p.123-124，日本医事新報社，2007
6) 田中秀子：便秘について 摘便ってどういうふうにやればよいの？ トイレに行けない場合．徹底ガイド排便ケアQ&A（前田耕太郎編），p.48-49，総合医学社，2006
7) 後藤茂美：ストーマケア．知識が身につく！ 実践できる！ よくわかる在宅看護，第2版（角田直枝編），p.171-183，学研メディカル秀潤社，2016
8) 腹膜透析ガイドライン改訂ワーキンググループ編：腹膜透析ガイドライン2019，p.3，医学図書出版，2019，〔https://www.jsdt.or.jp/dialysis/3055.html〕(最終確認：2023年10月30日)

3 清潔・整容の支援

この節で学ぶこと

1. 清潔・整容の支援の意義・目的を学ぶ.
2. 在宅療養者への清潔・整容の支援におけるアセスメントの視点と支援方法を学ぶ.
3. 清潔・整容の支援における多職種連携・協働のポイントを学ぶ.

　人はあたり前のように着替え，顔を洗い，身だしなみを整え，必要であれば化粧をし，ひげを剃る．そして，食後の歯磨き，起床後の目覚ましのためのシャワーや，就寝前に，汚れを落とす，ときにはリラックスのために入浴やシャワー浴をする．また，おしゃれのために爪を整えたり，髪や髭が伸びれば理容・美容院に行くこともある．このように，自分の好きなときに，好みの方法で身だしなみを整え，清潔を維持することができる．しかし，在宅療養者は，身体的・精神的状態などの影響により，清潔・整容動作に支援が必要になる．この節では，在宅看護の視点から清潔・整容の支援の実際を学ぶ．

A. 清潔・整容の支援の意義・目的

　清潔とは，きれいで汚れがなく，衛生的な状態であり，整容とは身だしなみを整えることを示す．清潔・整容の支援とは，在宅療養者の身体を清潔に保ち，快を得ることであり，他者に対しても不快感を与えず，自分自身が自信をもって他者と関われるように心身を整えるための支援である．清潔の支援では，入浴・シャワー浴，清拭，洗髪，フットケア，口腔ケアなどがあり，整容の支援では洗顔，整髪，爪切り，髭剃り，耳のケアなどがある（表Ⅰ-3-1）．

a. 清潔の保持

　在宅療養者が清潔を保持することは，皮膚や粘膜の生理機能を正常に保ち，全身の皮膚の新陳代謝や血液循環を促進し，細菌感染を予防する．口腔内の清潔の保持は，誤嚥性肺炎を予防し，入浴や清拭による血液循環促進は，褥瘡の悪化など皮膚トラブルを予防する．入浴や足浴による保温効果は，疼痛緩和や心地よい眠りを促すことにつながる．すなわち，在宅療養者の生理機能が最適な状態に保たれ，身体的にも心理的にも快の気持ちを得るという基本的ニーズの充足につながる．

b. QOLの向上

　在宅療養者が身体的，心理的に快の気持ちを得ることは，日常生活を穏やかに過ごすことにつながる．さらに，顔，口（歯），髪，髭，耳などの容姿を整えることは，自分らしさを表現し，満足感を得ることができる．また，他者とも自信をもって関わることができ，

表Ⅰ-3-1　清潔・整容の支援の意義・目的

清潔の保持	・皮膚の新陳代謝，血液循環の促進 ・細菌感染の予防 ・苦痛を緩和し，心地よい眠りの促進 ・快の気分を得る
QOLの向上	・自分らしさの表現 ・満足感や自信を得る ・日常生活や社会活動の拡大 ・生活リズムを整える
ADLの拡大	・生活リハビリテーション
アセスメントの機会	・全身の皮膚の観察 ・身体能力のアセスメント
時間の共有	・居室ではできない会話の機会 ・お別れの機会

日常生活行動や社会活動を広げるなど，活動の意欲を高め，他者との良好な人間関係を構築することを可能にする．さらに，在宅療養者の日常生活習慣として起床時は顔を洗う，食後は歯を磨く，就寝前は入浴するなどの習慣は，時間の区切りをつけ1日の**生活リズム**を作る．

c. 日常生活動作（ADL）の拡大

清潔・整容に関連する動作を，**生活リハビリテーション**ととらえて支援することもある．居室から浴室までの歩行や着脱動作，浴室内での立ち上がり，身体の一部分の洗身や歯磨き，髭剃りなど，姿勢の保持や関節可動域を意識して行う．このことは，清潔・整容に関連する動作だけではなく，ADLの拡大につながる可能性がある．

d. アセスメントの機会

清潔の支援では衣類を脱ぐ必要があるため，全身の皮膚を観察する機会となる．衣類から隠れている場所の発赤，腫脹などの皮膚トラブルはないか，爪は伸びていないか，かゆみはないかなどのアセスメントにつなげる．また，浴槽をまたぐときの足の上がり具合，衣類の着脱時の関節可動域，歯磨き時やボタンを留めるときの手指の巧緻性など，身体能力をアセスメントすることもできる．

e. 時間の共有

清潔の支援を行うことは，療養者と時間をともに過ごし，ゆっくり会話をする機会となる．とくに，入浴の支援では，浴室で同じ時間を過ごすことになる．場所を共有し，同じ時間を過ごすことで，療養者は居室では話をすることが難しい内容を話す，家族の前では話せないことを話すなど，居室とは異なる話が語られる可能性がある．清潔の支援は，清潔を保つことにとどまらず，同じ時間を共有し，関係を築く機会にもなるといえる．

療養者が亡くなった場合にも，清潔・整容の支援が必要となる．療養者の身だしなみを整え，好きな洋服などに着替えを行い，薄化粧を行う．また，亡くなった療養者とのお別れの儀式として，家族とともに清拭を行うなど，人生の最期の時間を共有することもある．

B. 清潔・整容の支援を必要とする在宅療養者の特徴

　在宅療養者は，自分自身で清潔・整容を行うことができなくなった場合，他者からの支援を受けなければならない状況に置かれる．清潔を保持し，身だしなみを整える考え方の背景には，日本人であることの共通点と生まれ育つ過程で身につけた共通性と個別性があり，両者を尊重する必要がある．なお，それぞれの習慣や疾患，経済状況などにより異なる点がある．清潔・整容の支援を必要とする在宅療養者の特徴について確認する．

a. 日本の文化・習慣

　日本人は，諸外国と比較してお風呂好きであり，浴槽のお湯につかることを好む．温泉旅行や銭湯に行く，地元の大浴場などを利用することは，身体の清潔を保つだけではなく，リラックスやリフレッシュ，会話を楽しむための社交の目的となることもある．また，風邪を患った後には「いつからお風呂に入ってよいか」ということを医師に確認することで，健康の指針とすることもある．近年，シャワー浴も普及してきているが，子どもと一緒にお風呂に入りコミュニケーションをとる"浴育_{よくいく}"，湯の効果を利用した"湯治_{とうじ}"，亡くなった後のお清めとして"湯灌_{ゆかん}"というように，"お湯につかる"ことに意味づけがある．この点は，諸外国でも"お湯を浴びる"ことや"お湯につかる"ことに特別な価値や意味づけがあるかもしれない．清潔を保つことの1つである入浴は，生まれ育った地域の歴史や文化，これまでの習慣の影響を受けている．清潔・整容の支援を行うためには，在宅療養者と家族のそれぞれの地域の文化や個人の習慣を理解する必要がある．

b. 在宅療養者の状況

　清潔・整容の支援を必要とする在宅看護の対象者は，年代，疾患や病状，障害やその程度，治療内容，生活環境，経済状況などを背景に，さまざまな思いを抱き在宅療養を送っている．たとえば，がん末期で緩和ケアを目的として自宅で最期のときを過ごしている在宅療養者や，神経系難病で人工呼吸器や尿道カテーテルなど医療機器を装着し長期療養をしている在宅療養者，在宅酸素療法中であり入浴による循環動態の変化が予測される在宅療養者など，医療依存度や要介護度が高く，清潔の支援に伴う身体状況の変化が予測される在宅療養者も多い．また，認知症を有する在宅療養者で一人での入浴が困難となり長期間入浴していない在宅療養者，精神疾患により自分自身の清潔の保持や整容に消極的な在宅療養者など他者からの清潔の支援を受け入れない在宅療養者もいる．成人，高齢者ばかりではなく，医療的ケアが必要な小児への清潔の支援が必要となることもあり，さまざまな在宅療養者が対象となる．清潔・整容ケアが必要となる在宅療養者の多様性を理解し，個別性を配慮した清潔ケアを提案する必要がある．

　療養者のみならず家族は，在宅療養者にはきれいでいてほしい，お風呂に入り心地よい時間を過ごしてほしいなど，在宅療養者が清潔を保ち，身だしなみを整えることに対する思いを抱いている．在宅療養者の清潔・整容の支援では，在宅療養者本人の状況だけではなく，家族の気持ちも考慮する必要がある．

C. アセスメントの視点

在宅療養者と家族の意向に沿った清潔・整容の支援を行うために，在宅療養者と家族に関する情報収集，アセスメントを実施する（表Ⅰ-3-2）．

a. 身体的状況

在宅療養者の主な疾患，既往歴，服薬状況，医療的な処置，療養生活上の留意事項などを訪問看護指示書と，清潔・整容の支援前のバイタルサイン，睡眠状況などを観察した結果を統合してアセスメントする．その結果によって，その日の清潔・整容の支援はどのように実施するかを決定する．清潔・整容の支援の実施にあたっては，在宅療養者の身体能力や認知機能を把握する．

具体的には，筋力や体力の低下の程度，麻痺の有無や程度，歩行や起居動作の能力や姿勢保持の様子など，清潔・整容動作の支援の程度や必要な自助具などを検討し，在宅療養者のもつ力が最大限発揮できるような支援につなげる．とくに，入浴の支援では，浴室と居室までの往復の歩行，浴槽の縁をまたぐことができるか，浴槽からの立ち上がりが可能であるかなど，浴室での動作を具体的にイメージしながら身体能力のアセスメントを行う．また，主治医の訪問看護指示書に「入浴可」との記載があったとしても，訪問日の在宅療養者の身体的状況によって，看護師が入浴の可否を判断すると言っても過言ではない．身体状況によっては，入浴は中止とし，清拭や手・足浴などの部分浴に変更するなど，具体的な清潔の支援の方法を決定する必要がある．

b. 心理的状況

在宅療養者の清潔・整容に対する楽しみ，よろこび，希望など，その思いはさまざまで

表Ⅰ-3-2　アセスメントの視点

1. 身体的状況：清潔・整容の支援をどのように実施することが適切か？	
健康状態の把握	主な疾患，既往歴，服薬状況，医療的な処置，療養生活上の留意事項などの訪問看護指示書と，清潔・整容の支援前のバイタルサイン，睡眠状況など
身体能力の把握	筋力や体力の低下の程度，麻痺の有無や程度，歩行や起居動作の能力や姿勢保持の様子，必要は自助具の検討など
2. 心理的状況：清潔・整容に対する願いは何か？	
在宅療養者の気持ちの把握	楽しみ，よろこび，希望など
3. 生活状況：清潔・整容の支援を行う住環境はどうか？	
住環境の把握	浴室，浴槽，居室から浴室までの移動距離，移動方法，室温の差など
使用する物品の把握	いつも使用している櫛，髭剃り，入浴時の必要物品など
4. 介護状況：必要な清潔・整容の支援が実施されているか？	
サービス利用状況の把握	在宅療養者の要介護度，身体障害者手帳の保持の有無，居住地域の独自のサービスなど
家族の介護状況の把握	家族の協力の有無と程度など
5. 家族の状況：清潔・整容に対する望みは何か？	
家族の気持ちの把握	希望，思いなど
家族の生活状況の把握	仕事の有無，趣味の活動，子どもや孫のお世話など

ある．また，清潔・整容の好みや習慣も異なる．在宅療養者が満足し，心地よくなることを目指し，在宅療養者の思いに沿った清潔・整容の支援方法をアセスメントする．さらに，清潔・整容の支援の後に，在宅療養者の気持ちから支援を評価し，今後の清潔・整容の支援方法や頻度をアセスメントする必要もある．身体状況が悪化する可能性があったとしても，自宅で最期の時を過ごす在宅療養者が「最期までお風呂に入りたい」，起き上がることが困難な在宅療養者が「寝たままでも白髪にカラーとパーマをかけておしゃれをしたい」，経口摂取が難しく胃ろうであっても「好きな食べ物は味わいたい」と願うかもしれない．身体状況にかかわらず，在宅療養者の願いを引き出し，その願いを叶えるためのアセスメントと工夫が求められる．

c. 生活状況

在宅で清潔・整容の支援を実践するためには，住環境のアセスメントが重要となる．入浴・シャワー浴の支援では，浴室，浴槽，居室から浴室までの移動距離，移動方法，室温の差など，在宅療養者が居室から浴室へ移動して入浴・シャワー浴を行うこと，口腔ケアでは，洗面台までの移動が可能か，あるいはベッド上で行うかなどをイメージしてアセスメントする．清拭，手浴，足浴，ベッド上での洗髪の支援では，自宅にあるものを使用して実施するため，必要物品を確認する．また，整容の支援では，在宅療養者がいつも使っている歯ブラシ，櫛，ひげそりなどがある可能性もある．このように，清潔・整容のために使用していた物品を含め，住環境はさまざまである．清潔・整容の支援が必要となった在宅療養者の心身の状況に加えて，住環境に応じた清潔・整容の支援方法や浴室などの環境整備をしていくためのきめ細やかな情報収集とアセスメントを行う必要がある．

d. 介護状況

清潔・整容に関する動作は，起床後の着替え，食後の歯磨き，入浴など1日の生活の中で繰り返される．在宅療養者の生活を1日，1週間などの時間軸でとらえ，必要な清潔・整容の支援が実施されているか把握することが必要である．清潔・整容の支援は，家族のみならず，ホームヘルパーやデイサービスでの入浴などのサービスを利用して行われることも多い．実施されている清潔・整容の支援は，在宅療養者の心身の状況に適した方法で実施されているか，実施内容に関するアセスメントも忘れてはならない．

e. 家族の状況

家族は，清潔・整容の支援以外の食事や排泄の介護，家族自身の仕事，趣味の活動もあり，在宅療養者以外の子どもや孫などのお世話があるかもしれない．家族にとって，清潔・整容の支援は家族がやらなければならないものなのか，それともサービスに依頼できることなのか，家族に負担がかからないように，家族の協力の程度を把握し，介護や家族の生活の状況をアセスメントしていく．また，清潔・整容の支援に対する家族の気持ちを把握し，在宅療養者だけではなく，家族の望みも叶える支援にしていく必要がある．

D. 支援・看護技術

自宅で行う清潔・整容の支援は，自宅の住環境，自宅にあるものを最大限に活用して実施する．たとえば，500 mLのペットボトルのキャップに穴をあけてシャワーボトルにする，

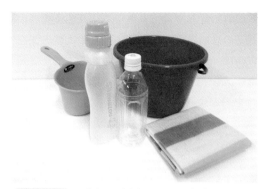

図Ⅰ-3-1　清潔の支援のために自宅で活用できる物品一例
ペットボトルのキャップには穴をあけておくとよい.

レジャーシートを防水シートの代わりにするなど在宅看護では自宅にあるものに応じた創意工夫が求められる.また,療養者の習慣やこだわりもあるため,湯温の好み,洗いはじめる場所,せっけんやシャンプーの種類,口腔ケア方法,髭の剃り方など,療養者に確認をしながら,療養者の習慣や好みにそった清潔・整容の支援を行うことを心がけたい.さらに,経済的な負担も考慮し,安易に福祉用具のレンタルや購入をするのではなく,自宅にある療養者の使い慣れたものを工夫して利用する視点が必要である(**図Ⅰ-3-1**).

1●入浴・シャワー浴

　入浴は,身体を清潔にするとともに,身体を温め,爽快感やリラクセーション効果を得ることができる.一方で,身体的影響は大きいため,高齢者の場合はとくに入浴前後で循環動態の変化,転倒の危険性の観察を十分に行う必要がある.

入浴が身体に与える影響
- **温熱作用**:血圧への影響,発汗の促進による脱水の危険
- **静水圧**:肩までつかることで血圧の上昇と心拍出量の増加,呼吸数の増加
- **浮力**:浴槽内での体位が不安定となり,転倒の危険

a. 環境を整える

　在宅療養者の身体状況をアセスメントし,入浴またはシャワー浴の実施ができると判断した場合は,環境を整えることが重要である.居室と浴室の温度差が大きくならないよう,脱衣所,浴室の室温を温めておく.浴室は浴槽にお湯を張り,湯気を充満させると温まる.シャワーもすぐにお湯が出るよう準備する.また,療養者の身体状況に合わせて,浴室内に手すり,洗身時に座るためのシャワーチェアや,浴槽に入ることを支援するためのバスボード,転倒を予防するための滑り止めマットや,浴槽の出入りの際や浴槽内で椅子として使用できる足台(**図Ⅰ-3-2**)など,必要な介護用具をセットする.セットする場合は,安全に設置されているかを確認する.療養者の身体状況に合わせて介護用品を見直すことも必要である.

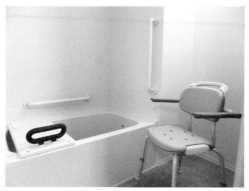
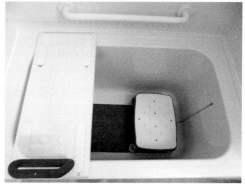

図Ⅰ-3-2　　浴室内の工夫（手すり・シャワーチェアー・バスボード・滑り止めマット（赤）・足台）
右は浴室内を上から見た図

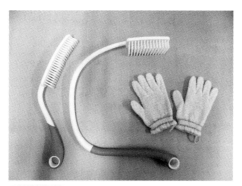

図Ⅰ-3-3　　洗身のための自助具・介護用品の一例

b. 身体を洗い，温める

　寝たきりの人へのケアでは，自宅の浴室を使用する場合はリフトなどを用いて居室から浴槽へ移動し，浴槽の中で身体を洗い，温める．洗身時には，ナイロン製の手袋を装着して洗うと，密着した皮膚の間も洗うことができる（**図Ⅰ-3-3**，ピンクの手袋）．

　浴室まで車椅子や歩行での移動が可能であり，坐位保持が可能な場合は，シャワーチェアに座り，身体を洗う．療養者自身の力を最大限に活用して，自分で洗身するために，背中や足元など手の届きにくいところを洗うための自助具（**図Ⅰ-3-3**，ブラシ）を用いることもある．麻痺などにより洗身が難しい場所は代わりに行う．浴槽への移動が困難な場合や入浴による循環動態に与える影響が大きい場合は，シャワー浴とする．このとき，大きなたらいのようなものにお湯をためて足浴を行いながら，背中などからシャワーをかけ流すことで，保温効果と入浴気分を味わうことができる．また，療養者の好みに合わせて入浴剤を使用することもある．

c. 入浴・シャワー浴後の身体を整える

　入浴・シャワー浴後は，清潔な下着，衣類に着替える．温まった身体が冷めないように十分配慮する．皮膚の乾燥予防のために，ローション，クリームなどを用いて皮膚を保湿

する．また，口渇の訴え，脱水症状を観察するとともに，水分補給を行う．

2 ● ベッド上での清拭

　ベッド上で温湯を用いた清拭，または温タオルを用いた全身清拭や部分浴（陰部洗浄，手浴，足浴）を実施することによって，入浴・シャワー浴と同様の効果を得ることができる．

a. 環境を整える

　在宅療養者の身体状況をアセスメントし，ベッド上での清拭を選択した場合は，ベッド周辺の環境を整える．室温は在宅療養者が裸になっても寒くない温度を設定する．温湯を用いた清拭では，大きめのバケツにお湯を準備し，フェイスタオルを数枚準備する．温タオルを用いた清拭では，ビニール袋に絞ったタオルを数本入れ，電子レンジで温める．温めたタオルは布団の中に入れるなど冷めないように工夫をする．在宅療養者が熱傷を負わないよう十分に気をつける．温湯と温タオルのどちらを用いるかは，自宅にある物品，療養者や家族の希望により決定する．

b. 身体を清拭する

　清拭をしながら，発赤，湿疹，浮腫の有無，皮膚などの全身の皮膚を観察する．また，関節の動きも観察するとともに，関節を動かす機会とする．さらに，清拭によるリラクセーション効果も目指したい．

　寝たきりの人へのケアでは，ベッド上に臥床したままの状態で行う．このとき，寝具のうえにビニールシートとバスタオルを敷くなど，濡れたタオルが寝具や衣類をぬらさないような工夫をする．また，タオルケットまたは大きなバスタオルを利用して皮膚の露出を防ぎ，清拭する部分のみ衣類を脱がせることで保温にも務める．背部の清拭時は側臥位をとり，リハビリテーションや背部のマッサージを行う．

　坐位保持が可能な人へのケアでは，ベッド上端坐位で行う．足底を床につけることで尖足予防をする．また，背部に温タオルを用いながらお湯に足をつけ，シャワーボトルを用いてお湯をかけ流すことで，入浴気分を少しだけ味わうことができる．

c. 全身清拭後の身体を整える

　温タオルによる清拭でも，皮膚に水分が残ると，身体を冷やしたり皮膚の乾燥の原因となる．清拭後は皮膚の水分を乾いたタオルで拭き取ることが重要である．また，入浴・シャワー浴同様，清潔な下着，衣類に着替え，ローション，クリームなどを用いて皮膚を保湿する．

3 ● ベッド上での洗髪

　寝たきりの人へのケアでは，寝たままベッド上で洗髪を実施する．入浴・シャワー浴ができない場合であっても，頭皮や毛髪の汚れを取り除き，血液の循環を促進し爽快感をえることができる．

a. 必要物品を準備する

　洗髪のために，タオル，防水シーツ，お湯をかけるための手桶やシャワーボトル，洗面器，お湯，シャンプー・リンスなど自宅にあるものを準備する．ケリーパッドは，簡易洗

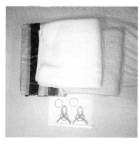
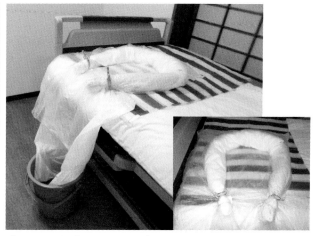

図Ⅰ-3-4　バスタオルなどを用いて作成したケリーパッド
準備するものは，レジャーシート（または，防水できるもの），バスタオル2〜3枚，輪ゴム，洗濯バサミ各2個，45Lサイズのビニール袋である

髪器や使い捨ての洗髪器を用いるが，紙オムツを代用することもある．また，急な在宅療養者の洗髪の希望があった場合などは，自宅にあるバスタオル，45L以上のサイズの大きいビニール袋などを用いてケリーパッドを作成することもできる（図Ⅰ-3-4）．洗髪時には，ベッドを濡らさないように防水シート（レジャーシートで代用），ベッドの下にバケツなどを置き，お湯が流れるように準備する．

b. 洗髪する

在宅療養者の頭の位置を調整し，膝下に枕を入れるなど，安楽な体位を調整する．首回りにはタオルを巻き寝具，衣類が濡れないようにする．可能であれば，ベッドの頭上の柵を外すと実施しやすい．毛髪をブラッシングし，頭皮をマッサージしながら洗髪を実施する．最後に，シャンプーやリンスの洗い残しがないよう，お湯ですすぎ，ドライヤーで乾かす．

4● フットケア

フットケアは，足部を清潔に保ち，足の皮膚や爪の病変に対する処置や予防を行うことであり，足の皮膚の機能の正常化と機能回復を目的として実施する．フットケアが特に必要となる在宅療養者の特徴は，糖尿病を有する在宅療養者の中でも毛細血管の障害や神経障害がある，閉塞性動脈硬化症である，足に傷や鶏眼（うおのめ）や胼胝（たこ）がある，高齢で自分の手入れが困難である，巻き爪，爪白癬，陥入爪など爪にトラブルがある場合などである．予防的ケアと足の異常を早期に発見することが重要である．

a. 足と爪を観察する

足の皮膚や爪に異常や変化がないか，浮腫，関節の変形，自覚症状はないか観察する．皮膚の角質化の場合は，足裏（踵部を中心）の皮膚が厚くなっていないか，鶏眼・胼胝の場合は圧痛などの自覚症状はないか確認する．とくに，糖尿病を有する療養者の場合は，足の病変が発生しやすく，ほんの小さな傷から下肢の切断にいたる大きな障害につながる

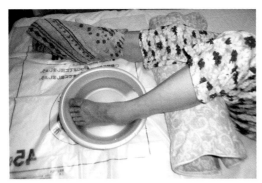

図Ⅰ-3-5　ベッド上で行う足浴

可能性があるため，予防的ケアが重要である．

b. 足浴をする

　大きめのバケツなどにお湯をためて，足をつける（**図Ⅰ-3-5**）．爪と角質を柔らかくした後，足を洗浄する．このとき，趾間にも指を入れてしっかりと洗浄する．角質はこすることで除去し，汚れを落とす．皮膚と爪の間の汚れ（角質）は，綿棒やブラシを用いて取り除いてもよいが，強くこすると表皮剥離を起こすことがあるため，注意が必要である．足浴終了後は，感染予防のため，足専用のタオルを準備し，水分を取り除く．このとき，足全体を包み，押さえながら拭き，1本ずつ足趾を拭くことで，趾間の水分も取り除く．

　寝たきりの人へのケアでは，膝下にタオルなどを置き，ベッド上足元にあるお湯をためた洗面器の中に足底がつかるようにする．足浴が終わった後は，冷やさないようタオルなどで包んでおく．座位保持が可能な人へのケアでは，ベッド上端坐位で実施する．

c. 足を整える

　足浴後，爪が柔らかい間に爪切りを行う．原則，療養者の爪切りを使用する．爪を短く切りすぎることや爪の角がとがったままにならないように切る（爪の切り方は図Ⅰ-3-7を参照）．最後にヤスリを用いて爪を整える．必要時，ローションや保湿クリームで足の皮膚を整える．

5 ● 整　容

　整容とは，洗顔，口腔ケア，髭剃り，整髪，爪切りなど，日常的に行う身だしなみを整えることである．

a. 洗　顔

　朝，目が覚めるとともに，毎日行う行為である．在宅看護場面では，同居家族が行う可能性もあるが，全身清拭時などに看護師が行うこともある．看護師が行う場合には，眼や鼻をよく観察する．高齢者では眼脂が出やすいため，眼瞼部を中心にきれいに拭きとる．また，鼻腔内の鼻垢も拭き取る．

　寝たきりの人へのケアでは，温タオルを準備する．半位保持が可能な人へのケアでは，洗面所まで移動し，流水で洗顔することを検討する．移動が難しい場合は，洗面器にお湯を準備してもよい．

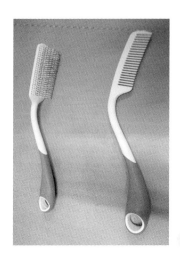

図Ⅰ-3-6　持ち手の長い櫛

b. 整　髪

　洗髪後にのみ実施すると考えがちであるが，頭皮のマッサージ，髪を清潔に保つために毎日実施することが望ましい．腕を頭部まで上げることが困難な場合は，持ち手の長い櫛など自助具の使用を検討する（**図Ⅰ-3-6**）．看護師が実施する場合は，頭皮に湿疹や褥瘡などの皮膚トラブルがないかなどの観察を行う．

c. 口腔ケア

　口腔ケアには，口腔内を清潔に保つ**器質的口腔ケア**と口腔機能を回復・維持する**機能的口腔ケア**がある．口腔ケアの目的は，口腔内の汚れを除去し，咀嚼・嚥下，構音に必要な口腔機能の維持・回復を図ることである．ここでは，高齢者の口腔内の清潔保持に必要なケアについて述べる．

▶ 高齢者の口腔状態に合わせた物品の準備

　歯みがきが可能な場合，歯ブラシ，電動歯ブラシ，吸引器に接続可能な歯ブラシ，歯間ブラシ，デンタルフロスなどを用いる．義歯には義歯用ブラシ，舌や口腔粘膜にはスポンジブラシ，舌ブラシなどを用いる．含嗽が行えない場合には口腔ケア用ウェットタオルなども準備しておく．

▶ 姿勢・体位を整える

　頭部を軽度前屈位にして誤嚥予防に努める．**坐位が可能**な場合は足底を床にしっかりとつけ，膝・股関節は90°に保ち，体幹が左右に傾かないようにポジショニングする．坐位が困難でも可能な範囲でギャッチアップし，頭部を軽度前屈位にし，顎が挙上しないようにする．麻痺のある場合，麻痺側を挙上した体位とする．

▶ 口腔ケア開始前の含嗽

　加齢に伴い口腔内は乾燥し，唾液の粘性を増加させ，口臭をもたらす．歯ブラシをあてる前に含嗽を行い，乾燥による口腔粘膜の損傷を予防し，食物残渣を取り除く．含嗽ができない場合，水で湿らせたスポンジブラシで口腔内を清掃する．なお，義歯を使用している場合は義歯を外してから含嗽をする．

▶ 歯みがきの留意点

　歯ブラシはヘッドが小さめで，毛先が開いていないものを用い，小刻みに動かし，力を入れすぎない．**坐位が困難**で介助が必要な場合，口角付近に片手を添え，歯と歯茎，歯間，奥歯の溝の汚れをかき出すようにブラッシングする．

▶ 舌ケア

　舌を突き出すことが可能であれば出してもらい，スポンジブラシを舌に優しくあて，舌の奥から手前に引き，汚れを除去する．嘔吐反射がある場合は奥までブラシはあてず，舌の中央あたりからはじめる．嘔吐反射がなければ徐々に中央より奥にブラシをあてる．このとき，力を入れすぎないようにする．一度にすべての汚れを除去するのが難しい場合，数回に分けて除去するとよい．

▶ 口腔ケア開始後の含嗽

　ブラッシング後，かき出した汚れを除去するため，数回含嗽をする．**坐位が困難**な場合，顔を横に向け，誤嚥予防に努め，顎が挙上しないように注意して含嗽を介助する．含嗽が行えない場合，口腔ケア用のウェットタオルなどを用いて拭き取る．

▶ 義歯の取り扱い

　毎食後，上・下義歯とも前歯部分をつまみ，奥歯を浮かせるようにして外す．義歯を外した後，口腔粘膜に損傷がないか観察する．義歯を装着しない場合は義歯用ブラシを用い，流水で洗浄する．乾燥による変形や破損を防ぐため，清潔な水を入れた専用容器に入れる．

　夜間は義歯用洗浄剤を入れ，義歯用ブラシでは洗浄しきれない汚れを取り除く．洗浄剤で洗浄した義歯は，流水でしっかり洗い流してから装着する．義歯が安定しない場合，義歯安定剤の使用も検討する．

d. 爪切り

　爪切りは，入浴・シャワー浴や手浴や足浴後，爪が柔らかくなった場面で実施する．とくに高齢者の爪は固いがもろい．固い爪のまま爪切りを行うと，爪にひびが入る原因となる．また，爪切りは自分で行うことが難しいこともある．在宅療養者からの訴えがなくとも，週に1回は爪を観察したい．

　爪は，指先がちょうど隠れる程度に切ることが望ましい（**図Ⅰ-3-7**）．爪の切り方は，歩行にも悪影響を与える．指先が見えていたり，指の丸い形に添って角を切り落としてしまうと，爪が皮膚に食い込むため避ける．

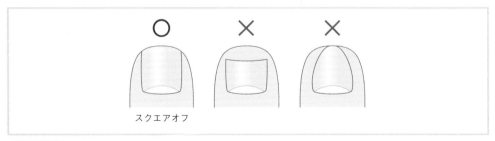

図Ⅰ-3-7　爪切り
指先がちょうど隠れる程度に切ることが望ましい．

e. 髭剃り

　髭剃りは，それぞれの習慣や使用する物品が決まっていることが多いため，在宅療養者や家族に確認する．共通することは，温タオルで髭を蒸すことである．これにより髭が柔らかく，剃りやすくなることで，皮膚の保温となり皮膚トラブルが予防できる．在宅看護場面で看護師が実施する機会は少ないが，在宅療養者の希望に沿った髭剃りを実施することは心地よいケアの実施となり，関係づくりの土台になることもあるため，知識をもっておくことが必要である．

f. 耳のケア

　耳垢が溜まっていることで，耳の聴こえづらさが生じることもあるため，定期的に耳のケアを実施する．耳のケアを実施するときには，十分な明るさを確保し行う．耳かきに明かりのついたものもなども活用するとよい．

6 ● 多職種との連携・制度の活用

　清潔・整容の支援は，家族だけではなく，訪問介護・通所介護，通所リハビリテーション・訪問入浴・訪問看護サービスなどのさまざまな職種やサービスにより行われることが多い．これらの他にも，入浴券の配布や訪問理美容サービスなど，市町村独自のサービスを利用していることもあり，在宅療養者が利用しているサービスの種類，頻度はさまざまである．そのため，在宅療養者の要介護度，身体障害者手帳の有無，居住地域の独自のサービスなど，在宅療養者の利用可能な**社会資源**を理解しておく必要がある．そして，在宅療養者の背景，身体状況に合わせて清潔・整容の支援を多職種で連携して実施する．

a. 訪問入浴介護

　浴槽を室内に運び，その浴槽に湯をため，看護職員と介護職員が入浴の支援を行う．在宅療養者の身体状況により清拭に変更することもある．

b. 訪問介護（ホームヘルプサービス）

　介護福祉士または訪問介護員が入浴などの支援を行う．あるいは，介護福祉士または訪問介護員が訪問時に在宅療養者が入浴をすることで，見守りとしての支援を行うこともある．

c. 訪問看護

　清潔の支援に伴う身体的な影響が大きいことが予測される場合，身体状況を観察しながら訪問看護師が入浴などの支援を行う．

d. 通所介護（デイサービス）

　在宅療養者は入浴することを目的として利用することも多い．在宅療養者の身体状況に合わせて，寝たまま入浴する機械浴や座ったまま入浴する坐浴などがあり，看護職員や介護職員が入浴の支援を行う．

e. 入浴補助具の購入

　入浴に関わる入浴用の椅子などの福祉用具，簡易浴槽は**特定福祉用具**とよばれる．原則1割（所得に応じて2割または3割）負担にて購入することができる．

f. 訪問理美容

　介護保険制度は適応されないが，各自治体が独自に助成を行っている．理美容師が在宅

　　療養者のいる居宅を訪問し，ヘアカット，カラーリング，パーマ，髭剃りなどを実施する．

E. 多職種連携・協働のポイント

　　在宅における清潔・整容の支援は，在宅療養者の身体状況や身体能力，家族の介護力や経済力，住宅環境などを総合的にアセスメントし，在宅療養者と家族の清潔・整容に対する希望を叶えるために，多職種で連携・協働して支援をする．このとき，それぞれの職種の専門性を把握しておくことは，在宅療養者の希望に沿った清潔・整容の支援につながる．たとえば，療養者の身体状況としては入浴が困難な状況であったとしても，在宅療養者と家族が「最期までお風呂に入りたい」と希望するかもしれない．主治医が示した入浴の可の血圧，脈拍，体温などの判断基準を満たさなかったとしても，看護師は療養者と家族の意向に沿った支援を実現するため，主治医に病状を含め療養者の意向を説明したり，理学療法士や作業療法士に具体的な身体の動かし方や介助方法，住環境の具体的整備などを相談するなど，在宅療養者と家族の希望を叶えるために，看護師が中心となり入浴方法を工夫することができるだろう．

　　また，介護支援専門員（ケアマネジャー）との連携はとくに重要となる．清潔・整容の支援では，同じ在宅療養者に訪問入浴や訪問看護などが清潔・整容の支援を提供していることもある．そして，入浴補助具の購入や手すりの設置などの住宅改修によって住環境を整え，各市町村で活用できる助成など活用できるサービスの調整を行うことが必要となる．このように介護支援専門員は，ほかの専門職と意見交換をしながら，在宅療養者の1日，1週間，1ヵ月の生活の流れの中で必要な清潔・整容の支援をケアプランに位置づけていくことになる．在宅療養者に関わるサービス提供者は，お互いに情報共有をしながら，多職種で連携・協働し支援をする．

学習課題

1. 在宅看護における清潔・整容の支援の特徴についてまとめてみよう．
2. 自宅の浴室で安全に入浴する方法を考えてみよう．
3. 清潔・整容に関連する在宅で利用できるサービスや福祉用具，自分の住まいの市町村で行われている助成を調べてみよう．

移動・活動と休息の支援

> ## この節で学ぶこと
> 1. 在宅看護における移動・活動と休息の支援の目的，療養者の特徴について学ぶ．
> 2. 在宅看護に必要な移動・活動と休息におけるヘルスアセスメントの方法について学ぶ．
> 3. 在宅看護に必要な移動・活動と休息の支援方法について学ぶ．

A. 移動・活動と休息の支援の意義・目的

　食事，排泄，入浴，買い物，趣味活動など，家庭・地域社会生活（以下，生活とする）におけるさまざまな活動に**移動**が必要とされる．活動することで，身体機能の維持・向上，気分の爽快感，生活リズムの獲得，人との交流など，身体的・精神的・社会的な効果が得られる．

　移動が困難になると，食卓につけない，トイレに行けない，入浴ができない，外出ができないなど，生活に支障が生じる．家族にとって，移動を介助することは身体的負担が大きく，腰痛が生じたり，**転倒・転落**などの危険も伴う．移動が困難となった場合は，療養者の ADL・IADL の維持・改善や QOL の向上と，家族の介護負担の軽減と QOL の向上を目的として，FIM（機能的自立度評価表）等を用い，日常生活における活動がどの程度実行できているかを評価しながら，活動に伴う移動を支援することが必要である．移動の支援とは療養者の生きる活動を支援することである．

　また，療養者の移動・活動を支援する際は，その日の療養者の睡眠状況や身体状況に応じた休息を取り入れ，生活リズムを調整できるよう支援する．睡眠や休息は身体機能の回復や集中力を高めるなど，生活におけるさまざまな活動において重要である．

B. 移動・活動と休息の支援を必要とする在宅療養者の特徴

　移動・活動に影響を及ぼす要因を**表Ⅰ-4-1**に示した．たとえば，脳梗塞による片麻痺により歩行ができなくなることや，認知症によりトイレの場所がわからなくなることにより，トイレでの排泄ができなくなる．また，環境により移動動作が制限を受けたり，周りの人の相互作用により移動の機会が減少することもある．

C. アセスメントの視点

　移動・活動および休息に関するアセスメントの視点として，**表Ⅰ-4-2**が主となる．

表Ⅰ-4-1　移動・活動に影響を及ぼす要因

内的要因	①疾患（脳血管疾患，神経疾患，骨・関節疾患，骨折，関節リウマチ，呼吸器疾患，心疾患，視聴覚障害，うつ病，認知症など） ②加齢（筋力低下，平衡機能低下など） ③服薬や治療（降圧薬，睡眠薬，精神安定薬，強心薬，酸素療法，膀胱留置カテーテルなど） ④身体状況（疼痛，しびれ，呼吸苦，疲労感，風邪など） ⑤精神・心理的状態（面倒，怖い，意欲がでない，介助される羞恥心や気兼ねなど）
環境要因	①自然環境（寒冷，酷暑，坂が多いなど） ②住環境（畳の生活，段差がある，遠すぎるトイレ・浴室，手すりがないなど） ③社会的環境（公共交通機関の不備，公共施設のスロープや手すりの不備など）
相互作用要因	①地域との交流（転居，近所づきあいの減少など） ②家族との関係（配偶者の死，世代交代，介護の手がない，過保護な扱い，孤立など） ③社会的立場（退職，経済的な問題，友人の減少など）

表Ⅰ-4-2　アセスメントの視点

1. 身体的状況	筋骨格系・神経系の機能，感覚機能，呼吸・循環機能などの身体状況，移動動作の自立度（寝返り，起立，移乗，歩行など），補助用具の有無など
2. 心理的状況	移動・活動および休息に関する療養者・家族の認識や要望など
3. 環境・生活状況	住環境（段差の有無，事故防止対策など），地域の特性，暮らし方，家事活動，睡眠状況（睡眠時間，睡眠薬使用の有無，睡眠の満足度，睡眠を妨げる因子の有無など）
4. 介護状況	介護者の有無，移動に関する社会資源の利用状況など
5. 家族の状況	発達段階，健康状態や休息状況，介護に対する思いや療養への協力体制，移動介助の知識・技術の取得度，経済状況など

　評価は，療養者の移動の能力と状況を把握・判断し，その後，援助を行いながら，1ヵ月に1回など定期的に，移動や活動，生活，家族の介護の状況における変化を明確にし，援助に反映する．

　以下，各アセスメントの視点をみていく．

a. 身体的状況のアセスメント

身体的状況に関するアセスメント
①筋骨格系機能：移動動作（寝返り，起き上がり，端坐位の保持，立ち上がり，移乗，歩行）の実施状況，関節可動域，筋力
②神経系機能：意識，麻痺，神経学的な所見，認知症の程度
③感覚機能：視覚，聴覚，触覚，痛覚などの異常
④呼吸・循環機能：呼吸状態（呼吸数，呼吸音，経皮的動脈血酸素飽和度［SpO_2］，末梢の冷感やチアノーゼの有無），循環状態（脈拍数・リズム・脈圧，血圧）
⑤移動に伴う自他覚症状：疾患・服薬に特有な症状，起立性低血圧症状（めまい，ふらつき，顔面蒼白，気分不良，失神など），疼痛，疲労感

　筋骨格系・神経系，感覚器の機能については，療養者が実施している移動動作を見たり，日頃の状況を聞くなどにより，**移動動作の自立度**（自立，一部介助，全介助など），**使用している用具**，関節可動域の制限や，**麻痺・筋力**の低下の有無や程度を確認し，適切な移動動作ができているかを判断する．入院していた病院などからの退院時の情報や，訪

問リハビリテーションや通所リハビリテーションを利用している場合はその情報を得て参考にすることができる．たとえば，理学療法士などのリハビリテーション専門職は，機能的自立度評価表（Functional Independence Measure：FIM）を用いた移動動作の評価，関節可動域の測定，徒手筋力テスト（Manual Muscle Testing：MMT）や片麻痺機能テスト（ブルンストローム［Brunnstrom］テスト）を用いた筋力の評価などを詳細に行っており，これらの情報を共有したり，訪問看護にリハビリテーション専門職が同行して評価を行うこともできる．

　呼吸・循環機能が低下している人の呼吸・循環不全や，起立性低血圧，疼痛，疲労感などの症状が出現していないかを観察しながら移動動作を行い，実施している移動動作が健康状態に適しているかどうかを判断する．

　また，移動以外の入浴・排泄などの ADL や買い物・家事などの IADL についても，移動に関連することであれば状況を把握する．実施していないが，できる ADL の有無も健康状態より判断する．FIM，バーセルインデックス（Barthel Index）（**表Ⅰ-4-3**），カッツインデックス（Katz Index），IADL 尺度などといった，ADL や IADL の**アセスメントツール**を利用することもできる．

b. 心理的状況のアセスメント

　療養者・家族の困っていること（トイレまで車椅子で連れていってもらうのは気兼ねする［苦労している］，など），希望（自宅のお風呂に入りたい［入れたい］，など）も把握する．活動については，療養者と家族の思いにずれが生じることが多々ある．療養者はトイレまで歩ける・歩きたいと思っていても，家族は療養者の転倒の懸念や介護負担などから，ポータブルトイレでの排泄を希望することがある．また，見守りで歩行ができる場合などは介助の負担は少ないが，家族は常に“見守らなければならない”と精神的プレッシャーを抱くこともある．

　療養者の移動能力が発揮され，**望む移動方法や活動**ができているか，家族の介護負担が大きくなく**望む生活**ができているかという視点で，支援の必要性を判断し，支援方法を療養者・家族とともに考える．

c. 環境・生活状況のアセスメント

　住環境については，療養者と家族の生活範囲や暮らし方を考慮し，屋内外における療養者の動きや介護者の介護スペースについて，移動距離，広さ，段差の有無，照明の明るさ，ドアの開閉状況，事故防止対策など，移動時の安全確保ができているかを把握する．**生活状況**では，地域の特性や療養者の暮らし方，家事活動などについて把握する．また，**睡眠状況**については時間だけでなく，入眠や覚醒状況，睡眠の満足度，睡眠薬の使用の有無，睡眠を妨げる因子の有無（不安や心配事，痛みなど）なども把握する．入眠困難や中途覚醒など十分な睡眠が確保できないことにより，活動時の集中力の低下や倦怠感・疲労感を招くことがある．療養者の睡眠状況がその日の活動状態や活動意欲に影響を及ぼしていないかを判断し，必要時は療養者に応じた**休息**を取り入れる．

d. 介護状況のアセスメント

　介護者の有無，移動に関わる福祉用具の利用，ヘルパーの利用など**社会資源**の利用状況について把握し，専門職の援助や住宅改修，福祉用具の貸与・購入の参考とする．

表I-4-3　バーセルインデックス（Barthel Index）

項　目	点　数	質問内容
1.　食事	10	自立，自助具などの装着可，標準的時間内に食べ終える
	5	部分介助（たとえば，おかずを切って細かくしてもらう）
	0	全介助
2.　車椅子からベッドへの移動	15	自立，ブレーキ，フットレストの操作も含む（歩行自立も含む）
	10	軽度の部分介助または監視を要する
	5	座ることは可能であるがほぼ全介助
	0	全介助または不可能
3.　整容	5	自立（洗面，整髪，歯磨き，髭剃り）
	0	部分介助または不可能
4.　トイレ動作	10	自立（衣服の操作，後始末を含む，ポータブル便器などを使用している場合はその洗浄も含む）
	5	部分介助，体を支える，衣服，後始末に介助を要する
	0	全介助または不可能
5.　入浴	5	自立
	0	部分介助または不可能
6.　歩行	15	45m以上の歩行，補装具（車椅子，歩行器は除く）の使用の有無は問わない
	10	45m以上の介助歩行，歩行器の使用を含む
	5	歩行不能の場合，車椅子にて45m以上の操作可能
	0	上記以外
7.　階段昇降	10	自立，手すりなどの使用の有無は問わない
	5	介助または監視を要する
	0	不能
8.　着替え	10	自立，靴，ファスナー，装具の着脱を含む
	5	部分介助，標準的な時間内，半分以上は自分で行える
	0	上記以外
9.　排便コントロール	10	失禁なし，浣腸，坐薬の取り扱いも可能
	5	ときに失禁あり，浣腸，坐薬の取り扱いに介助を要する者も含む
	0	上記以外
10.　排尿コントロール	10	失禁なし，収尿器の取り扱いも可能
	5	ときに失禁あり，収尿器の取り扱いに介助を要する者も含む
	0	上記以外

点数が高いほど自立していることを表す.
[Mahoney FL, Barthel DW：Functional evaluation：the Barthel index. Maryland State Medical Journal 14(2)：61-65, 1965 より作成した日本老年医学会（編）：健康長寿診療ハンドブック―実地医家のための老年医学のエッセンス, p.139, メジカルビュー社, 2011 より引用]

e.　家族の状況のアセスメント

　　主介護者および他の家族成員も含めての健康状態（腰痛，疲労感など）や休息状況を把握する．家族にとって，移動の介助は負担が大きいため，家族が腰を痛めないようボディメカニクスを活用した介助方法などの知識・技術の習得ができているか把握する．療養者の移動介助に対する思い（期待，不安，疲労，いらだち，あきらめなど）や療養者への協力体制についても把握し，家族が生活の中で無理なく移動の介助や機能訓練ができているか判断し，家族をねぎらいながら無理しない方法をともに考える．

D. 支援・看護技術

　　療養者の移動・活動を支援するには，まず，可能な移動動作を毎日の生活の中で継続して行えるように援助することが重要である．さらに，移動動作の自立・維持のための機能訓練が必要となる場合もある．

1 ● 移動補助用具の種類と選択方法

　　移動補助用具には図Ⅰ-4-1に示すような，手すり，歩行用具，車椅子，移動介助用具などがある．これらは，療養者の体格や身体状況に適していて扱える，介護者が扱える，療養者や家族の生活に支障がない，経済的な負担とならないなど，その家庭に適したものを適した時期に選択して提案する．介護保険制度による福祉用具貸与サービスや，障害者総合支援法に基づく補助用具や日常生活用具の交付制度などを活用できるものもある．選択した補助用具は多職種と相談し，療養者の移動能力や状況に応じ適宜評価し，見直すことも必要である．

　　近年では，移動補助用具などの介護機器にロボット技術を活用した「介護ロボット」の開発・導入が促進されている．介護ロボットの目的は，他の介護機器と同様，療養者の自立支援や介護者の負担軽減を図ることである[1]．わが国では，主に高齢者施設や通所介護（デイサービス）などで用いられている．介護人材不足や介護人材の高齢化などからも，今後は在宅における活用も期待されるであろう．

2 ● 家庭内生活における移動動作改善のための環境整備の支援

　　実施している移動方法がよいか，よりよい方法があるかを療養者・家族の要望を踏まえケアチームで検討し，移動補助用具の紹介も行う（図Ⅰ-4-1）．在宅では本人のもてる機能により，這う，ベッドによじ登るなど，さまざまな方法が行われている場合がある．療養者が可能でやりやすい移動方法を尊重して維持することは，療養者の身体機能の維持・向上につながり，家族の介護負担も軽減される．転倒や転落を予防し，療養者とタイミングを合わせながらボディメカニクスを活用して，安全で確実な移動技術を行う．

　　支えがあれば**歩行可能**な場合は，手すり，杖，歩行器，シルバーカーなどを使用したり，人が手引きをする方法がある．療養者のそばにつき，必要なら腰を支えたり，介助ベルトを使用する．歩行が困難で**移乗可能**な場合には，住環境を整備すれば車椅子を使用することもできる．車椅子を固定し，療養者の腰などを支えて移乗を介助する．腰痛予防対策として，家族は腰ベルトやコルセットを装着することや，介助する負担が大きい場合は，看護職やヘルパーが来た時間帯に移乗・移動介助を行うなど検討する．マッスルスーツなど装着型の**介護ロボット**は，持ち上げる力をサポートすることで力任せにしない移動の介助が可能となる．ただし，介護ロボットは新しい福祉用具であるため，安全に活用するための知識・技術の習得は必須である．

　　寝返りができない場合には，排便援助やおむつ交換，清拭，体位変換などベッド上での移動を行う．2人（看護職，ヘルパー，家族など）で行えればよいが，看護職や家族などが1人で行う場合もある．ベッド柵をし，可能であれば療養者に，下肢の屈伸や殿部の

1. 手すり

寝返り，起き上がり，立ち座り，段差の昇降，歩行などの動作を助け，転倒を予防する．

①ベッド用手すり

ベッドの横に取りつけ，自力での起き上がり，立ち上がり，車いすへの移乗などを助ける．グリップ部分の角度を調節できるものもある．

②床に置く手すり

どこにでも置け，手軽に使える．棒型手すりや，棒を握れなくても平らな面に手を置いて体を支えられる丸型手すりがある．

棒型手すり　丸型手すり

2. 歩行用具

立位の保持および歩行を安定化し，転倒を予防する．杖，歩行器，シルバーカーなど手で体を支えるもののほか，履きやすい靴，介助ベルトなどもある．

①杖

主に片手で体を支えて歩く用具．ステッキ型と松葉杖型がある．ステッキ型には，T字杖（腕に力のある人用），多脚型（三点杖や四点杖など，体のバランスがとりにくく，歩行が不安定な人用）などがある．

T字杖　　四点杖

②歩行器

両手で体を支えて歩く用具で，歩行が不安定な人に適している．体を取り囲むようなフレームで可動性がある．脚先がキャスター付きのもの，ゴムが付いているものがある．交互型歩行器（比較的上半身に筋力のある人用，左右のフレームをずらしながら歩く），上腕支持型四輪歩行器（リハビリ中や下肢の筋力が低下している人用，マット部にもたれて歩く）などがある．

交互型歩行器

上腕支持型四輪歩行器

③シルバーカー

歩行耐久性の低い人の，屋外での買い物や散歩などに適している．収納袋やかご付きで，座って休める坐面付きもある．

3. 車椅子

歩けない場合や安静を要する場合に，坐位で移動ができる．自走式車椅子，介助式車椅子，リクライニング式車椅子，電動車椅子，電動スクーターなどがある．

①自走式車椅子

車椅子を両手でこぐ．片麻痺の場合は片手でこぎ，片足で舵をとりながら床をけって進む．

②介助式車椅子

後輪が小さく車椅子の前後長が短くなるため，狭い場所で小回りがきいて操作しやすい．肘かけを取り外して移乗できるもの，介助用ブレーキやシートベルト付きのものもある．

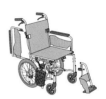

4. 移動介助用具

移動や移乗の介助を容易にする．介助リフト，移乗機などの器械類や，スライディングシート，スライディングボード，回転円盤などの簡便な用具もある．

①介助リフト

床走行式，据置式などがあり，身体を吊り下げ体重を支えながら移動する．自力での移動が困難な場合に移動を補助する．

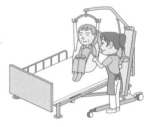

②スライディングシート

筒状になっていて，体に触れる外側が滑りにくく，内側が滑りやすい生地でできている．背中の下に敷き，身体をずらすと軽い力で動かすことができる．

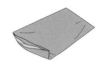

③スライディングボード

表面は滑りやすい素材で，裏面は滑り止め加工がしてある．ベッド・車椅子の間の移乗などに使用する．

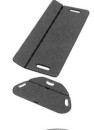

④回転円盤

クッションが回転し，座ったまま体の向きを変えることができる．

図I-4-1　移動補助用具の種類と特徴

［徳田真由美：移動の援助．NiCE在宅看護論改訂第2版（石垣和子，上野まり編），p.328，南江堂，2017を一部変更し作成］

挙上，ベッド柵に掴まるなどの協力をしてもらい，体位変換を行う．上や横方向に移動する場合は身体の下に**スライディングシート・スライディングボード**を敷くと軽い力で動かすことができる．既製のスライディングシートの代わりに，家庭にあるもの（ポリ袋など）を活用し工夫することもできる．2人介助または**介助リフト**を利用して車椅子に移乗すれば，居間で家族と過ごしたり，外出も可能となる．

　住宅改修を行う際には，認知障害や高齢により適応能力が低下してくることがあるため，従来の環境と大きく変わらないほうが不安や混乱が少ない場合もある．安全に移動するための用具として，手すり，段差スロープ，センサーライトなどがある．手すりは，居室，寝室，廊下，トイレ，浴室，玄関など，療養者の動線を考慮し，移動や ADL・IADL に必要な箇所に設置する．直径，床からの高さ，壁面や柱からの距離，冬でも冷たくない素材などを考慮して，本人が握りやすい位置に取りつける．手すりの取りつけ，段差の解消，床材の変更，引き戸などへの扉の取り替え，洋式便器への便器の取り替えなど，住宅改修費の助成制度もある．

3● 移動動作の自立・維持のための機能訓練

　移動動作の自立度の改善や維持を目指して機能訓練を取り入れ，運動機能の維持・向上を図る．療養者・家族と関連職種が，トイレでの排泄を続けることができる，歩けるようになる，車椅子で散歩に行けるようになるなど，**目標を共有**し，達成できるような個人プログラムを組む．機能訓練には，下肢をはじめとした筋力強化訓練，関節可動域訓練，体操のような運動機能を強化するものや，必要な移動動作を訓練するものがある．仰向けに寝たままで行う方法や，椅子に座って行う方法があり，療養者が可能な体位での方法を選ぶ．また，継続できる回数も療養者や家族と一緒に検討して決める．訓練動作の可否や，訓練により症状（疼痛，疲労感，疾患に特有なものなど）が出現していないかなどを確認しながら徐々に進めていく．

4● 移動時の安全の確保

　高齢者の家庭内における事故には，**転倒**や**転落**があり，骨折などを起こす場合もある．転倒のリスク要因は生物学的，行動的，環境的，社会経済的要因の4つに分類され，転倒はリスク要因の複雑な相互作用の結果として起こる[2]．転倒は屋内外のさまざまな場所で起こっているため，転倒のリスク要因を理解し，可能な予防対策を行う（**表I-4-4**）．

　転倒・転落などの事故や病状の悪化が生じることのないよう安全を確保し，療養者と家族が安心して移動による活動を楽しめるように，生活様式に合わせた環境の整備，療養者の移動動作や家族の介助方法の習得に向け支援する．

E. 多職種連携・協働のポイント

　移動・活動と休息の支援では，医師やリハビリテーション専門職，介護支援専門員（ケアマネジャー），福祉用具専門員，介護職との連携が必要になる場合が多い．看護職からは，移動動作の実施状況，健康状態，心理的状態などの情報を各関連職に提供する．医師

表Ⅰ-4-4　転倒のリスク要因と予防対策

生物学的リスク要因	年齢，性別，加齢による変化，疾患：体力・筋力向上を図る，行動的リスクや環境的リスクとの相互作用に着目し，転倒リスク増加につながる要因に介入する
行動的リスク要因	・多重薬剤などによるふらつき：起立性低血圧を起こさないようにゆっくりと立ち上がり，つかまって歩く ・不適切な履物：滑りにくい靴下や履物を使用する ・運動不足：適度な身体的活動に参加し，健康的な生活スタイルに行動変容できるよう援助する
環境的リスク要因	・段差：安定したものにつかまるか手すりを取りつけるなどして気をつけてまたぐ，段差スロープや踏み台を設置する ・滑りやすい床：じゅうたんなど滑らない敷物を敷く，浴室の床は滑り止めのマットを敷く ・つまずきやすい物：じゅうたんを敷く場合は厚くない物にして端を固定する，通り道に物をおかない ・つかまると動く家具：つかまると動くワゴンなどを療養者の行動範囲に置かない ・高すぎるベッド：床に足がつくベッドにする ・照明不良：照明のスイッチを安全に操作できる位置に取りつけるか，常夜灯またはセンサーライトを取りつける ・不慣れな環境：住宅改修は従来の環境や生活を考慮して不安や混乱を少なくする，新しい環境での移動動作に慣れるように援助する
社会経済的リスク要因	・社会交流の不足：社会的サポート・他者交流など社会的活動への参加の機会を提供する

には移動動作に関する留意事項やリハビリテーションの内容などの指示を確認する．療養者や家族，専門職で話し合い，各々の専門性に基づいたアセスメント（観察・判断）を共有し，よりよい目標や方法を見出して支援することが可能となる．リハビリテーション専門職には，機能障害の状態，機能の低下や向上に関する今後の予測，住宅改修や移動補助用具の選択，機能訓練の実施状況，移動動作と介助方法などについて情報を得る．そのため，福祉用具専門員とはタイムリーに連絡を取り合い，適切な福祉用具の導入やその後の調整に協力する．ケアマネジャーとは，療養者の総合的な情報交換を行う．通所リハビリテーション（デイケア）や通所介護（デイサービス）と移動方法や機能訓練内容の連絡・調整を図ってもらい，介護職には，安全な移動動作や介助方法，福祉用具などに関して，機能訓練ができるように具体的な情報交換や必要な支援をする．

学習課題

1．脳梗塞による左片麻痺のある在宅療養者と家族の援助をするためには，移動に関してどのようなヘルスアセスメントが必要か，どのような援助方法があるか，まとめてみよう．
2．認知症のある在宅療養者と家族の援助をするためには，移動に関してどのようなヘルスアセスメントが必要か，どのような援助方法があるか，まとめてみよう．

■引用文献■

1）厚生労働省：介護ロボットの開発・普及の促進．〔https://www.mhlw.go.jp/stf/seisakunitsuite/bunya/0000209634.html〕（最終確認：2023年12月15日）
2）WHO：WHO global report on falls prevention in older age, WHO, Genéve, 2008（鈴木みずえ，ほか（訳）：高齢者の転倒予防― WHO グローバルレポート．クオリティケア，第1版，p.5, 2010）

5 受診・服薬の支援

この節で学ぶこと

1. 療養者の受診や服薬についてのアセスメントの視点を学ぶ.
2. 療養者の受診や服薬についての支援や課題を学ぶ.

A. 受診・服薬の支援の意義・目的

　医療の発展により，これまでは病院で行われていた治療が在宅でも行われるようになった．それに伴い，生活習慣病などの慢性疾患とともに地域で生活する人，外来でがん薬物療法を受ける人も増えている.

　在宅で療養する人は，治療や症状コントロールを目的とした定期的な内服薬の服用，症状緩和を目的とした屯服薬の服用，インスリンの自己注射など，治療に伴うさまざまな**自己管理**が求められる．また，外来でがん薬物療法を受けている人や自宅で服薬治療を行っている人は自宅で**副作用**が生じることがあるため，自身で症状変化に対応したり，医療機関への電話相談や臨時受診の必要性を見極めたりする必要がある.

　自宅で生活しながら治療を受けられるようになったことは，療養者の QOL 向上につながった．しかし，その一方で療養者は，**自己管理の困難**や**不安**を抱えていたり，定期的な内服薬の服用ができずに症状が不安定になったり，屯服薬の使用を自身で判断する困難を有している．また，外来受診時に自宅での療養状況を医師や看護師へうまく伝えられなかったり，臨時受診の判断を自身で行う難しさがあったりもする．このようなことは，療養者の身体症状の悪化や精神的ストレスにつながり，**在宅生活の継続に困難**をきたす可能性もある.

　したがって，療養者に関わる看護師は，これらのことを理解し，主治医や薬局などと連携して適切な受診や服薬のための支援を行う.

B. 受診・服薬の支援を必要とする在宅療養者の特徴

a. 高齢者の臓器の機能低下

　在宅療養する人には高齢者が多く含まれる．高齢者は加齢に伴うさまざまな臓器の機能低下により薬物の代謝や排泄機能にも低下が生じる．とくに慢性疾患を有する高齢者が長期に同一の内服薬を服用している場合は，服用している間に加齢による代謝・排泄機能が低下する可能性があるため，継続的に**肝機能や腎機能の変化**も観察していくことが必要で

ある.

b. 視力, 聴力, 認知機能の低下

　視力, 聴力, 認知機能の低下は, 服薬や身体症状の自己管理だけでなく, 他者とのコミュニケーションや服薬アドヒアランスにも影響する. たとえば外来受診時, 医師や薬剤師から疾患や症状, 内服薬について説明されても, 視力, 聴力, 認知機能が低下している療養者にはその内容の理解が難しく, 納得した服薬治療を受けられなかったり, 自宅での適切な自己管理につながらなかったりすることがある.

c. 嚥下機能の低下

　嚥下機能の低下は, 咳嗽や喀痰が増加するだけでなく, 食事時間や咀嚼時間の延長, 口腔内の食物残差が生じることにつながる. また, 内服薬の服用についても同様で, 内服薬が口腔内に残ったままになったり, 服薬時に誤嚥したりする可能性がある.

d. 受診に関する課題

　在宅療養者は病状が比較的安定している人から不安定な人までさまざまであり, 療養者や家族が療養者の身体症状に応じて臨時の受診を検討したり, 緊急時の対応を行ったりする. また, 療養者によっては通院が徐々に困難になる人もいることから, 外来通院する時期から訪問診療を利用したり, 通院による受診を訪問診療に変更したりすることもある. 訪問診療や訪問看護などの在宅医療では, 退院支援, 外来との連携, 療養者の日常療養支援, 緊急時の対応, 看取り支援などを行うが, 療養者の病状変化への対応や療養者の希望に沿った生活を支援するためには, 外来や入院医療機関, 在宅における専門職とのタイムリーな情報共有が求められる.

e. 家族の影響

　核家族化や独居高齢者, 老老世帯の増加がある社会背景の中, 療養者の受診や服薬支援を検討する際は, 家族背景や介護状況をとらえることが重要である. 病状の悪化や身体症状の変化が著明な療養者, 医療依存度の高い療養者や医療的ケア児を介護する家族の中には介護負担や不安を抱えながら療養者と生活している人もいる. 服薬は家族の生活状況にあわせて朝と夕にまとめたり, 通院時の家族の介護負担を確認したりすることが大切である.

C. アセスメントの視点

　受診・服薬の支援が必要な療養者のアセスメントについて「身体的状況」,「心理的状況」,「生活状況」,「介護状況」,「家族の状況」の5つの側面で整理する.

a. 身体的状況

　アセスメントでは, これまでと現在の身体症状, そして今後予測される身体症状という過去, 現在, 未来に着眼し, 身体症状の変化やその関連が整理できるとよい.

　身体的状況のアセスメントでは, 内服薬に着眼することを忘れてはならない. 薬剤の服用目的と実際の服薬状況について情報収集し, その上で身体症状はどのようであるかをアセスメントしていく. 薬剤は作用だけでなく副作用のアセスメントも行う. 在宅でよく使用される薬剤の副作用を表Ⅰ-5-1に示す.

表Ⅰ-5-1　薬剤の主な副作用

分類	代表的な一般名	主な副作用
ACE阻害薬	カプトプリル エナラプリル	高カリウム血症，空咳
パーキンソン病治療薬	トリヘキシフェニジル ビペリデン	認知機能低下，せん妄，過鎮静，口腔乾燥，便秘，尿閉
抗血栓薬	アスピリン	潰瘍，上部消化管出血
α遮断薬	テラゾシン プラゾシン ウラピジル	起立性低血圧，転倒
利尿薬	フロセミド	腎機能低下，起立性低血圧，転倒，電解質異常
NSAIDs	すべてのNSAIDs	腎機能低下，上部消化管出血
前立腺肥大症治療薬	シロドシン タムスロシン ナフトピジル	起立性低血圧，射精障害
抗精神病薬	ハロペリドール クロルプロマジン	錐体外路症状，過鎮静，認知機能低下
抗うつ薬	アミトリプチリン クロミプラミン イミプラミン	認知機能低下，せん妄，便秘，口腔乾燥，起立性低血圧，尿閉
緩下薬	酸化マグネシウム	高マグネシウム血症

　また，手足のしびれや認知機能の低下，筋力低下などの加齢に伴う身体症状の変化が服薬の自己管理に影響を及ぼしていないかもアセスメントする．屯服薬については，療養者が服用のタイミングに悩んでいないか，症状変化に対する対処行動がとれているかも判断していく．そのほか，**多剤併用（ポリファーマシー）**になっていないか，服薬が療養者にとって負担になっていないか，多職種による服薬支援の必要性についてもアセスメントしていく．

　在宅ではインスリンなどの自己注射を行っている療養者も少なくない．使用する薬剤の作用や副作用の出現，自己注射の手技，薬剤の保管状況，医師や薬剤師から得られた情報も含めてアセスメントしていく．

　そのほか，通院や外来受診時の療養者の様子についてもアセスメントする．どのような手段で，誰とどれくらいの時間をかけて，どれくらいの頻度で通院しているのかを情報収集し，療養者にとって外来受診が負担になっていないかを見極めていく．

　また，緊急時の対応についても療養者の理解を確認したり，実際に緊急時の対応を練習したりしてアセスメントしておく．

b. 心理的状況

　看護師は，療養者の疾患や症状，薬剤に関する理解や思い，療養生活に対する思いを引き出し，アセスメントする．これらは**コンコーダンス**の考え方につながる．なお，看護師は，療養者がこれまでの人生で自身が良かれと思い取り組んできた服薬などの自己管理や価値観を尊重する姿勢をもつことを忘れてはいけない．

　外来受診や訪問診療では，療養者が自身の思いを医師に伝えられているかもアセスメン

トする．もし伝えられていない様子があれば，訪問看護師は療養者の代弁者となり，療養者の意向に沿った治療や療養ができるよう働きかけていく必要がある．

　療養者が有意義な在宅生活を送れるよう，療養者の趣味や楽しみ，社会的役割や家庭内役割も情報収集し，それらが生活の中で行えているか，薬剤の副作用で行えなくなってしまっていないかなどもアセスメントする．とくに外来でがん薬物療法を受けている療養者は自宅で**副作用が出現**することもあるため注意していく．

c. 生活状況

　外来受診や訪問診療の時間は限られるため，医師が療養者の自宅での生活状況を把握することは困難なこともある．そのため，看護師が療養者の生活状況をアセスメントし，医師や外来看護師などへ情報提供していくことは大切である．

　生活状況では，食事，排泄，清潔，移動や活動，生活環境，経済状況などに着眼していくが，使用している薬剤が療養者の生活に影響を及ぼしていないかを踏まえる．たとえば食事については，食材を買う，調理する，食事をセッティングする，食事を口に運ぶ，咀嚼する，嚥下する，消化・吸収するという一連の過程において，どこに困難が生じているか，何は可能なのか，今後起こりうることは何かをアセスメントする．

　なお，自宅は病院のようなバリアフリーな環境と異なり段差があるため，身体症状の変化が活動性に影響しやすく，症状変化の早期発見が比較的しやすい．療養者の活動性に変化が見られるときは病状が進行している可能性もあるため，十分なアセスメントのうえ，外来や訪問診療の医師へ早めに情報提供していく．

d. 介護状況

　家族による介護の実際や介護に対する思い，**フォーマルサービスやインフォーマルサポート**の利用状況をアセスメントしていくことが大切である．また，内服薬やインスリンなどの薬剤，医療的ケアに必要な物品，衛生材料に過不足が生じていないかを看護師も定期的に確認し，薬剤や物品管理の様子から家族の介護状況をアセスメントしていく．

　なお，家族は介護に悩んだり，療養者の臨時受診の判断に悩んだりすることもある．そのため，家族の悩みは看護師も相談にのれることを日頃から伝え，家族の負担軽減に努めていく．家族から訴えがなくても，家族の表情や服装，髪型が変化してきていないか，部屋の掃除が行き届かなくなっていないか，訪問看護が介入するときの家族の過ごし方が以前と比べて変化していないかにも着眼し，アセスメントしていく．

　緊急時の対応については，日頃から連絡先の確認や電話番号の明示を家族とも一緒に行い，いざというときに家族が慌てることのないよう備える．また，**家族のもつ力**をアセスメントし，その力を高める支援を行っていくことも大切である．

e. 家族の状況

　家族の健康状態，家族に頼れる人はいるか，家族の家庭内役割などについてアセスメントする．その際，同居家族や通いで介護を行う家族だけでなく，遠方に住む家族にも着眼する．

　家族介護者に夫や子供などの家族がいる場合は，その家族のライフイベントや仕事により家族介護者の介護状況が変化したり，普段，行っていた介護が行えなくなり療養者の病状が悪化したりすることもあるため，家族介護者の家族も含めてアセスメントしていくこ

とが大切である.

　病状が進行したり，身体症状が急激に変化して臨時受診が必要になったり，療養の方向性の再検討が必要になったりしたときに，遠方に住む家族が「こんなに病状はわるいとは知らなかった」と言うこともある．そのため，療養者の病状が悪化する前から，療養者と家族の関わりや関係性をアセスメントしておくことも大切である.

D. 支援・看護技術

　在宅では，自己注射や服薬管理をしながら療養する人も多い．訪問看護師は療養者の自己注射の実際を観察し，作用や副作用の出現を確認したり，療養者が抱える困難をとらえたりすることが求められる．また，状況に応じて**注射の頻度**や**注射器の形状・種類**などを医師に相談していくことも必要である．なお，使用済みの注射針は**医療廃棄物**となるため，療養者が外来受診時に持参して外来で破棄してもらうか，訪問診療の際に医師へ渡す.

1 ● 自己注射の指導・支援

　自己注射は療養者が医師から指示されている回数，量（単位数）で行っていくことが重要である．しかし，在宅療養者は臓器機能の低下や，食事摂取量の低下，活動性の低下によって身体症状が変化する可能性がある．また，認知機能の低下により，これまでは自己管理できていたことができなくなることもある．療養者には，日頃の生活状況を外来の医師や看護師，訪問診療医に伝えていくことは療養者の適切な治療につながることを説明し，訪問時，療養者や家族とともに医師や外来の看護師に伝える内容を考えていくことも大切である．このような支援は療養者の服薬アドヒアランスの向上にもつながる.

2 ● 通院・療養の指導・支援

　訪問看護師は，日頃から療養者の通院手段や通院時間，受診の同行者の確認をするとともに，緊急時の対応の備えとして療養者ができることはどのようなことか，どのようなときにどこに連絡するかを療養者と確認していくことも重要である.

　そのほか，療養生活で生活習慣の見直しが必要になった療養者は，これまでの人生で形成された価値観や生活の変化が求められる．しかしそれは容易なことではない．そのため看護師は，日頃から療養者が思いを語りやすくなるような関係性の構築や環境作りを心がけ，治療や療養生活に対する療養者の思いや考えを傾聴し，療養者と共に療養生活の方向性を検討していくことが重要である.

3 ● 服薬の指導・支援

　服薬管理については，在宅では**服薬カレンダー**（図Ⅰ-5-1a）や**配薬箱**（図Ⅰ-5-1b）が用いられることが多い．服薬カレンダーは療養者や家族の目につきやすい場所，サービス提供者にもわかりやすい場所に設置するとよい．療養者の中には服薬カレンダーの使用については抵抗を示す人もいる．利用開始にあたっては，療養者の自尊心を傷つけない配慮が必要である．薬のセットについては看護師や薬剤師が行うだけでなく，療養者の残存

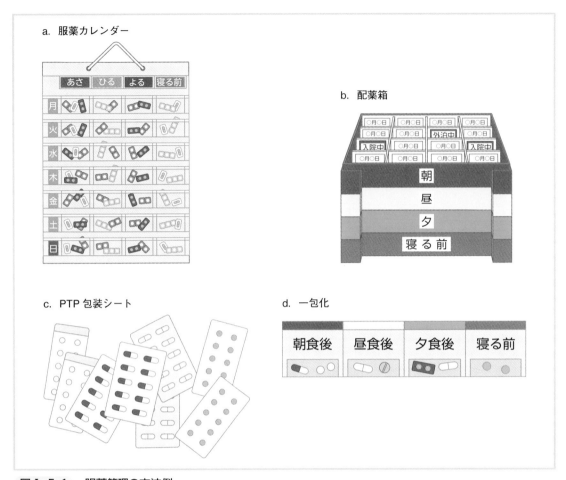

図Ⅰ-5-1　服薬管理の方法例

　　能力を活かす視点で療養者ができることは療養者本人に行ってもらい，セット内容を訪問看護師が確認するという支援もある．療養者のもつ力や強みにも着眼して支援していく．

　　なお，複数の内服薬を服用している療養者の場合は，内服薬を**PTP包装シート**（**図Ⅰ-5-1c**）ではなく**一包化**（**図Ⅰ-5-1d**）にすることで，内服薬の飲み忘れや飲み間違いを予防することができる．療養者が自身で服薬カレンダーを使用する際も，一包化の方が容易にセットできたり内服薬を取り出しやすかったりする．しかし，一部の内服薬が中止されたり減量されたりする際には，一包化が不都合になることもある．

　　また，**屯服薬**にも留意する．療養者や家族は屯服薬の使用に迷ったり，症状を我慢して服用を控えたりすることもあるため，屯服薬の使用は訪問看護師が相談に乗れることを，日頃から療養者や家族に伝えていくことが大切である．

E.　多職種連携・協働のポイント

　　受診や服薬の支援においては，外来や訪問診療の医師，薬剤師，外来看護師との連携が

重要となる.

　療養者が外来受診時に伝えたいことを伝えきれていなければ，訪問看護師が外来の医師や看護師に向けて文書を作成して療養者や家族が外来受診時にその文書を持参したり，訪問看護師が病院の外来に電話して情報提供したりする.

　服薬支援については，療養者にとって服薬を自己管理しやすい方法はどのようであるか，**多剤併用（ポリファーマシー）**になっていないか，療養者が服薬管理に困難を抱えていないか，療養者の服薬管理の現状と療養者や家族の生活状況を関連させながら観察していく. 療養者にとって服薬が負担になっている場合は，医師や薬剤師とともに服薬回数や内服錠数の見直し，薬の形状や剤型を再検討していく. なお，療養者が使用する調剤薬局は一元化できるとよい. **お薬手帳**を活用して内服薬の一覧を薬剤師とともに管理したり，薬剤相互作用の確認や処方内容の確認を薬剤師から受けたりすることで，安全・安心な服薬管理の支援につなげることができる.

学習課題

1. 在宅療養者の服薬に関するコンコーダンスについて大切なことは何かを考えてみよう.
2. 多剤併用（ポリファーマシー）は療養者の身体面，精神面，社会面にどのような影響を与えるか考えてみよう.
3. 外来受診時に療養者が医師へどのようなことを伝えられるとよいか考えてみよう.

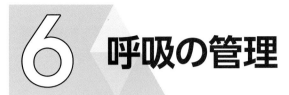

6　呼吸の管理

この節で学ぶこと

1．呼吸の管理に必要なアセスメント，看護方法を学ぶ．
2．呼吸に関する在宅医療機器の管理方法を学ぶ．

A. 呼吸の支援の意義・目的

　　呼吸は，生命に直接関係する機能である．呼吸器系は，鼻腔，口腔，咽・喉頭，気管，気管支，肺，胸膜，横隔膜，肋間筋などの器官からなり，さらに，酸素，二酸化炭素の運搬経路である循環器系や呼吸運動を調整する呼吸中枢などとも関連している．このように，呼吸は肺だけでなく全身状態を反映しており，あらゆる状態の療養者に対して，呼吸状態のアセスメントや支援が必要となる．

B. 呼吸の支援を必要とする在宅療養者の特徴

　　呼吸不全とは，肺でのガス交換，すなわち酸素の摂取または二酸化炭素の排出が障害されている状態を指し，低酸素血症のみが存在するⅠ型呼吸不全と，低酸素血症と高二酸化炭素血症を伴うⅡ型呼吸不全がある．在宅療養者に見られる慢性的な呼吸不全の原因としては，慢性閉塞性肺疾患（chronic obstructive pulmonary disease：COPD），間質性肺炎，肺結核後遺症などの呼吸器疾患，呼吸筋障害を主因とする神経筋疾患などがある．ほとんどの場合労作時の病的な呼吸困難を伴い，さらに酸素機器などの使用も加わりさまざまな程度で日常生活が妨げられる[1]．

　　そのほか，介護を要する高齢者が呼吸の支援を必要とする原因として，医療・介護関連肺炎（nursing and healthcare-associated pneumonia：NHCAP）がある．NHCAPとは，①長期療養型病床群もしくは介護施設に入所している，②90日以内に病院を退院した，③介護を必要とする高齢者や身障者，④通院にて継続的に血管内治療（透析，抗菌薬，抗癌化学療法，免疫抑制薬などによる治療）を受けている，のいずれかに該当する患者に発生した肺炎と定義され，誤嚥性肺炎や免疫低下による日和見感染などを機序に発生する[2]．そのため，誤嚥性肺炎のリスク因子である全身衰弱，長期臥床，低栄養などがある療養者に対する予防的な支援が必要である．

C. アセスメントの視点

a. 身体的状況

　身体的状況（**表Ⅰ-6-1**）では，呼吸状態のフィジカルアセスメントを行う．胸部の視診・触診にて呼吸パターン，呼吸の深さ，努力性呼吸（鼻翼呼吸，呼吸補助筋の活動亢進など），胸郭の動きなどを観察する．聴診では，左右の肺葉の位置ごとに聴取される呼吸音（**図Ⅰ-6-1**）を確認し，換気状態や分泌物の位置をアセスメントする．訪問ごとに聴診し，普段の状態と変化がないかを確認する．排痰ケアを実施した後は，分泌物が除去されたかを再度聴診し評価する．自覚症状や経皮的酸素飽和度を把握する．呼吸困難感は，医療者が評価する修正MRC息切れ質問票スケール（modified Medical Research Council Dyspnea Scale：mMRC）（**表Ⅰ-6-2**）や療養者が自己評価する修正ボルグスケール（Borg Scale，**表Ⅰ-6-3**）を用いて評価する．また，全身状態が呼吸に影響するため栄養，運動，排泄などを把握する．特に，COPDを有する人は低栄養になりやすく，食事量や体重，食欲不振や腹部膨満感などの症状を観察する．生活場面によって呼吸状態がどのように変化するかを把握することが，日常生活動作（ADL）の維持・拡大に重要である．また，病状悪化を引き起こす肺炎や急性増悪の兆候がないか，誤嚥のリスク因子がないかを把握する．

b. 心理的状況

　心理的状況では，不安やうつ症状の有無を把握する．また，QOL拡大につなげるよう趣味や楽しみについて把握する．治療方針の理解度，服薬の管理，生活習慣などから自己管理意欲の程度もアセスメントする．

c. 生活状況

　生活状況では，身体活動性および廃用性の機能低下予防のためのアセスメントとして，日常生活の過ごし方を聞き，ADLの程度や運動量を把握する．また，呼吸困難感に影響

表Ⅰ-6-1　身体的状況のアセスメントの視点

項目	主な観察ポイント
呼吸状態	・呼吸のフィジカルアセスメント（胸部の視診，触診，聴診） ・自覚症状：呼吸困難感，倦怠感など ・他覚症状：頻呼吸，チアノーゼ，呼吸パターン，努力呼吸など ・経皮的酸素飽和度　など
全身状態	・栄養状態：食事や水分量，体重，食欲不振，腹部膨満感など ・運動と活動：運動量，歩行距離，ADLなど ・排泄状況 ・併存疾患　など
生活場面での呼吸障害	・ADLに伴う呼吸困難感や酸素飽和度の変化など ・呼吸困難の評価：修正MRC息切れ質問票スケール，修正ボルグスケールなど
肺炎や急性増悪の兆候	・呼吸器感染症：体温，咳嗽，痰など ・低酸素血症：息切れ，頭痛，チアノーゼなど ・高二酸化血症：不眠，頭痛，発汗など ・心不全：脈拍，体重，浮腫など
肺炎のリスク因子	・全身状態，臥床，低栄養，嚥下機能など

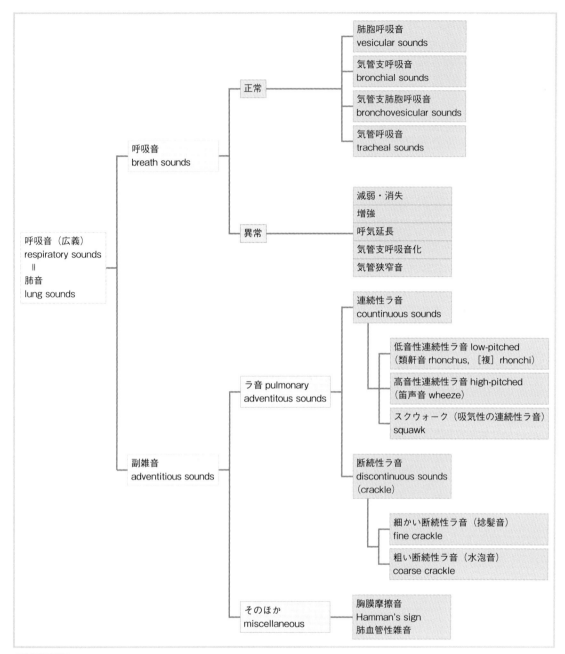

図Ⅰ-6-1　呼吸音の分類

副雑音は正常では聴取されない音であり，ラ音がきかれたら痰の貯留や肺炎などを疑う．
［米丸　亮：呼吸音の分類．新装版 ナースのためのweb音源による呼吸音聴診トレーニング（米丸　亮・櫻井利江編），2019より引用］

する食事の姿勢，入浴時の体位，排泄方法，移動方法などを把握する．さらに段差などの住環境や地域の環境が生活状況に影響することも念頭におく．

d. 介護状況

　　介護状況については，疾患や医療機器管理に関する介護者の理解度や受け入れ，介護量

表I-6-2　呼吸困難（息切れ）を評価するmMRC質問票

グレード分類	あてはまるものにチェックしてください（1つだけ）	
0	激しい運動をした時だけ息切れがある	☐
1	平坦な道を早足で歩く，あるいは緩やかな上り坂を歩く時に息切れがある	☐
2	息切れがあるので，同年代の人よりも平坦な道を歩くのが遅い，あるいは平坦な道を自分のペースで歩いている時，息切れのために立ち止まることがある	☐
3	平坦な道を約100 m，あるいは数分歩くと息切れのために立ち止まる	☐
4	息切れがひどく家から出られない，あるいは衣服の着替えをする時にも息切れがある	☐

呼吸リハビリテーションの保険適用については，旧MRCのグレード2以上，すなわち上記mMRCのグレード1以上となる.
［日本呼吸器学会COPDガイドライン第4版作成委員会（編）：COPD（慢性閉塞性肺疾患）診断と治療のためのガイドライン．第4版，p.33，メディカルレビュー社，2013より引用］

表I-6-3　修正ボルグスケール

0	感じない (nothing at all)
0.5	非常に弱い (very very weak)
1	やや弱い (very weak)
2	弱い (weak)
3	
4	多少強い (some what strong)
5	強い (strong)
6	
7	とても強い (very strong)
8	
9	
10	非常に強い (very very strong)

などを把握する．24時間在宅人工呼吸器や吸引が必要な人の介護においては，身体的・精神的・社会的・経済的負担を生じるうるため，介護者の健康状態や，睡眠，疲労の有無なども把握する．医療や介護，日常生活に関するサービスの活用状況とニーズの有無をアセスメントする．

e. 家族の状況

　家族の状況については，長期間の療養生活から生じる家族のライフスタイルや家族関係の変化についてアセスメントする．

D. 支援・看護技術

　呼吸の支援を必要とする在宅療養者に対して，呼吸不全や肺炎の改善・予防のために，

表I-6-4　HOTの社会保険の適用となる対象疾患と適用基準

対象疾患
1) 高度慢性呼吸不全例
2) 肺高血圧症
3) 慢性心不全
4) チアノーゼ型先天性心疾患

高度慢性呼吸不全例の対象患者
動脈血酸素分圧（Pao_2）が55 Torr以下の者，およびPao2 60 Torr以下で睡眠時または運動負荷時に著しい低酸素血症をきたす者であって，医師が在宅酸素療法を必要であると認めた者．適応患者の判定に，パルスオキシメータによる酸素飽和度を用いることは差し支えない

慢性心不全の対象患者
医師の診断により，NYHA Ⅲ度以上であると認められ，睡眠時のチェーンストークス呼吸がみられ，無呼吸低呼吸指数（1時間当たりの無呼吸数および低呼吸数をいう）が20以上であることが睡眠ポリグラフィー上で確認されている症例

チアノーゼ型先天性心疾患について
チアノーゼ型先天性心疾患に対する在宅酸素療法とは，ファロー四徴症，大血管転位症，三尖弁閉鎖症，総動脈幹症，単心室症などのチアノーゼ型先天性心疾患患者のうち，発作的に低酸素または無酸素状態になる患者について，発作時に在宅で行われる救命的な酸素吸入量法をいう

[日本呼吸ケア・リハビリテーション学会酸素療法マニュアル作成委員会,日本呼吸器学会肺生理専門委員会(編):酸素療法マニュアル,日本呼吸ケア・リハビリテーション学会,p.67,2018を参考に作成]

病態に応じた可能な範囲で，呼吸リハビリテーションにより呼吸機能の維持・向上を図る．また，呼吸状態に応じて，在宅酸素療法，在宅人工呼吸療法，排痰法の支援を行い，苦痛症状の軽減やADL・QOLの拡大を目指す．医療機器を使用する場合は，機器の安全管理や起こりうるトラブルや合併症の予防のために日常生活の支援を行う．

1 ● 在宅酸素療法

a. 目 的

在宅酸素療法（home oxygen therapy：HOT）とは，在宅において，低酸素血症に対して吸入気の酸素濃度を高めて，適量の酸素を投与する治療法である．HOTの目的は，①呼吸困難感などの症状の軽減，②QOLの向上，③生命予後の改善，④肺高血圧症や肺性心の予防・進行の阻止である．

b. 対象者

HOTが保険の適用となる対象疾患は，①高度慢性呼吸不全例，②肺高血圧症，③慢性心不全，④チアノーゼ型先天性疾患である．対象者の適応基準があるものを表I-6-4に示した．具体的な疾患には，慢性閉塞性肺疾患，肺線維症など，肺結核後遺症，肺がん，慢性心不全，神経筋疾患などが挙げられる．

c. 酸素供給装置の種類

酸素供給装置には，①酸素濃縮器，②携帯用酸素ボンベ，③液化酸素装置がある（図I-6-2）．これらに，鼻カニューレや酸素マスクを接続して使用する．

(1) 酸素濃縮器

酸素濃縮器は，空気を装置に取り込み，酸素を濃縮して発生させる．室内に設置し，使

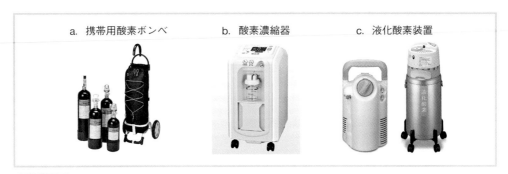

図 I-6-2　酸素供給装置の例
［写真提供：a, b. 大陽日酸, c：ケアメディカルジャパン］

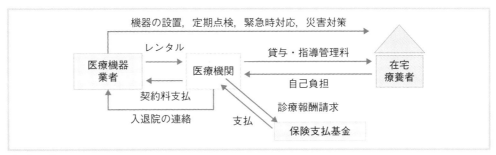

図 I-6-3　酸素供給機器が在宅療養者に供給されるしくみ

用に際しては電力が必要である．操作は簡便であるが，停電時には使用できないためバックアップ用の酸素ボンベが必要である．外出用に携帯用酸素ボンベを併せて使用することが多い．近年では，肩から下げられる程度の大きさの小型の携帯型酸素濃縮装置も開発されている．

(2) 携帯用酸素ボンベ

　携帯用酸素ボンベには，高圧酸素が充填されている．外出時や停電で酸素濃縮器が使えない緊急時に使用する．これに圧力流量調整器や呼吸同調器を接続する．呼吸同調器は，吸気を感知したときにだけ酸素を供給するよう調整するもので，酸素ボンベの使用時間を延長することができる．ただし，鼻呼吸が弱く無呼吸がある場合には適さず，使用する場合は，しっかりと鼻呼吸ができているかを確認する．

(3) 液化酸素装置

　液化酸素装置は，液化酸素を低温で保存し，酸素に気化させて供給するものであり，設置型の親器と外出用の子器がある．電源は不要である．外出の際には，療養者・家族が，親器から子器へ液化酸素を充填して使用するため，分注操作の習熟が必要である．

　酸素供給装置が，保険適用下で在宅療養者宅に届くしくみを**図 I-6-3**に示す．医療機関は，医療機器業者と契約しレンタルした酸素供給装置を療養者に貸与する．療養者は，月１回以上受診（訪問診療）をし，医療機関は，医療保険に指導管理料などを請求する．この指導管理料の中から，機器のレンタル料や呼吸管理に必要な諸物品を支給する．療養者は，自己負担分の費用を医療機関に支払う．また，医療機器業者は，療養者宅への機器

の設置，継続的な保守点検や緊急対応を行う．

d. 日常生活における機器の管理

- 火気厳禁：酸素は支燃性をもち，火気により重度の火傷や火災がおこる危険性があるため，酸素供給機器および酸素吸入中の療養者の周囲2m以内は火気厳禁である．火災事故の1位は喫煙であり禁煙を徹底する[3)]．ガスコンロ，ろうそく，ストーブなどから距離を置き，必要であれば，ガスコンロの代わりの電磁調理器や電気式ろうそくなどの環境整備を行う．

- ADL維持・拡大と転倒防止：室内の動線やチューブの扱い方を療養者と確認し，移動における転倒を予防する．酸素濃度確保と転倒事故予防の観点から延長チューブは15m以内を目安とする．呼吸への負担の大きい入浴では，湯量の調整や呼吸困難感の少ない洗髪・洗体の方法を指導する．

- 機器の定期的な点検・整備：フィルターの洗浄など日々の機器管理，業者による保守点検を行う．

- 外出・旅行の支援：HOTを利用しながらも外出や旅行は可能である．公共交通機関を利用する場合は，酸素の持ち込み限度や注意点を事前に確認する．宿泊の場合は酸素供給業者に宿泊先に酸素を届けてもらうよう手配する．

e. 起こりうるトラブルや合併症

酸素供給装置の接続部のゆるみやチューブの破損などがあると，必要量の酸素が供給されない危険性があり，機器や接続用部品を定期的に確認する．また，酸素が過剰に投与されると，**高二酸化炭素血症**を生じる危険性があるため，自己判断で医師の指示範囲以上に酸素流量を変更しないよう指導する．急性増悪の起因となる**呼吸器感染症**を予防するため，うがい，手洗いや肺炎球菌ワクチンの予防接種を行う．

2● 在宅人工呼吸療法

a. 目 的

在宅人工呼吸療法（home mechanical ventilation：HMV）とは，在宅において，自力で換気が行えない療養者に対して，換気を代行したり補助するために行われる人工呼吸療法である．HMVには，非侵襲的陽圧換気療法（noninvasive positive pressure ventilation：NPPV）と気管切開下陽圧換気療法（tracheostomy positive pressure ventilation：TPPV）がある．

b. 対象者

HMVの適応は，長期にわたり持続的に人工呼吸に依存せざるをえず，かつ，安定した状態にあるものであり，具体的な疾患には，慢性閉塞性肺疾患，肺結核後遺症，気管支喘息などの呼吸器疾患，呼吸筋麻痺を呈する筋萎縮性側索硬化症，筋ジストロフィー症などの神経・筋疾患，脊髄損傷などがある．

NPPVとTPPVの特徴を**表Ⅰ-6-5**に示す．気道確保が必要ない場合は，第一にNPPVが選択されるが，気道クリアランスやマスク装着の受け入れができることが条件となる．また，NPPVは，より侵襲の高いTPPV導入までの時期を遅らせることや，その間にTPPV導入を検討する時間をもつことができるという利点もある．

表Ⅰ-6-5　NPPV と TPPV の特徴

	適応	長所	短所
NPPV	• 効果的な咳ができ痰の喀出ができる • 誤嚥が少ない • 意思疎通ができる • 自発呼吸がある	• 食事や会話が可能 • 簡便 • 感染の機会が少ない	• マスク装着による皮膚障害や圧迫感 • マスク装着の理解が必要
TPPV	• 自力で痰の喀出ができない • 自発呼吸がほとんどない	• 確実な気道確保 • 換気効率のよさ • 確実な痰の吸引が可能	• 食事や会話が困難 • 気管切開による易感染，出血などのリスク • 清潔操作が必要

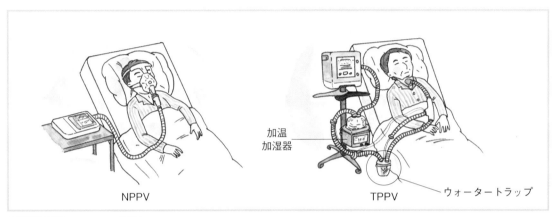

図Ⅰ-6-4　HMV の種類

c. 機器の種類　(図Ⅰ-6-4)

(1) NPPV

　NPPV は，NPPV 用人工呼吸器に，主に回路とマスクを接続して使用する．マスクの種類は，覆う範囲によって，鼻マスク，口鼻マスク，顔マスクがある．

(2) TPPV

　TPPV は，TPPV 用人工呼吸器に，回路と気管カニューレを接続し使用する．ウォータートラップ（回路内で発生した水滴を貯留するもの）や加温加湿器などを併せて用いる．

　保険適用において機器が供給されるしくみは，在宅酸素療法と同様である．回路物品その他附属品は，原則として，指導管理料のもとに医療機関から療養者に供給される．

d. 日常生活における機器の管理

• 人工呼吸器の作動の管理：HMV が安全に実施されるように，人工呼吸器の設定および設定通りに作動されているか，加温加湿器の温度や水量などをチェックリストを用いて確認する（図Ⅰ-6-5）．回路やフィルターの定期的な交換や機器の保守点検を行う．

• 災害時の備え：停電などに使用できるよう複数の電源（外部バッテリー，内部バッテリー）を用意し定期的に作動を確認する．また，自発呼吸のない場合は，家族にバック・バルブ・マスクの使用方法を指導しておく．人工呼吸器や回路，吸引器などの物品の予備を保管する．

• NPPV の場合：マスク圧迫による**皮膚障害**の観察とケアを行う．

日時	<設定>				
記録時間					
設定条件					
モード					
1回換気量					
呼吸回数					
I：E比					
呼気流量					
トリガー感度					
気道内圧下限アラーム					
気道内圧上限アラーム					
チェック項目					
気道内圧					
加温加湿器の温度					
加温加湿器の水位					
回路の接続，水きり					
設置環境（ホコリなどで汚れていないか，直射日光はあたっていないか，空気のとり入れ口はふさがれていないか，電磁波の影響はないか等）					
回路交換・フィルター交換（1回/週間）					
点検者サイン					
メモ：					

人工呼吸器の日常点検記録

療養者氏名　＿＿＿＿＿＿

図I-6-5　人工呼吸器のチェックリスト

［長沢つるよ，兼山綾子，小倉朗子：人工呼吸器装着中の在宅ALS患者の療養支援訪問看護従事者マニュアル（日本看護協会編），p.84，日本看護協会，2004より引用〔http://www.nurse.or.jp/home/publication/index.html〕（最終確認：2023年12月15日）］

- TPPVの場合：定期的に，気管カニューレの交換，気管切開部の保清を行う．

e. 起こりうるトラブルや合併症

　痰の貯留による**無気肺**，不顕性誤嚥や人工呼吸器回路内の細菌汚染による**人工呼吸器関連肺炎**を起こす可能性があるため，**排痰ケア，口腔ケア**を行うとともに，人工呼吸器回路の定期的な交換などを行う．

　人工呼吸器回路の破損や接続部のゆるみによる人工呼吸器回路内の空気漏れや回路の屈曲などによる閉塞などのトラブルがないよう，**呼吸状態の観察**や人工呼吸器の作動の確認を行う．

3 ● 呼吸リハビリテーション

a. 目的と対象者

　呼吸リハビリテーションの定義は，「呼吸器に関連した病気をもつ患者が，可能な限り疾患の進行を予防あるいは健康状態を回復・維持するため，医療者と協働的なパートナーシップのもとに疾患を自身で管理して，自立できるよう生涯にわたり継続して支援していくための個別化された包括的介入」である[4]．呼吸リハビリテーションは，運動療法，セルフマネジメント教育，栄養療法，心理社会的サポート，定期的な評価などを個別の状況に合わせて包括的に行い，呼吸困難感の軽減，運動耐容能の改善や，ADL・QOL の向上を目的とする．緩和・終末期の苦痛緩和や医療・介護関連肺炎のケアや予防，神経筋疾患を有する人の呼吸管理などにも，呼吸リハビリテーションが適応されている．

b. 方　法

　呼吸リハビリテーションのうち，ここでは運動療法について述べる．

　コンディショニングは運動療法を効果的に行うために，呼吸や身体の状態を整える介入であり，病態に応じて，胸郭可動域練習，ストレッチング，呼吸訓練（**口すぼめ呼吸**や**横隔膜呼吸［腹式呼吸］**）などを行う．COPD の場合，普通に息を吐くと末梢気道がつぶれて空気が出にくい．そのため，気道に圧をかけ空気をしっかり吐くことができる口すぼめ呼吸が，呼吸困難の緩和や低酸素血症の予防に有効である．また，胸郭可動性の維持・拡大のために，療養者自身もできる**ストレッチ体操**を日々継続するよう指導する（図Ⅰ-6-6）．

　呼吸困難を軽減し，**身体活動性**を高めることを目的に，**運動療法**として，歩行訓練などを行う．また，慢性呼吸器疾患を有する人は，食事や排泄など日常生活の動作によって酸素飽和度が変動したり息切れを起こすことがある．そのため，ADL による息切れや酸素飽和度の変化を測定し，歩行の距離，運動量，動作時の呼吸方法，休息のタイミングを助言する．**動作と呼吸パターンの同調**（呼気時に動作を行う）や姿勢の工夫により呼吸困難の軽減を図る（図Ⅰ-6-7）．歩行訓練による下肢筋力の増強や呼吸法の習得により，活動の範囲を広げることができ，**社会活動の促進**にもつながる．

4 ● 排痰ケア

a. 目的と対象者

　無気肺，気管支炎，呼吸不全の予防，気道クリアランスの維持のために，排痰の支援を行う．

　対象者は，呼吸器疾患や気管切開により分泌物が亢進している人，誤嚥がある人，要介護状態にあり自己排痰が困難な人などである．

b. 方　法

　体位排痰法（体位ドレナージ）は，末梢の分泌物を中枢気道に移動させる方法であり，分泌物のある肺区域が気管支分岐部より上になるような体位をとる（図Ⅰ-6-8）．

　咳嗽・呼吸訓練では，深呼吸，呼吸筋や腹筋力の増強，咳嗽などの訓練を行う．

　咳嗽が弱く自力で痰を喀出することができない場合は，排痰の補助を行う．**用手的排痰手技**は，療養者の胸部に手をあて呼吸の動きに合わせて手で補助し換気量を増加させて分

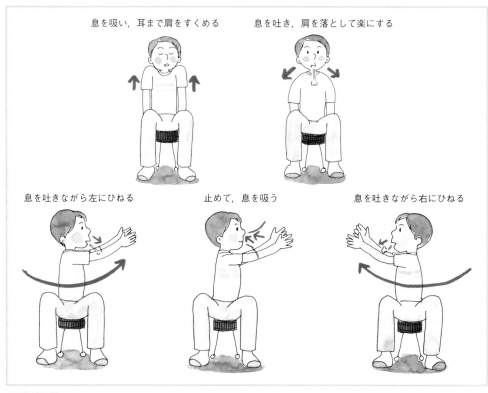

図Ⅰ-6-6　ストレッチ体操
［クリス・ハラ，エドワード・モーガン：自分でできる呼吸リハビリテーション—慢性呼吸障害のある人のいきいき生活マニュアル（芳賀敏彦，福原正勝，酒井志野），p.21，p.55-57，照林社，1994を参考に作成］

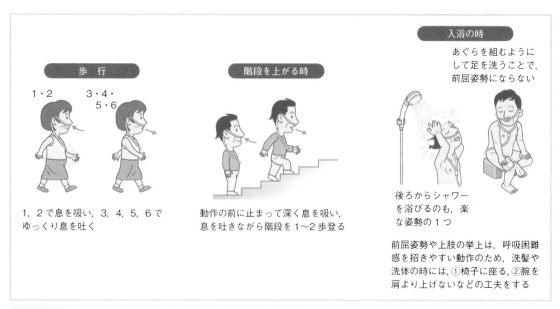

図Ⅰ-6-7　　動作と呼吸パターンの同調や姿勢の工夫の例

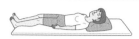
仰臥位：肺尖区，上葉前区，前肺底区

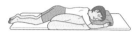
前傾側臥位：上葉後区，外側肺底区，腹臥位の代用

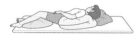
後傾側臥位：右中葉・左上葉舌区

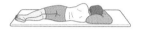
側臥位：外側肺底区，一側の全肺野の代用

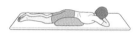
腹臥位：上下葉区，後肺底区

図Ⅰ-6-8　修正した（頭低位を除いた）排痰体位

電源式　　　　　　　　　　　足踏み式

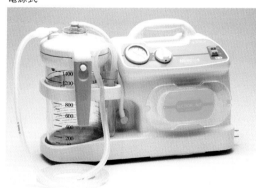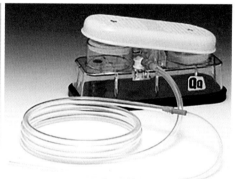

図Ⅰ-6-9　在宅で使用する吸引器
［写真提供：新鋭工業］

　泌物の移動をしやすくする方法や咳嗽に合わせて力を補助する方法などがある．適切に行わないと骨折や呼吸苦を引き起こすため施術者の十分な訓練が必要である．また，空気の送り込みや陰圧によって咳嗽と同様の作用を生み出し排痰を補助する**排痰補助装置**が，在宅人工呼吸器を使用している神経筋疾患を有する人に対して保険適用となっている．

　自力での痰の喀出が困難な場合は，痰の**吸引**を行う．在宅で使用する吸引器には，電源を利用するもの，緊急時や外出用の電池式や足踏み式のものがある（**図Ⅰ-6-9**）．無菌操作を必要とする気管内吸引と清潔操作で行う口腔内，咽頭・鼻腔吸引に使用するカテーテルは別々に用意し，消毒や洗浄を毎日行う．療養者の呼吸状態や痰の量を把握し，体位排痰法や吸引を生活リズムに取り入れる．効果的なタイミングで体位排痰法や吸引を行うことで，吸引の頻度を減らし，療養者や家族の負担の軽減を図る．

E. 多職種連携・協働のポイント

　異常の早期発見・対応のために，他職種との迅速で正確な情報共有が必要である．看護師は，医療職との連携においては，観察結果やアセスメントについて，正しい用語を用いて的確に情報提供できるようにする．また，ホームヘルパーなど普段の生活をよく見ている人が「何となくおかしい」と思って異変に気づくこともある．介護職や家族を含めた多職種間で，どのような変化や症状があれば情報共有が必要なのか，その際の連絡方法などを具体的に相談しておく．

　在宅酸素や人工呼吸器などの機器を使用している場合，そのトラブルは生命に直接影響する．安全管理のため，機器の定期的な点検を，療養者，訪問看護師，医師，医療機器業者が連携して行う．また，**緊急時や災害時に備え**，医療・介護サービス事業者だけでなく，市町村，消防，電力会社なども含めて連携し，緊急時の連絡体制を構築する．

学習課題

1. HOTを開始する人に対して必要な退院支援・退院指導を考えてみよう．
2. TPPVを使用している療養者に対して，あなたはどのような排痰の支援を行いますか．

▌引用文献▐

1) 安藤守秀：在宅呼吸管理．呼吸療法テキスト改訂第2版，日本胸部外科学会・日本呼吸器学会・日本麻酔科学会合同呼吸療法認定士認定委員会（編），p.277，克誠堂出版，2007
2) 日本呼吸器学会成人肺炎診療ガイドライン2017作成委員会：成人肺炎診療ガイドライン2017，p.34，2017
3) 厚生労働省：在宅酸素療法における火気の取り扱いについて．令和3年7月26日〔https://www.mhlw.go.jp/stf/houdou/2r98520000003m15_1.html〕（最終確認：2023年12月15日）
4) 植木　純ほか：呼吸リハビリテーションに関するステートメント．日本呼吸ケア・リハビリテーション学会誌 **27**（2）：95-114，2018

7 循環の管理

この節で学ぶこと

1. 循環の管理に必要な利用者の状態を理解する.
2. 循環管理に必要なアセスメント・看護方法を学ぶ.

　2021（令和3）年の人口動態統計（確定数）によると[1]，心疾患は死亡原因の第2位，脳血管疾患は第4位であり，両者を合わせた循環器病は，悪性新生物（がん）に次ぐ死亡原因である（図Ⅰ-7-1）．わが国では2018年12月に「健康寿命の延伸等を図るための脳卒中，心臓病そのほかの循環器病に係る対策に関する基本法」が成立し，同法に基づき**循環器病対策推進基本計画**が2020年10月に閣議決定され，都道府県ごとにその地域事情に合わせた脳卒中・循環器病に対する都道府県基本計画が策定されている．

A. 循環の管理の意義・目的

　循環とは，生命活動に必要な酸素，栄養，ホルモンなどが細胞や組織に運ばれ利用され，

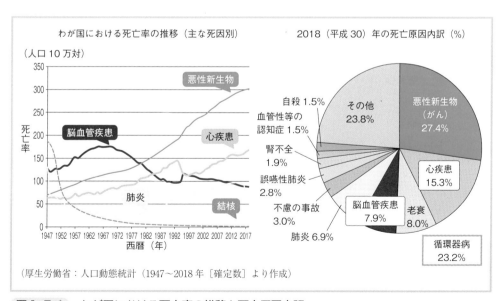

図Ⅰ-7-1　わが国における死亡率の推移と死亡原因内訳
［厚生労働省：循環器病対策の現状等について，p.3, 2019,
〔https://www.mhlw.go.jp/content/10905000/000585305.pdf〕（最終確認：2023年12月15日）より引用］

その結果，生まれた老廃物などが排出されるための仕組みである．循環にかかわるのは心臓，血管，リンパ管である．とくに心臓は全身の循環のポンプとしての役割を担っており，その機能が破綻すると心不全となり，そして脳の循環に破綻をきたすと脳血管疾患となる．

2019（令和元）年度の国民生活基礎調査によると[2]，介護が必要となった主な原因では脳血管疾患（脳卒中）が16.1％を占めており，認知症と並んで介護が必要となる大きな原因となっている．在宅介護の場では脳血管疾患の利用者に対応することも多い．経過もある程度の長さがあり，さまざまなサービスを利用して生活を継続することが多く，支援の実際を知っておく必要がある．なお，腎臓は全身の中で最も血流の豊富な臓器であり，心臓と腎臓は多くの経路（交感神経系，レニン-アンジオテンシン-アルドステロン系，抗利尿ホルモンなど）でつながっており，心臓と腎臓の機能は相互に依存しているといわれている．

B.　循環の管理を必要とする在宅療養者の特徴

a.　循環の管理を必要とする在宅療養者とは

在宅で循環の管理が必要となるのは心疾患を有していたり，脳血管疾患の既往がある人，腎機能が低下している人，またはこれらのリスクを有する人となり，高齢化が進んだ日本では多くの在宅療養者が循環の管理が必要になっている．

b.　心不全を有する在宅療養者の特徴

高齢化が進む日本では心不全の患者は増加の一途をたどっており，日本心臓財団によると2020年には120万人，2030年には130万人と年間約1万人ずつ増える予想である[3]．『急性・慢性心不全診療ガイドライン（2017年版）』（日本循環器学会・日本心不全学会編）によると，心不全とは「何らかの心臓機能障害，すなわち，心臓に器質的および/あるいは機能的異常が生じて心ポンプ機能の代償機転が破綻した結果，呼吸困難・倦怠感や浮腫が出現し，それに伴い運動耐容能が低下する臨床症候群」と定義されている[4]．原因となる疾患は，虚血性心疾患である心筋梗塞や狭心症，弁膜症，心房細動などの不整脈，心筋症，先天性心疾患，甲状腺機能亢進症，腎不全や重度の貧血など心疾患以外が要因の心不全と多岐に渡っている．

心不全の左室収縮能による分類として，左室駆出率（left ventricular ejection fraction：LVEF）が低下した心不全（heart failure with reduced ejection fraction：HFrEF）ならびにLVEFの保たれた心不全（heart failure with preserved ejection fraction：HFpEF），LVEFが軽度低下した心不全（heart failure with mid-range ejection fraction：HFmrEF）がある．HFrEFに関しては薬物療法が確立されてきており，予後も改善しているが，HFpEF，HFmrEFに関しては確立した治療法がないのが現状である．

心不全の場合は図Ⅰ-7-2のような経過をたどり，これらのステージは不可逆であり次のステージに進まないように予防することが重要となる．在宅看護の分野で遭遇する利用者の多くはステージC以降であることが多い．この時期になると急性増悪（急性心不全）が起こり，これを繰り返すことで心機能が落ちていくので，治療を遵守し急性増悪を回避するための服薬指導や食事・運動などの生活指導が重要となる．終末期には緩和ケアが必

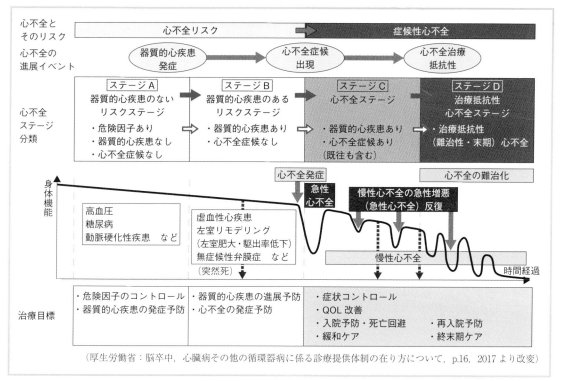

図Ⅰ-7-2　心不全とそのリスクの進展ステージ
〔日本循環器学会・日本心不全学会編：急性・慢性心不全診療ガイドライン（2017年改訂版），p.12, 2018,
〔https://www.j-circ.or.jp/cms/wp-content/uploads/2017/06/JCS2017_tsutsui_h.pdf〕（最終確認：2023年12月15日）より転載〕

要となる．

　心不全を有する人の多くは通院治療を受けており，認知症やほかの疾患の合併がない場合は，息苦しさや運動耐容能の低下などの症状はあっても日常生活の動作は自立しているケースがほとんどである．介護保険を利用している場合でも，かなり重度の心不全でも要支援や要介護1程度であることが多い．在宅看護を必要とするケースは，心不全のコントロールが不良で生活指導などの強化の必要がある場合や，運動耐容能が低下しリハビリテーションを希望する場合，心不全が重度で著しい心機能の低下がある場合などがある．コントロール不良の場合は服薬や食事・生活指導が必要な場合が多く，心機能低下が著しい例では入浴介助などの身体介護が必要になることが多い．このとき，併存疾患も含めて長い疾患の経過があり心不全となっていることが多い．また，先天性の心疾患があるケースでは，比較的若くして心不全になることも多い．なお高齢者では，ほかの疾患（たとえば大腿骨頸部骨折術後など）が原因で訪問看護が導入となったケースで心不全が合併していることも多い．

　心不全の終末期では症状が多岐にわたり，さらに併存疾患も多いと症状の緩和は容易ではなく，全人的な苦痛を抱えるため，緩和ケアが重要となる．終末期であっても利尿薬や硝酸薬などの治療を継続しながら，呼吸苦に対してオピオイドなどの追加投与や心理的サポートなどの緩和ケアを受けることになる．

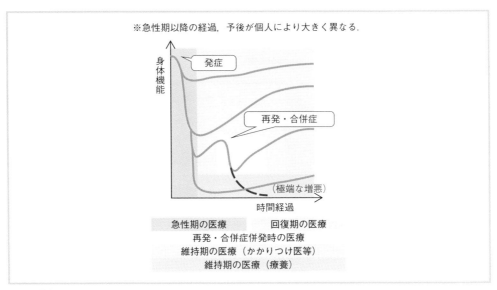

図Ⅰ-7-3　脳卒中の経過イメージ
［厚生労働省：循環器病対策の現状等について, p.12, 2019,
〔https://www.mhlw.go.jp/content/10905000/000585305.pdf〕（最終確認：2023年12月15日）より引用］

c. 脳血管疾患を有する在宅療養者の特徴

　脳血管疾患は麻痺などの身体の障害とともに高次脳機能障害や認知症など精神的な問題も併せもつことが多いために，利用者の意向がわかりにくい．比較的長期にわたる療養生活の中で再発や合併症を発症することも多く，さまざまな援助が必要となる（**図Ⅰ-7-3**）．

　基本的な考え方は，①患者の状態に応じた医療の提供，②多職種によるアプローチとして，患者教育，再発危険因子の管理，適切なリハビリテーションなど，③再発や合併症への対策となる．

　一般的には急性期治療を行った後に，軽症であれば，そのまま生活の場に戻り，必要に応じて回復期リハビリテーション病棟や老人保健施設などでリハビリテーションを行い，自宅環境を整えて在宅生活に復帰することも多い．

d. 腎疾患を有する在宅療養者の特徴

　2011年現在，日本では成人人口の約13％（8人に1人），1,330万人が慢性腎臓病（chronic kidney disease：CKD）患者といわれている．腎臓は「沈黙の臓器」といわれ，自覚症状が乏しく，症状を自覚した時にはすでに進行しているケースが少なくない．CKD発症の背景因子として，糖尿病，高血圧などの生活習慣病が挙げられ，末期腎不全や心血管疾患のリスクが高く，国民の健康を脅かしているといわれている．2021年末の透析医学会統計調査（JSDT Renal Data Registry：JRDR）の調査結果による透析患者数は349,700人に達し，人口百万人あたりの患者数は2,786.4人となっている[5]．

　とくに高齢者では糖尿病や高血圧などにCKDが合併していることが多く，その存在を見過ごされていることも多い．最近ではCRA症候群（cardio-renal anemia syndrome）という概念がSilverbergらによって提唱され[6]，心不全・腎不全・貧血がお互いに影響

しあって悪循環を形成することが明らかになってきている．CKDは放置すると腎不全となり腎代替療法（透析や腎移植）が必要となるが，高齢で認知症などがある場合は定期的な透析も困難であり，腎代替療法を選択せずに保存的腎臓療法（conservative kidney management：CKM）を選択する場合もある．これは，透析や腎移植を行わずに医療チームが治療やケアを継続し，患者のQOLと症状のコントロールに焦点を当てたケアを行い，よりよい最期を迎えられるようサポートするものである．

C. アセスメントの視点

a. 身体的状況

アセスメントを行ううえでは症状をしっかりと知ること（フィジカルアセスメント）が重要である．起こりうる症状を念頭において，利用者の訴えに耳を傾け，その訴えが何を示しているのか探り当てることが必要となる．

(1) 心不全

左心不全では，肺のうっ血の症状として，初期は疲労感，労作時の息切れに始まり，進行すると頻呼吸，起座呼吸となり，さらに進行すると夜間発作性呼吸困難が出現する．夜間発作性呼吸困難は睡眠後1～3時間位で起こり，眠っていても息苦しくなって起き上がるがすぐに息苦しさは改善せず，しばらく座っているような状態である．

身体所見としては聴診でとくに背部，肺下葉の水泡音，心尖部で聴取する過剰心音のⅢ音，泡沫状痰（ひどくなるとピンク色となる），場合により喘鳴が出る．Ⅲ音は低い音なのでベル型の聴診器を軽く当てて心尖部あたりで聴く．奔馬調律（ギャロップリズム）ともいわれる．

右心不全では，自覚症状として，右季肋部痛，食思不振，腹満感，心窩部の不快感，嘔吐があり，身体所見としては肝腫大，頸静脈怒張（外頸静脈では怒張，内頸静脈では拍動），下肢の浮腫，腹水などがある．頸静脈怒張は基本的には右内頸静脈でベッドを45°ギャッチアップした状態で胸骨角からの高さを測り，3cm以上あれば静脈圧上昇ととる（図Ⅰ-7-4）．坐位で見えていれば静脈圧が上昇していると考えて差し支えない．内頸静脈は胸鎖乳突筋の内側にあり見つけにくいので，ペンライトを当てるなどして，二峰性で動脈の拍動とともに下がる（凹む）拍動を見つける．

低心拍出量の自覚症状では，意識障害，不穏，記銘力低下，身の置き場がない様相があり，身体所見では冷汗，四肢冷感，チアノーゼ，低血圧，乏尿などがある．

うっ血の有無（後方障害），低灌流（前方障害）の有無で分類する**Nohria-Stevenson分類**は急性心不全の病態の分類であり，先の治療を考えるうえで有用である（図Ⅰ-7-5）．

うっ血の所見とは起座呼吸や頸静脈圧の上昇，浮腫，腹水，肝頸静脈逆流などであり，低還流の所見は脈圧が小さくなったり四肢の冷感，傾眠傾向，低ナトリウム血症，腎機能悪化などである．

図Ⅰ-7-5のProfile Aではうっ血も低還流もなく，そのまま様子を見ることもできる．Profile Bではうっ血所見はあるが低還流の所見はなく，通常は利尿薬や血管拡張薬が用いられる．Profile Lはうっ血はなく低還流の所見があり，補液や強心薬等の治療が必要

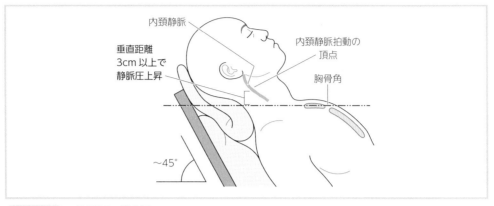

図I-7-4　静脈圧の推定法
［日本循環器学会・日本心不全学会編：急性・慢性心不全診療ガイドライン（2017年改訂版），p.18, 2018，
〔https://www.j-circ.or.jp/cms/wp-content/uploads/2017/06/JCS2017_tsutsui_h.pdf〕（最終確認：2023年12月15日）
より許諾を得て転載］

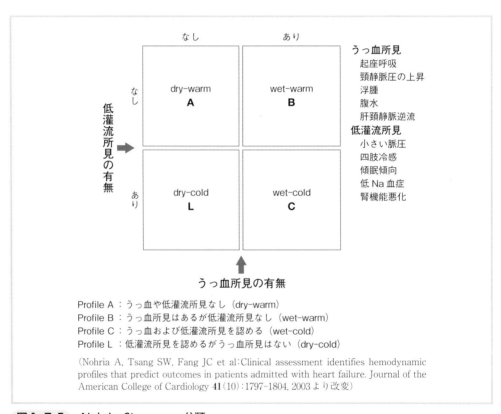

図I-7-5　Nohria-Stevenson 分類
［日本循環器学会・日本心不全学会編：急性・慢性心不全診療ガイドライン（2017年改訂版），p.13, 2018，
〔https://www.j-circ.or.jp/cms/wp-content/uploads/2017/06/JCS2017_tsutsui_h.pdf〕（最終確認：2023年12月15日）
より転載］

表 I-7-1　NYHA（New York Heart Association）心機能分類

I度	心疾患はあるが活動に制限はない．日常的な身体活動では著しい疲労・動悸・呼吸困難あるいは狭心痛を生じない
II度	軽度の身体活動の制限がある．安静時には無症状，日常的な身体活動で疲労・動悸・呼吸困難あるいは狭心痛を生じる
III度	高度な身体活動の制限がある．安静時には無症状，日常的な身体活動以下の労作で疲労・動悸・呼吸困難あるいは狭心痛を生じる
IV度	心疾患のためにいかなる身体活動も制限される．心不全症状や狭心痛が安静時にも存在する．わずかな動作でこれらの症状は増悪する

となる．Profile C はうっ血および低還流の所見を認め，利尿薬や血管拡張薬などの薬物療法を行い，効果がない場合は大動脈内バルーンパンピングや経皮的心肺補助などの補助循環が必要となる．このような所見を正確に医師に伝えることによって，医師は次に何をすべきかを速やかに判断することが可能となる．

ほかにも Forrester 分類やクリニカルシナリオなど急性心不全の治療方針を決めるために有効な分類がある．

また，心機能の重症度の分類としては **NYHA**（New York Heart Association）分類がある（**表 I-7-1**）．

心不全の検査としては **BNP**（または **NT-Pro BNP**）があり，BNP が正常であれば心不全の可能性はほぼないと言える．予後判定にも有用で BNP が高いほど慢性心不全患者の心事故が増加するといわれている．しかし BNP の測定値は年齢や腎機能の影響を受けて高値となることがあり，この傾向は特に NT-ProBNP で著明で，NT-proBNP ではさらに呼吸器疾患の影響も大きく受けるといわれている．健康保険では月に 1 回の測定が認められている．

（2）脳血管疾患（脳卒中）

脳血管疾患は脳卒中ともよばれ，脳の血管が詰まる脳梗塞と脳の血管が破れる脳出血，脳のくも膜下腔に出血するくも膜下出血（多くは動脈瘤の破綻による）がある．いずれも高血圧が最大の原因である．脳梗塞は，比較的大きな動脈のアテローム硬化によって起こるアテローム血栓性脳梗塞，比較的細い動脈（穿通枝）に起こるラクナ梗塞，心房細動により心房内にできた血栓が飛んで起こる心原性脳塞栓症がある．

脳梗塞・脳出血ともに血流が途絶えた部分の脳細胞が壊れ，意識がなくなったり，半身まひや言語障害，さらには認知機能の低下などの症状が現れる．**FAST** といって，① Face：顔（顔面の麻痺），② Arm：上肢（上肢の麻痺），③ Speech：言語（言語障害），の症状を認めたらすぐに受診を勧めるが，このとき④ Time：時間（発症時間，治療開始までの時間）が重要となる．脳梗塞急性期の 4.5 時間以内が適応となる血栓溶解療法（t-Pa 治療），8 時間以内が適応となる血管内療法があり，治療の時期を逃さないようにする．くも膜下出血では突然の激しい頭痛や意識障害で発症する．治療は再出血の予防と原因となる動脈瘤への対応や血圧のコントロール，頭蓋内圧のコントロール，リハビリテーションがある．

脳血管疾患の予防のためには高血圧や糖尿病，脂質異常症といった生活習慣病のコント

ロール，心房細動がある場合は抗凝固療法，禁煙がある．

また，主な症状は以下のとおりである．

- 上下肢の麻痺（片麻痺）：一般に左右いずれかの手足に見られ，更衣・トイレ動作・歩行など日常生活動作（ADL）に支障をきたし，感覚の障害や視野の障害を伴うこともある．
- 上下肢の痙縮：麻痺した手足の筋肉の緊張のことをいう．痙縮は脳卒中発症後すぐではなく時間の経過とともに現れる．痙縮により姿勢の異常や運動障害疼痛が起こる．
- 嚥下障害：摂食の障害や，誤嚥を引き起こし，誤嚥性肺炎の原因となる．
- 失語症：言葉を話す・聞く・読む・書くことが困難となる．大脳（多くは左脳）の言語領域に障害をきたし，その部位により症状の表れ方が異なる．
- 構音障害：呂律が回らない状態のことをいう．
- 高次脳機能障害：記憶力や注意力，遂行機能の低下，感情や行動の抑えが効かないなど，多彩な症状がある．一見してわかりづらく，見えない障害ともよばれる．
- 脳血管性認知症：まだら認知症となりやすく，感情失禁を伴うことも多い．

(3) 慢性腎臓病（CKD）

CKD では腎不全となるまで症状はなく，検査結果への注意が必用である．血清クレアチニンの値がわずかに正常値を出た程度でも，**推算糸球体濾過量**（eGFR：estimated glomerular filtration rate）を測定すると腎機能が低下していることもあるため，確認が必要である．eGFR を血清クレアチニンから推計する式があるが，計算が煩雑であるため，日本腎臓病協会などのウェブサイトの計算ツールを使用するとよい．たとえば 80 歳の女性の血清クレアチニン値が 1.2 だとすると，基準値の 0.46～0.82 を超えてはいるが，透析導入が検討され始める 3～5 と比較するとそれ程悪くないと感じるが，eGFR を計算すると 33.4 mL/分/1.73 m^2 となり，GFR 区分は G3b となり中等度から高度低下となり，今後腎不全に進む可能性が非常に高いことがわかる．

CKD の重症度分類は原疾患，腎機能，蛋白尿（アルブミン尿）により分類され，末期腎不全にいたるリスクは緑，黄，オレンジ，赤の順に高くなる（**表Ⅰ-7-2**）．

腎不全となると，尿の異常(回数，量，色など)，動機，息切れ，貧血，むくみ，高血圧，吐き気，発熱，頭や背中，腰，腹部の痛み，食欲不振，かゆみ，倦怠感などの症状がみられる．このような症状が現れた時には腎代替療法が必要となり，これを行わない場合は症状を和らげながらの看取り，緩和ケアを検討することが必要となる．

b. 心理的状況

(1) 心不全

厚生労働省の循環器疾患の患者に対する緩和ケア提供体制のあり方に関するワーキンググループによると，うつ病やうつ状態を併発する心不全患者は多く，病状が進行するほどうつの頻度が高くなっている（**図Ⅰ-7-6**）．高齢になると認知症を発症するものも多くなり，病状悪化に伴いせん妄も生じやすくなる．

このように心不全患者では，うつや不安，認知症やせん妄などの認知障害，睡眠障害，デバイスに関連した問題等のさまざまな精神心理的苦痛が生じるため，多職種連携を含めた身体管理と連携した精神心理的なケアを実施すべきである．そして医療従事者は，適切

表 I -7-2　CKD の重症度分類

原疾患	蛋白尿区分		A1	A2	A3
糖尿病性腎臓病	尿アルブミン定量 (mg/日) 尿アルブミン/Cr比 (mg/gCr)		正常	微量アルブミン尿	顕性アルブミン尿
			30未満	30〜299	300以上
高血圧性腎硬化症 腎炎 多発性嚢胞腎 移植腎 不明 その他	尿蛋白定量 (g/日) 尿蛋白/Cr比 (g/gCr)		正常	軽度蛋白尿	高度蛋白尿
			0.15未満	0.15〜0.49	0.50以上
GFR区分 (mL/分/1.73 m²)	G1	正常または高値	≧90			
	G2	正常または軽度低下	60〜89			
	G3a	軽度〜中等度低下	45〜59			
	G3b	中等度〜高度低下	30〜44			
	G4	高度低下	15〜29			
	G5	高度低下〜末期腎不全	<15			

重症度は原疾患・GFR区分・蛋白尿区分を合わせたステージにより評価する．CKDの重症度は死亡，末期腎不全，CVD死亡発症のリスクを緑■のステージを基準に，黄■，オレンジ■，赤■の順にステージが上昇するほどリスクは上昇する．

（KDIGO CKD guideline 2012 を日本人用に改変）

注：わが国の保険診療では，アルブミン尿の定量測定は，糖尿病または糖尿病性早期腎症であって微量アルブミン尿を疑う患者に対し，3ヵ月に1回に限り認められている．糖尿病において，尿定性で1＋以上の明らかな尿蛋白を認める場合は尿アルブミン測定は保険で認められていないため，治療効果を評価するために定量検査を行う場合は尿蛋白定量を検討する．

[日本腎臓学会編：エビデンスに基づくCKD診療ガイドライン2023, p.4, 2023, より許諾を得て転載]

- うつ病の頻度
- 大うつ病19%
- うつ状態33%
  - 入院35〜70%
  - 外来11〜35%

- 心機能の重症度との正の相関

NYHA	N	うつの頻度
I	222	11%
II	774	20%
III	638	38%
IV	155	42%

（Rutledge T, et al. J Am Coll Cardiol **48**：1527-1537, 2006 より作成）

図 I -7-6　心不全患者のうつの頻度と心機能の重症度

[厚生労働省：第2回循環器疾患の患者に対する緩和ケア提供体制のあり方に関するワーキンググループ資料3−循環器疾患患者の精神心理的苦痛とその対応について, p.5, 2018,
〔https://www.mhlw.go.jp/file/05-Shingikai-10901000-Kenkoukyoku-Soumuka/0000191988.pdf〕（最終確認：2023年12月15日）より引用]

に"Bad news"を伝え，アドバンス・ケア・プランニング（Advance Care Planning：ACP）につなげていくために，コミュニケーション能力の向上に努め，精神・心理を専門とする職種との連携が必要であるとしている．

(2) 脳血管疾患

脳血管疾患の13〜22％にうつ病が認められ，もっと広く抑うつ症状をとらえると35％になるという研究結果もある．抑うつ状態になると，リハビリテーションへの意欲の低下が見られるので注意が必要である．

表Ⅰ-7-3　現在の要介護度別にみた介護が必要となった主な原因（上位3位）

（単位：%）　　　　　　　　　　　　　　　　　　　　　　　　　　　　　　　　　2019（令和元）年

現在の要介護	第1位		第2位		第3位	
総　数	認知症	17.6	脳血管疾患（脳卒中）	16.1	高齢による衰弱	12.8
要支援者	関節疾患	18.9	高齢による衰弱	16.1	骨折・転倒	14.2
要支援1	関節疾患	20.3	高齢による衰弱	17.9	骨折・転倒	13.5
要支援2	関節疾患	17.5	骨折・転倒	14.9	高齢による衰弱	14.4
要介護者	認知症	24.3	脳血管疾患（脳卒中）	19.2	骨折・転倒	12.0
要介護1	認知症	29.8	脳血管疾患（脳卒中）	14.5	高齢による衰弱	13.7
要介護2	認知症	18.7	脳血管疾患（脳卒中）	17.8	骨折・転倒	13.5
要介護3	認知症	27.0	脳血管疾患（脳卒中）	24.1	骨折・転倒	12.1
要介護4	脳血管疾患（脳卒中）	23.6	認知症	20.2	骨折・転倒	15.1
要介護5	脳血管疾患（脳卒中）	24.7	認知症	24.0	高齢による衰弱	8.9

注：「現在の要介護度」とは，2019（令和元）年6月の要介護度をいう．
［厚生労働省：令和元年度年国民生活基礎調査の概況, p.24, 2020,
〔https://www.mhlw.go.jp/toukei/saikin/hw/k-tyosa/k-tyosa19/dl/14.pdf〕（最終確認：2023年12月15日）より引用］

(3) CKD

　CKDでは経過が長く，**腎代替療法**を含めて**意思決定支援**が必要であり，サイコネフロロジーという分野があり，腎臓病学と心身医学・精神医学・心理学・看護学などとの共通する部分を扱っている．ここでは，①慢性腎臓病患者の精神的ケア，②腎代替療法に関わるスタッフのメンタルヘルス，③慢性腎臓病患者の腎代替療法に関わる意思決定支援，④非がん患者の緩和ケア，⑤精神疾患や精神症状を有する慢性腎臓病患者の診療等がある．

c. 生活状況

(1) 心不全

　心不全ではNYHA3〜4となると活動に制限が生じ，日常生活に援助が必要となってくるが，認知症がないケースでは排泄などのADLは最後まで保たれていることが多い．しかし少しの動作で呼吸苦が出たり，塩分や水分など生活を送る上での制限が多くなったりと生活に困難を感じるようになる．要介護認定では認知症などの合併症にもよるが，心不全のみでは支援1〜要介護1程度の場合が多い．

(2) 脳血管疾患

　脳血管疾患では何らかの麻痺や障害を生じていることが多い．要介護認定ではその程度に応じて支援から要介護5までさまざまとなっているが，とくに要介護4・5では原因の1位となっており生活に著しい障害があることがわかる（**表Ⅰ-7-3**）．

(3) 慢性腎臓病（CKD）

　慢性腎臓病（CKD）では腎不全となるまで自覚症状が乏しく，腎不全となると腎代替療法が必要となり，多くに方は透析導入となる．透析では通常2〜3回/週，透析クリニックに通院し，数時間を透析のためにクリニック内で過ごすこととなり生活様式が一変する．

d. 家族と介護の状況

(1) 心不全

　心不全では薬物療法に加えて生活習慣の改善が重要となる．日常的に塩分の制限を行う

など家族の協力が不可欠となってくる．さらに病状が悪化しても，状態のわるい期間が長期にわたって続くこともあり，家族は介護の先が見えない中で対応を迫られることとなる．2016年現在で成人となった先天性心疾患患者は約50万人といわれており，その数は毎年1万人程度増加し，2020年には小児の先天性心疾患患者より成人となった先天性心疾患患者の方が多くなるといわれている．比較的若いうちに心不全となる人も多く，小児期から成人期，そして老年期と長期にわたるケアが必要となることもある．全身状態がよくても不整脈や虚血性心疾患の発症による突然死・急速な状態変化があったり，寛解と増悪を繰り返す疾病軌跡があり，がんとは違って予後予測が困難である．家族も先が見えない中での介護となり，精神的な負担も大きい．

(2) 脳血管疾患

脳血管疾患では，障害の部位や程度によって長期に渡る介護が必要になる．麻痺が重度であれば食事から排泄，着替えや入浴など日常生活のすべてに介護が必要となる．軽度の障害でも何らかのサポートが必要となるほか，リハビリの継続や生活習慣の改善，治療の継続が必要であり家族のサポートが重要となる．しかし場合によっては脳血管性の認知症や高次脳機能障害により性格に変化が出たりすることがあり，家族はその変容に戸惑い，悲しむことも多い．

(3) 慢性腎臓病（CKD）

CKDのみでは，通常は介護は必要ではないが，塩分の制限など生活習慣の改善は必要である．そして透析となると長時間を透析クリニックで過ごすこととなり，自分で通院ができない場合は家族などのサポートが必要となる．

D. 支援・看護技術

1 ● 心不全

心不全の療養では急性増悪を避けるために，以下のような治療の遵守が重要となる．

a. 薬物療法

主な薬物療法には，β遮断薬，レニン-アンジアオテンシン（RAS）阻害薬，抗不整脈薬，抗アルドステロン薬などがある．とくにβ遮断薬，RAS阻害薬は降圧薬としてではなく，心保護のために使用するので血圧が低くても中止しないことが多い．心房細動のある場合は脈をゆっくり打たせるためにもβ遮断薬が使用される．最近注目されている拡張不全（HFpEF）ではあまり有効な治療薬がないが，SGLT2阻害薬が用いられることがある．

b. 食事療法，体重管理

食事療法において，塩分制限（6g以下/日），水分制限，節酒，適切な栄養摂取（食事摂取量が減少している場合は高カロリーな食品や筋肉量を減らさないためのタンパク質の積極的摂取を行う．1回に食べる量が少ない場合は食事回数を増やす）が重要であり，また体重管理（むくみで体重を増やさない．体重の維持，フレイル予防）も重要である．

c. 心不全の危険・増悪因子の除去

心不全のステージA/Bでは心不全の発症予防に，ステージC/Dでは心不全症状の改善，心不全の進行（増悪）・再発予防，生命予後の改善を図ることに重点がおかれる．心不全

の危険・増悪因子を取り除くために，基礎疾患の管理（血圧，血糖，動脈硬化など），体重管理，禁煙，感染予防，ストレス管理，インフルエンザなどの予防接種がある．

d. 心負荷の軽減

　心不全悪化の予防には，適切な休息をとり，休息と活動のバランスをとることが重要である．また，急な体重の増加（2 kg 以上/週）や呼吸困難（とくに夜間発作性呼吸困難），持続する胸痛，心房細動で頻脈（安静時 110 回/分以上）が続く場合は，医師への報告が必要である．

e. 身体のデコンディショニング

　長期にわたる安静は，筋肉萎縮，筋力低下，呼吸機能（肺活量）低下，起立性低血圧，骨粗鬆症など，全身の働きを調節するしくみの異常が起こるデコンディショニングとよばれる症状を引き起こしてしまうことがある．本人の状態を評価し，レジスタンストレーニングの頻度，強度，持続時間，様式を決め，**心臓リハビリテーション**を実施する．

f. 便秘の予防

　利尿薬使用や運動量の低下などから便秘になりやすいので注意が必要である．予防としては，運動や腹部マッサージ，食物繊維の積極的な摂取，必要な水分の摂取，緩下薬の服用などがある．

g. 患者教育

　心不全は長期にわたって付き合っていく必要がある．そのため，治療を行っていくうえで自己管理が重要となる．患者の不安感を解消しながら，継続して治療やリハビリを行うことの重要性を理解してもらうよう，わかりやすいように説明し，さらに本人や家族がそれを理解し，実行できているか確認することが必要である．

h. 緩和ケア

　終末期には緩和ケアの対象となる．心不全の緩和ケアでは，まずは疾患に対する治療の見直しや継続を行ったうえで，呼吸困難に対してはオピオイドを追加したり，倦怠感では睡眠障害・貧血・うつなど改善可能な因子があれば介入を行うが，がん領域と違ってステロイドは心不全の増悪因子となるため基本的には使用しない．心理面でも可能な限りサポートを行い，利用者・家族が終末期をどのように過ごしていきたいかという意思決定の支援，アドバンス・ケア・プランニング（ACP）を行う．

　また，心不全の緩和ケアでは，疾病経過や予後予測の困難さがあるうえに患者の年齢層や受療する医療機関によって考え方が異なり，それが終末期における疾患の苦痛緩和に影響する．適応となる薬物療法・非薬物療法の使用方法に違いがあるなど，がんの緩和ケアと異なる面も多い．緩和ケア病棟入院の対象ではあるが，入院できるケースは多くない．

2 ● 脳血管疾患

　慢性期の脳血管疾患の看護では，血圧も含めて基礎疾患の管理，日常生活能力の維持，生活の再構築が課題となる．

a. 基礎疾患のコントロール

　慢性疾患のコントロールとして，①高血圧では薬物治療による血圧の管理と減塩，②糖尿病では血糖のコントロールのための薬物治療（内服やインスリンなど）と食事・運動療

法，体重管理，③脂質異常症では薬物治療と食事や運動療法，④心房細動では抗凝固療法が重要となる．非心原性脳梗塞では抗血小板療法を行う（慢性疾患を有する療養者への看護全般に関しては，p.147参照）．

b. 合併症
（1）けいれん発作
　慢性期では抗けいれん薬でコントロールされていることが多いが，服薬を中止したり，薬の飲み忘れが続いたりして起こることがある．けいれん発作時は倒れる時に頭部などの打撲を起こさないようにクッションなどで守り，可能であれば側臥位をとってもらう．強く舌を噛むことはなく，吐く原因になったり，呼吸がしにくくなったりするので口の中にものや指は入れない．5分以上続く場合は，けいれんを止めるための救急対応が必要となる．

（2）中枢性の疼痛
　ピリピリする痛みが麻痺側に起こる．触刺激で痛みが誘発することや，うつや不安を引き起こすことがある．有効な治療法がないが，ガバペンチンなどの抗けいれん薬やプレガバリン，SSRIなどが効を奏する場合もある．③痛みを伴う痙縮・拘縮には適切な関節可動域訓練の継続やバクロフェンやチザニジンなどの薬物療法や最近ではボトックス注射により関節可動域の改善を得ることもある．

c. 日常生活能力の維持
　脳血管疾患により，麻痺や拘縮が起こることによる転倒や転落などの事故防止をするとともに，日常生活の中にデイサービスや患者会参加，散歩の習慣をつけるなどのリハビリを組み込むなど，リハビリテーションを継続することが重要である．

d. 生活の再構築
　ケアマネジャーなどと相談し，住宅改修や福祉用具貸与，通所リハビリや通所介護，訪問介護，訪問看護などのサービスを利用して，具体的に日常生活の援助（保清や排泄介助など）やリハビリテーションを誰が，どのように行っていくかを決め，在宅で安定した生活が継続できるようにする．

3● 慢性腎臓病（CKD）
　CKD患者への看護の大きな目的は，腎不全への移行の予防と抑制であり，このためにリスクファクターとなる糖尿病や高血圧などの原疾患のコントロール，薬物療法，生活習慣の改善，食事療法が行われる．

a. 基礎疾患のコントロール
　前述の脳血管疾患に準ずる．

b. 薬物療法
　高血圧，腎性貧血，溢水，高カリウム血症，代謝性アシドーシス，カルシウム・リン代謝異常などの病態に併せ，降圧薬の処方，エリスロポエチン製剤の投与，利尿薬の処方，カリウム吸着薬の処方，重曹の処方，リン吸着薬の処方が行われる．腎機能が低下すると腎排泄性の薬物は血中濃度が上昇し，薬効の増強や副作用の頻度が増加するので注意が必要である．

表Ⅰ-7-4　腎疾患の病態と食事療法の基本

病態	食事療法	効果
糸球体過剰濾過	過食塩摂取制限（3 g/日以上6 g/日未満） たんぱく質制限（0.6〜0.8 g/kg体重/日）	尿蛋白量減少 腎代替療法導入の延長
細胞外液量増大	食塩摂取制限（3 g/日以上6 g/日未満）	浮腫軽減
高血圧	食塩摂取制限（3 g/日以上6 g/日未満）	降圧，腎障害進展の遅延
高窒素血症	たんぱく質制限（0.6〜0.8 g/kg体重/日）	血清尿素窒素低下 尿毒症症状の抑制
高K血症	K制限	血清K低下

［日本腎臓学会編：CKD診療ガイド2012, p.52, 2012,
〔https://jsn.or.jp/guideline/pdf/CKDguide2012.pdf〕（最終確認：2023年12月15日）より許諾を得て転載］

c. 生活習慣の改善

　肥満の是正や減塩と規則正しい食事を心がけ，たばこを吸っている人は禁煙が必要である．高血圧や糖尿病などの生活習慣病がある人は，きちんと医療機関を受診し治療を継続する．適切な運動の継続と節酒を行う．

d. 食事療法

　減塩と高カリウム血症などの危険がなければ果物や野菜の摂取をすすめ，コレステロールや飽和脂肪酸の摂取を控え，魚油を積極的に摂取する．腎機能が低下した場合はタンパク制限やカリウム制限が必要となる（表Ⅰ-7-4）．

E. 多職種連携・協働のポイント

a. 心不全

　心不全では，多職種連携が重要である．医師，看護師のみでなく，服薬指導や自宅での服薬管理では薬剤師による居宅療養管理指導や看護師による服薬セット，ヘルパーによる服薬介助などがあり，利用者によって有効な方法を選択する．リハビリテーション職による心臓リハビリテーション，栄養士による減塩指導や体重を維持するための食事の工夫，ヘルパーによる家事負担の軽減や食事療法の援助，デイサービスやデイケアでのリハビリの継続や入浴介助，福祉用具貸与事業者による介護ベッドや手すりなどの貸与などさまざまなサービスがあり，そしてこれらのサービスを調整するケアマネジャーがいる．多職種で支えることで長期の療養生活を安定して送ることができる．日本循環器学会は2021年度より「心不全療養指導士」認定制度を開始した．心不全の増悪や再入院予防，QOLの向上を図ることを目指してチーム医療を展開するべく，多くの看護師を含む専門職が取得できる資格となっている．

b. 脳血管疾患

　脳血管疾患では，とくに障害の重い場合や介護力が弱い場合，多くのサービスを利用することとなり，継続して行われるケアに関して各サービス間での役割分担や情報共有が必要となる．たとえば排泄のコントロールを訪問診療と訪問看護，訪問介護，通所介護で分担して行っていく場合に，ケアの方法を統一したり，便性に応じて緩下薬の調整を行った

りと適宜連絡を取りあっていく必要がある．ケアマネジャーはこのようなことも含めて，まずはサービス担当者会議を通して各機関が顔の見える関係を作り，その後の役割分担や連携をスムーズに行っていけるように調整する役割を担っている．

c. 慢性腎臓病（CKD）

CKDにおいては，一般にその自然経過は極めて長期にわたるため，さまざまな医療施設で多様な職種の医療従事者や介護従事者等との連携が必要となる．看護師，栄養士，薬剤師，医療ソーシャルワーカー（MSW）などが診療チームに参画することでそれぞれの治療効果を向上させることが期待されており，標準的なCKDの保存療法を現場に浸透させることを目的に腎臓病療養指導士制度が創設されており，看護師，保健師，薬剤師，管理栄養士が受験の対象となっている．

学習課題

1．心不全・脳血管疾患・慢性腎臓病の症状を理解する．
2．心不全・脳血管疾患・慢性腎臓病の悪化予防のために必要なケアを学ぶ．

引用文献

1) 厚生労働省：令和3年（2021）人口動態統計（確定数）の概況，2021，
〔https://www.mhlw.go.jp/toukei/saikin/hw/jinkou/kakutei21/index.html〕（最終確認：2023年12月15日）
2) 厚生労働省：令和元年度年国民生活基礎調査の概況，p.24，2020，
〔https://www.mhlw.go.jp/toukei/saikin/hw/k-tyosa/k-tyosa19/dl/14.pdf〕（最終確認：2023年12月15日）
3) 日本心臓財団：超高齢社会で急増する心不全．日本心臓財団ホームページ，
〔https://www.jhf.or.jp/check/heart_failure/01/〕（最終確認：2023年12月15日）
4) 日本循環器学会・日本心不全学会：急性・慢性心不全診療ガイドライン（2017年改訂版），p.10，2018，
〔https://www.j-circ.or.jp/cms/wp-content/uploads/2017/06/JCS2017_tsutsui_h.pdf〕（最終確認：2023年12月15日）
5) 日本透析医学会：2021年末の慢性透析患者に関する集計，
〔https://docs.jsdt.or.jp/overview/〕（最終確認：2023年12月15日）
6) Silverberg D, Wexler D, Blum M, et al：The cardio-renal anaemia syndrome: does it exist? Nephrol Dial Transplant **18**（Suppl 8）：viii7-viii12，2003

皮膚・創傷の管理

この節で学ぶこと

1. 療養者の皮膚の特徴と生じやすい創傷について学ぶ.
2. 在宅における褥瘡発生前後のアセスメントの概要を学ぶ.
3. 在宅における褥瘡ケアのポイントについて学ぶ.

A. 皮膚・創傷の管理の意義・目的

　皮膚と体形と容貌の要素から成る「見た目」は, 健康のバイオマーカーで寿命に関係するともいわれているため, 健康な皮膚を保つことは重要である. 健康な皮膚とは, 適度な潤いと柔軟性があり, 創傷や掻痒がない状態である. したがって, 皮膚の管理目的は, 皮膚の構造と機能をアセスメントし正常化することである.

　しかし, 療養者に創傷が生じると, 疼痛が生じ, 適切な医療やケアがなされないと治癒が遅延, あるいは重症化して創感染を招き死にいたる可能性がある. 加えて, 家族には介護負担が増し, 療養者や家族が望む自宅という療養の場を変えざるを得ない状況にもなりうる. そのため, 創傷の管理においては, 予防ケアがより重要である. したがって, 皮膚と創傷を包括的にとらえた管理が不可欠である.

B. 皮膚・創傷の管理を必要とする在宅療養者の特徴

　療養者の高齢化が進展しており, 高齢者が増加している. 高齢者の皮膚は加齢により, 角層を除く表皮, 真皮および皮下組織が菲薄化[*1]し, 組織支持力と弾力性が低下し脆弱化する. また, 角層の天然保湿因子の発現が低下し, 皮脂腺や汗腺の分泌も低下するため皮膚は乾燥する. さらに, 重篤な病態, 抗がん薬やステロイドなどの薬物療法歴, 放射線療法歴, 低栄養状態にある療養者の皮膚は脆弱化[*2]する.

　このように脆弱化した皮膚は, 圧迫やずれといった外力により**褥瘡**などの創傷を発生しやすくなる. したがって, すべての療養者が皮膚・創傷の管理の対象といえる.

[*1]皮膚の菲薄化：皮膚が薄くなることをいう.
[*2]皮膚の脆弱化：わずかな圧迫やずれといった外力が加わっただけでも, 創傷が生じるもろくて弱い状態をいう.

C. アセスメントの視点

a. 皮膚・創傷治癒に影響を及ぼす全身状態のアセスメント

全身状態が，皮膚・創傷に影響を及ぼすため，現病歴・既往歴や血液検査値などの情報より，下記の視点についてアセスメントをする．

アセスメントの視点

- 現病歴・既往歴：糖尿病・肝疾患・腎疾患・貧血・肺疾患などによる酸素の欠乏状態・脱水症・皮膚疾患の有無，健康レベル
- 治療歴：薬物療法（ステロイド，免疫抑制薬，抗凝固薬，がん薬物療法），放射線療法
- 栄養状態：体重減少，低タンパク血症，喫食率低下，摂取カロリー低下，ビタミンおよび微量元素の欠乏

b. 皮膚の脆弱性のアセスメント

皮膚は，正常な構造と機能を保持していないと脆弱化するため，下記の視点についてアセスメントをする．

アセスメントの視点

- 脆弱な皮膚の状態：乾燥・鱗屑（りんせつ），紫斑（しはん），浮腫，水疱，ティッシュペーパー様（白くカサカサして薄い状態）

c. 創傷予防のためのアセスメント

ここでは，療養者に発生しやすく，治癒しがたい褥瘡について述べる．

褥瘡とは，「身体に加わった外力は骨と皮膚表層の間の軟部組織の血流を低下，あるいは停止させる．この状況が一定時間持続されると組織は**不可逆的な阻血性障害**に陥り褥瘡となる」[1]と定義されている．褥瘡の発生要因には，摩擦とずれの**外力**のほかに，皮膚の**組織耐久性**に関与する**栄養**や**湿潤**がある．

褥瘡予防のためのアセスメントには，発生要因を網羅的に評価するためにスケールを用いた評価が重要である．**在宅版K式スケール**は，訪問看護ステーションでの活用のために開発され，前段階と引き金の2段階で評価する．除圧・減圧，栄養改善，皮膚の清潔保持の3つの視点から「**介護知識**」を問う項目が含まれおり，前段階で1点以上，引き金で1点以上であれば褥瘡発生の危険が高いと判断する（**図Ⅰ-8-1**）．その他，在宅を含め療養場所を問わずアセスメントに活用できるスケールは，**ブレーデンスケール**（Braden scale）や**OHスケール**などである．ブレーデンスケールでは，病院以外の施設や在宅といった療養の場で合計点が17点以下であれば褥瘡発生の危険が高いと判断する．OHスケールでは，褥瘡発生危険度のアセスメントのほかに，体圧分散寝具の選択にも評価を活用できる．

なお，褥瘡には，前述したような自己の身体の重みである自重で生じる**自重関連褥瘡**のほかに，医療関連機器によって生じる**医療関連機器褥瘡**（medical device related pressure ulcer：MDRPU）がある[2]．MDRPUは，深部静脈血栓症予防の弾性ストッキングや

前段階要因　（YES 1点）　日中(促さなければ)臥床・自力歩行不可　前段階スコア
　　　　　　　　　　　　　　　　　　　　　　　　　　　　　　　　　　　　　　点

[ ]　　　　　　　　　　　　[ ]　　　　　　　　　　　　[ ]　　　　　　　　　　　　[ ]

自力体位変換不可　　**骨突出**　　**栄養状態悪い**　　**介護知識がない**

・自力で体位変換できない
・体位変換の意思を伝えられない
・得手体位がある

・仙骨部体圧 40 mmHg® 以上
・測定できない場合は
　骨突出(仙骨・尾骨・坐骨結節・
　大転子・腸骨稜)である
　上肢・下肢の拘縮，円背である

・まず測定 Alb3.0 g/dL↓or
　TP6.0 g/dL↓
　Alb，TP が測定できない場合は腸
　骨突出 40 mm 以下
・上記が測定できないときは
　浮腫・貧血
　自分で食事を摂取しない
　必要カロリーを摂取していない
　(摂取経路は問わない)

・褥瘡予防のポイント①除圧・減圧
　②栄養改善③皮膚の清潔保持の3
　点について述べることができない

引き金要因　（YES 1点）　　　　　　　　　　　　　　　　　　　　　引き金スコア
　　　　　　　　　　　　　　　　　　　　　　　　　　　　　　　　　　点

体圧	[ ]	体位変換ケア不十分（血圧の低下 80 mmHg 未満，抑制，痛みの増強，安静指示などの開始）
湿潤	[ ]	下痢便失禁の開始，尿道バルン抜去後の尿失禁の開始，発熱 38.0° 以上などによる発汗（多汗）の開始
ずれ	[ ]	ギャッチアップ座位などの ADL 拡大による摩擦とずれの増加の開始
栄養	[ ]	1日3食を提供できない．食事のバランスに偏りがあるが，おやつや栄養補助食品などを提供できない

基礎疾患名＿＿＿＿＿＿＿＿＿＿＿＿＿＿

治療内容（健康障害の段階）
　急性期・術後回復期・リハビリ期・終末期・高齢者
身長　　cm，体重　　kg，年齢　　性別　男　女

実際　　　　　　褥瘡　有　無
発生日　　　　　部位　　　　深度
発生日　　　　　部位　　　　深度
コメント
使用体圧分散寝具名

※測定用具をパーム Q® とした場合は 50 mmHg

図Ⅰ-8-1　在宅版 K 式スケール
［日本褥瘡学会(編)：在宅褥瘡テキストブック，p.46，照林社，2020 より許諾を得て転載］

酸素マスク，静脈留置針，手作りのシーネなどの医療関連機器による外力で生じるため，これらの機器の接触部位の皮膚観察も重要である．
　これらを踏まえ，以下に着目してアセスメントを行う．

リスクアセスメントの視点

- 活動状況：要介護度3，または日常生活自立度ランクB・Cの該当の有無
- 褥瘡好発部位皮膚の状態（医療関連機器の接触部も含む）：反応性充血の有無（臥床時や坐位時の皮膚接触部位に注意）
- リスクアセスメントスケールの使用
- 褥瘡好発部位の体圧値
- 介護力：食事の準備と介助，皮膚の清潔ケア，排泄ケア

d. 創傷発生後のアセスメント

　褥瘡発生後は，治療とケアが適切かを評価するために褥瘡部のアセスメントは重要である．評価の際には，多職種とも褥瘡の状態を共通理解できる DESIGN-R®2020[3] を用い

る（**表Ⅰ-8-1**）．このツールは，Depth（深さ），Exudate（滲出液）などの7項目で評価し，それぞれの項目には異なる点数配分がされている．Depth（深さ）以外の点数を合計して重症度を0〜66点で評価し，点数が大きいほど重症度が高いことを示す．なお，この合計点によって，9点以下では1ヵ月以内，10〜18点では3ヵ月以内に治癒し，19点以上では3ヵ月以上かかると治癒期間が予測できる[4]．ただし，この治癒期間の予測を検証した際に「深部損傷褥瘡（DTI）疑い」の褥瘡は含まれていなかったため，「DTI」と評価した場合のみ治癒期間の予測はできない．なお，DESIGN-R®2020を用いて1週間に1回のペースで評価するが，悪化していると思われる場合には適宜評価する．また，評価時に留意すべき点は**表Ⅰ-8-2**のとおりである．

D. 支援・看護技術

1 ● 褥瘡の予防方法

褥瘡の予防には**外力の排除**が最優先となる．ただし，低栄養状態や湿潤している皮膚は，わずかな外力であっても容易に褥瘡が発生するため，それらの原因も除去する必要がある．そのため，リスクアセスメントの結果を基にケアを検討する．

a. 外力の排除

（1）臥床時

外力を排除するために，療養者の自力体位変換能力の有無，骨突出の有無によってエアマットレスなどの**体圧分散寝具**を選択する（**図Ⅰ-8-2**）．体圧分散寝具の圧分散効果は，エア，ウレタンの順に高く，素材の厚さによっても分散効果や寝心地が異なるため，**簡易体圧測定器**を使用し40mmHg以下で，かつ療養者が好む寝具を選択する．なお，**関節拘縮**があるとその部位の体圧値が高くなるため，関節拘縮を予防するリハビリテーションも必要時計画する．

ベッドの頭側挙上後など体位を整えた後は，身体にずれが生じるため**圧抜き**を行う．具体的には，滑りやすい素材からなるスライディンググローブを装着し，身体がマットレスやクッションに接している部位に手を入れる．また，スライディングシートやグローブを用いると，**体位変換**が容易になる．

体位変換の間隔は，体圧分散寝具を使用していれば必ずしも2時間ごとに実施する必要はない．ただし，延長したときの皮膚の状態を必ず確認する．また，療養者の身体状態や，**老老介護**などによって介護者の体力によって体位変換の援助が困難な場合には，**スモールチェンジ**を行う．スモールチェンジとは，小枕をマットレスの下に挟み，訪室ごとに一側の肩・腰・下肢，反対側の下肢・腰・肩の順に小枕を移動させることをいう[5]．枕を動かすことで身体の圧迫部分が変化するため，同一部位への長時間の圧迫を回避できる．さらに，このスモールチェンジ機能を搭載した**自動体位変換エアマットレス**の使用や，介護力の場合には**介護サービス**の利用を検討する．

（2）坐位時

圧力を殿部ではなく骨突出部のない大腿後面の広い支持面積で受けるために股関節，膝関節，足関節を90°にした姿勢で座る．この姿勢を保持できると仙骨部と尾骨部のずれを

表Ⅰ-8-1　DESIGN-R® 2020 褥瘡経過評価用

							カルテ番号（　　　　　　　） 患者氏名　（　　　　　　　）	月日	/	/	/	/	/	/

Depth*1　深さ　創内の一番深い部分で評価し，改善に伴い創底が浅くなった場合，これと相応の深さとして評価する

d	0	皮膚損傷・発赤なし	D	3	皮下組織までの損傷							
				4	皮下組織を超える損傷							
	1	持続する発赤		5	関節腔，体腔に至る損傷							
				DTI	深部損傷褥瘡（DTI）疑い*2							
	2	真皮までの損傷		U	壊死組織で覆われ深さの判定が不能							

Exudate　滲出液

e	0	なし	E	6	多量：1日2回以上のドレッシング交換を要する							
	1	少量：毎日のドレッシング交換を要しない										
	3	中等量：1日1回のドレッシング交換を要する										

Size　大きさ　皮膚損傷範囲を測定：[長径 (cm)×短径*3 (cm)]*4

s	0	皮膚損傷なし	S	15	100以上							
	3	4未満										
	6	4以上　16未満										
	8	16以上　36未満										
	9	36以上　64未満										
	12	64以上　100未満										

Inflammation/Infection　炎症/感染

i	0	局所の炎症徴候なし	I	3C*5	臨界的定着疑い（創面にぬめりがあり，滲出液が多い．肉芽があれば，浮腫性で脆弱など）							
	1	局所の炎症徴候あり（創周囲の発赤・腫脹・熱感・疼痛）		3*5	局所の明らかな感染徴候あり（炎症徴候，膿，悪臭など）							
				9	全身的影響あり（発熱など）							

Granulation　肉芽組織

g	0	創が治癒した場合，創の浅い場合，深部損傷褥瘡（DTI）疑いの場合	G	4	良性肉芽が創面の10%以上50%未満を占める							
	1	良性肉芽が創面の90%以上を占める		5	良性肉芽が創面の10%未満を占める							
	3	良性肉芽が創面の50%以上90%未満を占める		6	良性肉芽が全く形成されていない							

Necrotic tissue　壊死組織　混在している場合は全体的に多い病態をもって評価する

| n | 0 | 壊死組織なし | N | 3 | 柔らかい壊死組織あり | | | | | | | |
| | | | | 6 | 硬く厚い密着した壊死組織あり | | | | | | | |

Pocket　ポケット　毎回同じ体位で，ポケット全周（潰瘍面も含め）
[長径 (cm)×短径*3 (cm)] から潰瘍の大きさを差し引いたもの

p	0	ポケットなし	P	6	4未満							
				9	4以上16未満							
				12	16以上36未満							
				24	36以上							

部位 [仙骨部，坐骨部，大転子部，踵骨部，その他（　　　　　　　　　）] 　　合計*1

*1　深さ（Depth：d/D）の点数は合計には加えない
*2　深部損傷褥瘡（DTI）疑いは，視診・触診，補助データ（発生経緯，血液検査，画像診断等）から判断する
*3　"短径"とは"長径と直交する最大径"である
*4　持続する発赤の場合も皮膚損傷に準じて評価する
*5　「3C」あるいは「3」のいずれかを記載する．いずれの場合も点数は3点とする

[日本褥瘡学会（編）：改定 DESIGN-R®2020 コンセンサス・ドキュメント，p.5, 照林社，2020 より許諾を得て転載]
Depth（深さ）などの7項目それぞれを評価する．該当する状態をアルファベットと数字を用いて表記する．合計は Depth（深さ）以外の項目の数字を合算し点数とする．
例：D3-e3s9I3G4N3p0：22点

©日本褥瘡学会
http://jspu.org/jpn/
info/pdf/
design-r2020.pdf

表Ⅰ-8-2　DESIGN-R®2020 評価時の留意点

項目	ポイント
Depth：深さ	・「深部損傷褥瘡（DTI）疑い」とは，発赤，紫斑，浮腫，水疱，びらん，浅い潰瘍など所見を問わず皮下組織より深部の損傷が疑われる病態 ・視診，触診に加え，サーモグラフィ，超音波などの画像診断，血清のクレアチンキナーゼ値なども活用
Exudate：滲出液	・ドレッシング材の交換回数ではなく，1日1回の交換でもドレッシング材から滲出液が漏れ出る場合は「多量」，1日2回の交換でも極少量の滲出液の場合は「少量」
Size：大きさ	・創の最長径を探して計測し，その径に直交する最大径を探して計測し，算出 ・計測時に留意することは，体位によって創の形状が変化するため，毎回同一体位で測定し，骨突出部の創を計測する場合は，創の形状に添う紙製などの柔らかい定規を使用 ・採点のみならず，計測値を記録に残す
Inflammation/Infection：炎症/感染	・「臨界的定着疑い」は，肉眼的には明らかでないものの炎症が生じており，バイオフィルムを伴う細菌による感染が生じている病態 ・「I9：全身的影響あり（発熱など）」は，褥瘡部の感染が原因で発熱していることを意味するため，肺炎などによる発熱は該当せず
Granulation：肉芽組織	・良性肉芽とは，牛肉色といわれるような鮮紅色で，かつ適度に湿潤した状態
Necrotic tissue：壊死組織	・壊死組織の有無と硬度で判定
Pocket：ポケット	・ポケットとは，皮膚欠損部より広く脂肪層や筋層の組織喪失によって創腔がある状態 ・毎回同一体位で計測し，潰瘍面も含んだポケットの最大径とそれに直交する最大径を計測し，Sizeで算出した値を差し引き評価
表記方法	・たとえばD4-e3s9i1G4N3P12：32と表記 ・「：」の後の数字は，「D」の深さの点数は含めずにE～Pの点数を足した数値が合計点

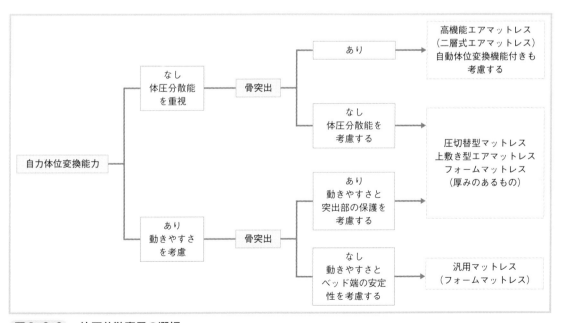

図Ⅰ-8-2　体圧分散寝具の選択

予防できる．坐位時間は1時間程度とし，自力で姿勢を整えられない患者には簡易体圧測定器を使用し70 mmHg以下となるような**体圧分散クッション**を選択し使用する．

b. 栄養状態の整え

　エネルギー量とタンパク質，ビタミンや微量元素が不足している場合は，できる限り補給する．投与方法としては，QOLを高めるためにも可能な限り経口摂取が望まれるが，高齢者や脳血管障害者では**嚥下障害**のために時には経口摂取が困難となる．そのため，障害の相に応じた**食品選択や増粘剤**の使用，または**嚥下訓練**などを検討する．また，上肢機能の低下により食事動作に障害がある場合には，**自助食器**の使用も検討する．

c. スキンケア

　スキンケアは，皮膚の清潔を保ち，発汗や失禁等による湿潤を予防するために行う．

（1）清潔の保持

　脆弱な皮膚は生理的な機能も低下しているため，角質水分量が低下し**ドライスキン**になりやすい．皮膚を清潔にする際には，皮膚は弱酸性であるため皮膚のpHバランスを崩さない**弱酸性皮膚洗浄剤**を用いて，強く擦ることなく洗浄する．入湯や洗浄時には，熱い温湯は皮脂をとりすぎるため，温度に留意する．洗浄後は，水分を柔らかいタオルで押さえてとり，速やかに**保湿剤**を塗布する．保湿剤は手のひらにとって，毛の流れに沿って擦らずに塗布する．塗布時の摩擦により，後述する**スキン-テア**（skin tear：皮膚裂傷）が生じる可能性もあるため，保湿剤は伸びのよいクリームやローションタイプを選択する．

（2）湿潤の予防

　皮膚の原因となる発汗については，寝床内や室内の温度を調整し，発汗時には速やかに更衣をする．ただし，室温環境は低湿にすると皮膚の乾燥が助長されるので留意する．

　失禁については，失禁の性状・量・回数・セルフケア能力・介護力・経済力の総合的な視点から失禁のケア用品を選択する．失禁のケア用品としておむつを使用する際は，テープ式やパンツ式はおむつにしわがよるとその部位の体圧が高くなるため，おむつは体の動きにフィットした適切なサイズを選択する．また，尿取りパッドを何枚も重ねて使用すると，殿部の体圧が高くなるためなるべく薄くする．失禁後は前述の「（1）清潔の保持」と同様な洗浄と保湿を行い，**尿の感染疑いや軟便・水様便**の場合には殿部に**撥水性保護クリーム**を塗布し，排泄物が皮膚に付着しないケアを行う．加えて，水様便では，通常の紙おむつでは吸収できないため，便を水分と固形物に分離して水分を濾過する軟便・水様便に対応するおむつの使用を考慮する．

d. ケアの評価

　毎日全身の皮膚を観察し，圧迫すると消褪する発赤の**反応性充血**や褥瘡がないかを観察する．とくに骨突起部の皮膚に反応性充血のほかに，表皮剥離，しわを認めないかを観察する．皮膚に変化を認める場合には，どのような原因で起こったのかをアセスメントしてケアを再検討する．失禁ケアについては，失禁関連皮膚炎（incontinence associated dermatitis：**IAD**）の発生予防がケアの評価の1つといえる．IADとは「局所皮膚に炎症が存在することを示す広義の概念」であり，その中に，いわゆる狭義の湿疹・皮膚炎群（おむつ皮膚炎）や，物理化学的皮膚障害，皮膚表在性真菌症を包括している[6]．障害の程度や障害のサイズによってケアは異なるため，IAD重症度評価スケールの**IAD-set**でアセス

メントをし，ケアを行う．

2 ● 褥瘡発生後のケア

　発生後は，なぜ褥瘡発生にいたったのかを振り返る．この振り返りが不十分であると，褥瘡は治癒せず，治癒しても再発の可能がある．褥瘡発生後も予防ケアと同様に，外力の排除，栄養状態，皮膚の湿潤，さらに褥瘡周囲皮膚もドライスキンではないかを確認してケアを行うことが重要である．さらに，褥瘡の局所管理については，**創と創周囲皮膚の洗浄，創傷の被覆**を行う．

　なお褥瘡ケアの目標が，治癒，現状維持，入院治療なのかを，療養者や家族の意向も含め判断する必要がある．

a. 創部と創周囲皮膚の洗浄

　基本的に洗浄は1日1回行う．まず，創周囲皮膚から皮膚のpHを崩さない弱酸性皮膚洗浄剤を使用し，処置用手袋を装着した手指で優しく洗浄する．つぎに，創部を微温湯で圧をかけずにやさしく洗い流す．温めてあっても水道水では，組織との浸透圧の差により疼痛が惹起されることがある．この場合は，生理食塩水を使用する．洗浄液は体温よりやや高い38℃前後に温めておき，異物や壊死組織を取り除くために十分な量を使用する．ポケットがある場合は，シリンジに洗浄液を満たし，接続したカテーテルをポケット内に挿入し，洗浄液が混濁しなくなるまで洗浄する．ただし，カテーテルを深く挿入し組織を損傷しないよう留意する．洗浄後は，ポケット内に洗浄液が残らないようにする．

　創周囲皮膚の洗浄以外の方法として，**入浴**がある．入浴は，創部，創周囲の皮膚の血流増加と細菌数の減少につながるため，身体的に入浴が可能であれば実施する．ただし，自宅の浴槽であれば創傷被覆材は除去して入るが，施設内では**交差感染**の可能性があるため被覆したまま入る．入浴後はいずれの場合も，褥瘡部をシャワーで十分に洗い流す．

b. 創傷の被覆

　DESIGN-R®2020で褥瘡の状態をアセスメントし，**外用薬**や**創傷被覆材**の使用を検討する．創傷は，**湿潤環境**であれば，真皮側の線維芽細胞が活性化され，コラーゲンの増生が促進されて良好な肉芽組織が形成され治癒が促進するが，乾燥下では創表面の壊死が進み，創傷治癒が遅滞する．創傷被覆材を用いると創治癒環境を整えるほかに，外部からの細菌侵入や汚染を防止でき，処置回数の軽減にもつながる．そのため，介護者など処置実施者の負担度を考慮して処置方法を検討する．さらに，介護者には，褥瘡は**感染**や外力が持続すると悪化する可能性があるため，悪化の徴候を判断する観察視点の教育を行う．

　ガーゼなどの固定に用いた**医療用テープ**の剥離時には，医療用テープを180°程度剥がす方向に反転させ，とくに脆弱な皮膚では**医療用粘着剥離剤**を使用して皮膚から粘着剤が自然に浮くようにしながら愛護的に剥離すると，スキン-テアが起こらず剥離時の疼痛も軽減できる．

3 ● スキン-テアのケア

　スキン-テアとは，「摩擦・ずれによって，皮膚が裂けて生じる真皮深層までの損傷（部分層損傷）[7]」である．主に高齢者の四肢に発生する急性損傷で，皮膚の痛覚に携わる自

由神経終末が創面に露出していため強い疼痛を伴うという特徴がある.

　スキン-テアのリスク要因には, スキン-テアの既往, あるいは白い星状や線状の特徴的な**瘢痕の保有**がある. さらに**脆弱な皮膚**で, かつ療養者がけいれん・不随意運動, 不穏行動, ベッド柵など物にぶつかるといった**療養者行動**や, 医療者や介護者が体位変換や移動の介助や清潔ケア, 医療用テープの貼付, リハビリテーションの実施といった**管理状況**も要因である. これらの要因に該当すれば, 褥瘡予防ケアに準じた**栄養状態の整えとスキンケア**, さらにアームカバーの装着などの**外力保護ケア**を行う. 療養者と介護者には, 予防ケアの必要性と方法について教育をする.

　発生後は, 固着するガーゼや創傷被覆材によって新たなスキン-テアを発生させないために, シリコーン系などの**非固着性創傷被覆材**を使用する. また, 医療用テープによる固定方法ではなく, 筒状包帯などで固定し, 医療用テープ剥離時に生じるスキン-テアを予防する.

E. 多職種連携・協働のポイント

　近年, **地域包括ケア**の概念が浸透し, 病院・老人福祉施設・在宅などが, 施設を越えて連携・協働する体制が構築されつつある. 褥瘡を有する療養者には, 医師, 看護師のほか, 薬剤師, ケアマネジャー, ヘルパー, 理学療法士, 作業療法士, 言語聴覚士, 管理栄養士といった多職種が連携しうる. 多職種が円滑に連携・協働するためには, 褥瘡ケアのゴールを各職種と療養者と家族らが共有し, かつ各職種の果たす役割をそれぞれ理解していることである. そのためには調整役ともいえるキーマンが必要であり, トータルでこの連携を把握できる看護師が担うことが最適である. さらに, 各職者が褥瘡の治療やケアのレベルアップ, 日常的な交流を図ることも重要である.

　なお, 褥瘡に関する**診療報酬制度**では, 医師・看護師・管理栄養士からなる**在宅褥瘡対策チーム**が, 在宅でカンファレンスやケアを行える在宅患者訪問褥瘡管理指導料という制度がある. また, **皮膚・排泄ケア認定看護師**や**創傷管理関連の特定行為研修修了者**が, 訪問看護師と**同行訪問**ができる在宅患者訪問看護・指導料3という制度ある. このような創傷ケアの専門家との連携も検討する必要がある.

学習課題

1．自重関連褥瘡と医療関連機器圧迫創傷の違いをまとめてみよう.
2．褥瘡の発生要因とアセスメントの視点との関係を考えてみよう.
3．在宅において褥瘡ケアを実施するために活用できる社会資源について考えてみよう.

引用文献

1) 日本褥瘡学会（編）：科学的根拠に基づく褥瘡局所治療ガイドライン. p.6, 照林社, 2005

2）　日本褥瘡学会（編）：ベストプラクティス医療関連機器圧迫創傷の予防と管理，p.6，照林社，2016
3）　日本褥瘡学会（編）．改定DESIGN-R®2020コンセンサス・ドキュメント，p.5，照林社,2020
4）　3期学術教育委員会DESIGN改訂グループ：第3期学術教育委員会報告　DESIGN-R合計点の褥瘡治癒に対する予測妥当性．日本褥瘡学会誌**12**（2）：141-147，2010
5）　Per Halvor Lunde：移動・移乗の知識と技術―援助者の腰痛予防と患者の活動性の向上を目指して（中山幸代，幅田智也 監訳），p.35-49，中央法規出版，2005
6）　日本創傷・オストミー・失禁管理学会（編）：IADベストプラクティス，p.6，照林社，2019
7）　日本創傷・オストミー・失禁管理学会（編）：ベストプラクティス スキン－テア（皮膚裂傷）の予防と管理，p.6，照林社，2015

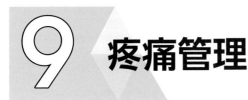

9　疼痛管理

この節で学ぶこと

　1．在宅における疼痛管理の目的と療養者の特徴について学ぶ
　2．疼痛管理に対するヘルスアセスメントの方法と看護技術について学ぶ

A. 疼痛管理の意義・目的

a. 痛みの定義

　痛みとは，「実際の組織損傷もしくは組織損傷が起こりうる状態に付随する，あるいはそれに似た，感覚かつ情動の不快な体験」と国際疼痛学会で定義（2020年改訂）されている[1]．

　さらに，痛みの定義に関する注として，以下の6項目が付記されている[1]．

①痛みは常に個人的な経験であり，生物学的，心理的，社会的要因によりさまざまな程度で影響を受けます．

②痛みと侵害受容*は異なる現象です．感覚ニューロンの活動だけから痛みの存在を推測することはできません．

③個人は人生の経験を通じて，痛みの概念を学びます．

④痛みを経験しているという人の訴えは重んじるべきです．

⑤痛みは，通常，適応的な役割を果たしますが，その一方で，身体機能や社会的および心理的な健康に悪影響を及ぼすこともあります．

⑥言語による表出は，痛みを表すいくつかの行動の1つにすぎません．コミュニケーションが不可能であることは，ヒトあるいはヒト以外の動物が痛みを経験している可能性を否定するものではありません．

　よって，療養者が感じる痛みとは，組織損傷のみでなく，個人的な主観的な経験を通した複雑な概念であることが明示された．

b. 疼痛管理の目的

　在宅における疼痛管理の目的は，療養者の今までの個人的・主観的な痛みの体験を踏まえ，療養者の主訴やデータ・心身的所見などをさまざまな側面から客観化し，薬物療法やほかの疼痛緩和療法を用いることより，療養者の「痛い」という自覚症状が緩和され，そ

---

*侵害受容：末梢神経終末にある侵害受容器が興奮によって惹起される神経系の応答．

表Ⅰ-9-1　在宅療養でみられる疼痛管理が必要な非がん患者

- 関節リウマチ
- 脊柱管狭窄症
- 筋萎縮性側索硬化症（ALS）などの神経系難病
- 慢性閉塞性肺疾患（COPD）
- 筋膜性疼痛症候群
- 帯状疱疹（ヘルペス）
- 廃用症候群

［山縣克之：がんとは無関係な痛み. がん看護 15（2）：146-148, 2010 より引用］

の人らしい日常生活を過ごせるような効果的介入を行っていくことといえる.

B. 疼痛管理を必要とする在宅療養者の特徴

　　ここでは，がん患者の疼痛管理を中心に学ぶが，非がん患者の疼痛管理については，後述の疾患だけでなく，年齢やライフスタイル，介護者や地域特性によって援助の方向性が多様となる（表Ⅰ-9-1）.

　　療養者の生活の場で関わる看護師や関係職種は，疾病や薬物療法にとらわれるだけでなく，後述する痛みの閾値に影響を及ぼす因子などにも関心を寄せ，療養者のその場の反応や家族などからの情報を得ながらさまざまな介入を試みることが望まれる.

C. アセスメントの視点

　　アセスメントの視点としては，簡単にまとめると以下のとおりである.

- **痛みの部位，性質**：痛みの種類（体性痛，内臓痛・関連痛，神経障害性疼痛）を把握
- **日常生活・生活環境の変化**：痛みによる日常生活動作（ADL）の制限，精神・社会面の影響
- **療養者，家族の疼痛管理のニーズ**：疼痛治療目標とその計画，定期的な評価

a. 観　察

　　痛みは主観的なものであるので，本人が伝えたい痛みを評価することが標準的な評価方法である. 評価ツールには，後述の NRS，VAS，VRS があるが，軽度の認知機能低下患者においても使用することが可能である.

　　その前提として，とくに高齢者や認知症のある療養者の場合，①表情，②声や話し方，③体の動き，④様子や行動，他人との関わりの変化，⑤日常生活パターンの変化，⑥精神状態，⑦身体状況（皮膚の変化など）などの観察を通して，前回訪問時との変化を確認することが重要である. また，家族から前回訪問時から当日までの状況の確認や，ほかの在宅支援者からの情報も連絡ツールなどで共有して訪問に望むことが望ましい. 変化を確認した場合は，後述の身体所見を含めて主治医に報告を行うが，定期血液検査や画像検査結果なども，症状安定時も情報共有が円滑に行える関係性を維持していく.

b. 問　診

　　がん患者が体験するがん疼痛には，部位や程度によって種類と特徴がある（表Ⅰ-9-2）.

表I-9-2　がん疼痛の種類と部位・性質のアセスメント

	侵害受容体性疼痛		神経障害性疼痛
	体性痛	内臓痛	
部位	局在性が明確（限局した痛み）	局在性が不明瞭，離れた部位に関連痛	神経分布に沿って出現
性質	うずくような痛み	鈍痛，重苦しい痛み	持続的：しびれるよう 発作的：電気が走るよう
そのほかの特徴	骨痛は体動時に増強，NSAIDs*1（エヌセイズ）が奏功	オピオイド*2が奏功	NSAIDs・オピオイドが効きにくい，鎮痛補助薬
主な原因	骨転移・皮膚転移など	実質臓器の腫瘍	脊髄圧迫，腹腔神経叢障害，腕神経叢障害など

［林 章敏，中村めぐみ，高橋美賀子（編）：アセスメントで把握すべき内容．がん性疼痛ケア完全ガイド，p.42，照林社，2010を参考に作成］

*1 NSAIDs：エヌセイズ（nonsteroidal anti-inflammatory drugs：非ステロイド抗炎症薬）．WHO 3段階除痛ラダーの第1段階として使われる非オピオイド鎮痛薬．抗炎症作用と鎮痛解熱作用をもつ．
*2 オピオイド：麻薬性鎮痛薬やその関連合成鎮痛薬などのアルカロイドおよびモルヒネ様活性を有する内因性または合成ペプチドの総称．現在日本で使われているのは，モルヒネ，オキシコドン，フェンタニルなどである．

表I-9-3　がん疼痛の包括的評価の実際

1. 観察
2. 問診
   1）痛みの部位・範囲
   2）痛みの経過
   3）痛みの強さ
   4）痛みのパターン
   5）痛みの性状
   6）痛みの増悪因子・軽快因子
   7）痛みによる日常生活への影響
   8）痛みに影響を与えるそのほかの因子
   9）現在行っている治療への反応，有害作用
   10）治療目標の設定
   11）痛みのアセスメントツール
3. 身体診察
4. 検査

［日本緩和医療学会　緩和医療ガイドライン作成委員会（編）：がん疼痛の薬物療法に関するガイドライン2020年版，p.34-39，金原出版，2020を参考に作成］

　また，痛み刺激が加わった場所とは違う部位の皮膚や筋肉などに出現する痛みを関連痛というが，これは内臓痛に関連した痛みである．

　療養者が直面している痛みに対して適切な治療やケアを提供するためには，療養者の主観的な体験である痛みを後述の項目に準じて包括的に評価し，治療やケアの効果を検討していくことが必要である（表I-9-3）．

c. 日常生活への影響

　痛みに起因する療養者の日常生活の制限についてアセスメントする．療養者本人や家族の言動に注目し，部屋の様子，トイレや浴室などを訪問時に確認する．療養者によっては，表I-9-4のような症状があっても，「痛みがある」と訴えない場合があり，気づきが遅くなる場合もある．とくに認知症や言語障害があり，言語的表現がむずかしい療養者の場

表Ⅰ-9-4　痛みの日常生活への影響

活動の制約	ADL・仕事・家事・趣味の制約
睡　眠	痛みで入眠できない，痛みで目が覚める
食　事	痛みで食事の姿勢が保持できない，食事をとると痛みが出る
排　泄	痛みでトイレに行けない，痛みで便座に座れない
清　潔	痛みで入浴したり体を洗ったり拭いたりできない，更衣できない
集中力の低下	集中できない，痛みで本や新聞などが読めない
情緒不安定	痛みがあってイライラする，悲観的な気持ちになる
社会的関係の変化	痛みで人とのつきあいがおっくうになる，人間関係が変化する

[高橋美賀子:痛みの専門的アセスメントと看護.痛みのケア―慢性痛，がん性疼痛へのアプローチ，p.199，照林社，2006より引用]

表Ⅰ-9-5　認知症患者などにおける痛みの評価

表情表現	眉をひそめる，顔をゆがめる，早いまばたき
言語化	うなる，ため息をつく，ののしる，ブーブー声をあげる
体の動き	体に力が入る，そわそわする，繰り返し特定の部位をこする
他者に対する反応の変化	攻撃的になる，反応が乏しくなる
活動パターンの変化	食事を拒否する，動かない時間が長くなる，行動を突然中断する
精神状態の変化	叫ぶ，涙する，混乱が増加する，イライラする

[小笠原利枝:痛みの評価が難しい患者のアセスメントとケア.がん看護　15(2):117-119，2010より引用]

表Ⅰ-9-6　痛みの閾値に影響を及ぼす因子

分　類	増強する因子	減弱させる因子
身体的	不眠，疲労，倦怠感	痛み以外の症状の緩和，睡眠
精神的	不快，不安，恐怖，怒り，悲嘆，抑うつ，孤独感，絶望感，緊張	安心，安堵，気分の高揚，精神的集中，緊張感の緩和
社会的	社会的地位・収入の喪失，家庭での役割喪失	人とのふれあい，他人からの理解，創造的活動
スピリチュアル	罪責感，存在意義の喪失	ゆるし，存在意義の発見
そのほか	リズムのない明暗環境	鎮痛薬，抗不安・抗うつ薬，鎮痛補助薬，心理療法，補完代替療法

[武田文和(監訳):トワイクロス先生のがん患者の症状マネジメント，p.18，医学書院，2003を参考に作成]

合は，療養者の表現や行動を関係者で共通理解して評価を補い合うことが望まれる（**表Ⅰ-9-5**）.

d. 痛みの閾値に影響を及ぼす因子

　がん疼痛の閾値には，**表Ⅰ-9-6**のようにさまざまな増強・減弱因子が影響する．また痛みは，身体面だけでなく，精神面，社会面，スピリチュアルな側面の影響を受けるため，包括的にアセスメントすることが重要である．とくに身体的側面の管理は，全人的苦痛（トータルペイン，**図Ⅰ-9-1**）の緩和の基本となり，看護職が疼痛の評価とともに丁寧に

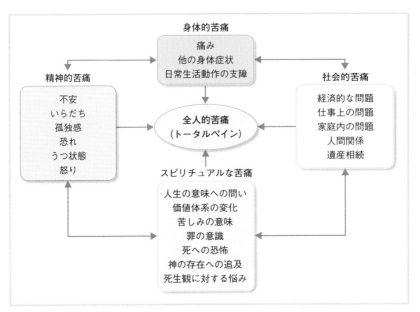

図I-9-1 全人的苦痛（トータルペイン）
［淀川キリスト教病院ホスピス（編）：緩和ケアマニュアル－ターミナルケアマニュアル，第4版，p.34，最新医学社，2001より引用］

アセスメントし，医師らの診療に反映しやすいように報告を行う．

e. 療養者の疼痛管理のニーズの共有（治療目標の設定）

　2018年に改訂された『WHOがん疼痛ガイドライン』に基づく疼痛治療の目標は，「患者にとって許容可能なQOLを維持できるレベルまで痛みを軽減する」[2]とされている．在宅療養期においては，本人の痛みに関する価値観や社会性が入院時より多様化していることが予測されるため，本人・家族と痛みの緩和の目標を共有し，具体的な計画を立て，定期的に評価していくことが望ましい．また主治医に確認した痛みの要因や検査結果，今後予測される状態を積極的に情報収集，支援者間で共有するとともに，療養者と家族の理解力に応じて看護師からも伝え，チームで療養者を支えていることを意識的に働きかけていく．

　具体的には，療養者がどの程度の痛み，影響であれば許容できるのかを確認し，価値観を尊重したうえで実現可能な生活上の目標を立てる．たとえば夜間の睡眠がとれる→座って食事がとれる→移動が可能になる，と段階的に目標設定を立て，移動が可能になったらどんなことを実現したいかなど療養者とともに目標を設定にし，療養者も治療行動に参加しやすい環境を整えていく．

f. アセスメントツールの活用

　痛みの評価は，**図I-9-2**や**表I-9-7**のようなツールを用いて，アセスメントに生かす．利用者本人が痛みの状況を記録に残すことがむずかしい場合は，家族や支援者が負担が少なく記載できる方法などを関係者間で検討していく．

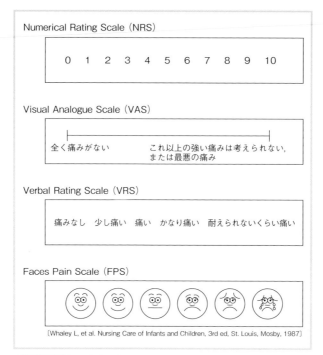

図Ⅰ-9-2　疼痛評価ツールの例

表Ⅰ-9-7　痛みの評価ツールの例

ツール	特徴
簡易的な疼痛評価用紙 （Brief Pain Inventory）	成人および青年期の疼痛尺度の中で，最も使用されているツールの1つ．痛みの場所や治療法を記録することにより，痛みの強さや日常生活への影響を推量する
重症患者痛み観察ツール （Critical Pain Observation Tool）	重症患者や口頭でのコミュニケーションが困難な患者の痛みを評価する
高度認知症における疼痛評価 （Pain Assessment in Advanced Dementia）	高度認知症における疼痛評価ツール 患者の呼吸，発声，表情，ボディランゲージなどから評価する
統合緩和アウトカムスケール （Integrated Palliative Outcomes Scale）	一般的な緩和ケア評価ツールで，疼痛評価尺度（NRS, VASなど）が含まれている
アビー痛みスケール （Abbey Pain Scale）	認知症患者に対し,6項目（①声をあげる，②表情，③ボディランゲージの変化，④行動の変化，⑤生理学的変化，⑥身体的変化）で評価する

D. 支援・看護技術

1● 薬物療法

　がん疼痛の治療薬は，WHO 3段階除痛ラダーに従って薬剤を選択するのが基本である（図Ⅰ-9-3）．療養者が感じている痛みの程度により，軽度・中等度・高度の3段階に分けられているが，強さの程度によりどの段階からでも開始することが可能である．

　また鎮痛薬使用の原則は，2018年に改訂された『WHOがん疼痛ガイドライン』で4原

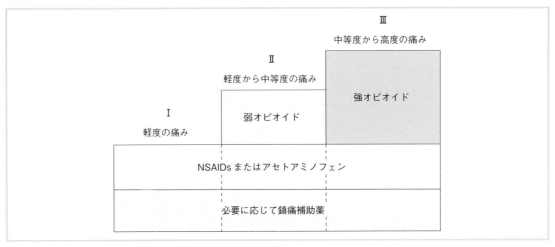

図Ⅰ-9-3　WHO 3段階除痛ラダー
［世界保健機関（編）：がんの痛みからの開放―WHO方式がん疼痛治療法，第2版（武田文和訳），p.17，金原出版，1996を参考に作成］

表Ⅰ-9-8　鎮痛薬使用の4原則

1. 経口的に
2. 時間を決めて規則正しく
3. 患者ごとの個別的な量で
4. その上で細かい配慮を

［世界保健機関（編）：成人および青年におけるがん疼痛の薬理学的および放射線治療的管理のためのWHOガイドライン（WHOがん疼痛ガイドライン2018），〔www.who.int/publications-detail-redirect/9789241550390〕（最終確認：2023年12月15日）を参考に作成］

則に変更された（**表Ⅰ-9-8**）.

a. 在宅で使われる主なオピオイドの種類と投与経路

(1) モルヒネ

投与経路が豊富で経口薬の種類が最も多い．呼吸困難感に効果がある．

(2) オキシコドン

徐放剤として，モルヒネより低用量の経口用製剤があるので，除痛ラダー第2段階から使用しやすい．レスキュー*製剤が散剤で水に溶けやすく飲みやすい．モルヒネより，腎機能障害のある療養者に使用できる．

(3) フェンタニル

合成麻薬である．貼用薬タイプがあり，便秘・眠気が起きにくい．

b. オピオイド使用時の副作用へのケア

主な副作用として便秘・悪心・眠気などがある．中でも便秘は耐性がなく，大部分の療養者に起こるため，使用開始時から緩下薬を使用する．ただし，モルヒネからフェンタニ

---

*レスキュー：レスキュー薬（rescue dose）．疼痛時に臨時に追加する臨時追加投与薬．現在使用中のオピオイドの量が少ない場合，レスキューの使用量（回数）に応じて，オピオイドの適量を検討していくことが理想的である．

ルにスイッチング*した場合に下痢を起こすことがあるので注意する．

　悪心はオピオイド使用者の約30％に出現するが，導入後約2週間で耐性ができるので，制吐薬の予防的投与で対処することが多い．

　眠気は約20％に出現するが，早期に耐性ができるので約1週間の経過観察で対処することが多い．

　また，現在は慢性疼痛にもオピオイドが処方されるようになったが，非がん疼痛の場合の長期使用に関しては，処方医や薬剤師と十分に情報共有を行い，ケミカルコーピングが起きないよう注意を図る．

c. オピオイド以外の疼痛治療

　在宅においても，緩和医療専門医等が診療にあたる場合，鎮痛補助薬としてのステロイドや骨転移にビスホスホネート製剤の処方がなされ，がん診療連携拠点病院との連携により，放射線治療・神経ブロック・脊髄鎮痛法なども行われるようになっている．

2 ● 非薬物療法

　日常生活おいては，罨法やマッサージ，安楽な体位の工夫など，ケアの介入として疼痛緩和に効果が期待できるものもある．特定の看護師のケアだけでなく，本人のニーズを確認しながら，セラピストによるリハビリテーションの提供や，鍼灸，また介護職や家族も提供できる方法を実践・継続できることが望ましい．

3 ● 非がん疾患の疼痛管理

a. 慢性心不全

　NYHA心機能分類が重症なほど疼痛の出現頻度は高く，心不全そのものや併存症，精神的ストレスなどが原因とされているが，症状は多様であり原因同定が難しい場合も多い．非ステロイド系抗炎症薬（NSAIDs）は，末期心不全患者において腎機能障害の悪化や体液貯留の増悪のリスクがあるため，できるだけ使用を控える．非麻薬性鎮痛薬としてはアセトアミノフェンが推奨され，アセトアミノフェンで疼痛のコントロールが困難な場合にはオピオイドの追加投与が考慮される[3]．

　また高齢者の場合，痛みやむくみ，倦怠感，悪心，呼吸困難感を総称して「だるい」と訴える療養者もいる．訪問時の療養者の言動，家族やホームヘルパーなどから情報収集し，アセスメントを丁寧に行い，苦痛の緩和につなげる．

b. 慢性閉塞性肺疾患（COPD）

　COPD患者における疼痛の有病率は66％と報告されており，痛みはCOPDの一症状ととらえられている[4]．COPDでは，年単位の予後予測が開発されているが，ほとんどの非がん性呼吸器疾患では正確な予後の予測は困難である．呼吸困難などの苦痛評価は主観的評価を基本とするが，認知症の合併のための主観的評価が困難な場合は客観的評価を併用する．またCOPDなどの非がん性呼吸器疾患の終末期の苦痛は，終末期肺がん患者の苦痛に匹敵するため，適切な緩和ケアを提供する必要がある．

---

*オピオイドスイッチング：より低い副作用やより高い鎮痛効果を得るために，ほかのオピオイドに切り替えること．

表Ⅰ-9-9　進行した認知症患者の苦痛評価に留意すべき点

1. 苦痛の存在を積極的に疑い，評価する
2. 質問を単純にし，選択肢を絞る
3. 短時間でなく，一定の時間をかけて評価する
4. 生活行為の中での痛みの変化を観察する
5. BPSDを苦痛の表現としてとらえる

[平原佐斗司・桑田美代子(編)：認知症患者の苦痛評価の特徴，認知症の緩和ケア．p.105-106，南山堂，2019を参考に作成]

　COPDなどの非がん性呼吸器疾患の緩和ケアでは，可能な限り疾患の基本的治療やケア・リハビリテーションを継続し，ここにオピオイドなどの緩和ケア的手段を加える．たとえば，COPDのガイドラインに基づき，長時間作動性抗コリン薬（LAMA）などの標準的な治療，酸素療法，排痰ケア，呼吸補助を中心とした呼吸リハビリテーションを行い，そこにファーラー位など安楽な体位や室内の十分な換気，顔面のクーリングや送風，音楽やリラクセーションなどのケアを加える．とりわけ，呼吸リハビリテーションの継続は，苦痛緩和の重要な柱になる[5]．

c. 認知症

　認知症患者の痛みの出現率は約25%で，重度認知症患者の死亡前18ヵ月間は40%という報告がある[6]．軽度や中等度までの認知症であれば，前述のNRSやVAS，フェイススケールなどの主観的評価法が使用可能な場合も多いが，中等度以降では，主観的評価をそのまま用いることは難しく，痛みや苦痛の評価は困難となる[7]．このことから進行した認知症患者の苦痛評価に留意すべき点については**表Ⅰ-9-9**に示す．

　つまり，認知症患者の苦痛は，BPSD（p.138参照）として表出されているものととらえ，BPSDを軽減させる治療やケアを行っていくことが望ましいと考えられる．認知症患者への鎮痛薬処方は，持続性の痛みにはアセトアミノフェンを第一選択とする．中等度から高度の痛みや，機能障害が生じている場合にはオピオイド使用を考慮する[8]．

E. 多職種連携・協働のポイント

　在宅における疼痛管理は，主治医，訪問看護師・訪問薬剤師，ケアマネジャー，ホームヘルパーなどの多職種連携により提供されているが，いまだ地域差があるのも現実である．

　今後は，在宅においても「いつでもどこでも誰にでも」，本人と家族のニーズに応じて疼痛管理が行われるよう，療養者本人と家族もチームの一員となって多職種の参加によるチームアプローチが望まれる．

学習課題

1．在宅における疼痛管理の目的と療養者の特徴についてまとめてみよう．
2．在宅で疼痛管理が必要な療養者の背景や看護介入の方法についてまとめてみよう．

■ 引用文献 ■

1) 日本疼痛学会理事会：改訂版「痛みの定義：IASP」の意義とその日本語訳について，
〔https://www.bing.com/search?q＝日本疼痛学会＋痛みの定義&qs＝SC&pq＝日本疼痛学会&sk＝HS3&sc＝
8-cvid＝874CCFC631C845449DE0BCAD2589D6AF&FORM＝QBRE&sp＝4〕，（最終確認：2023年12月15日）
2) 日本緩和医療学会緩和医療ガイドライン作成委員会（編）：がん疼痛の薬物療法に関するガイドライン2020年
版，p.40，金原出版，2020
3) 日本循環器学会ほか（編）：末期心不全における症状と対処法－疼痛．急性・慢性心不全診療ガイドライン2017
年改訂版，p114, 2018〔https://www.j-circ.or.jp/cms/wp-content/uploads/2017/06/JCS2017_tsutsui_h.pdf〕，（最
終確認：2023年12月15日）
4) 千﨑美登子・小山幸代：療養過程を支えるがん・非がん患者の緩和ケア，p.43，医歯薬出版，2021
5) 日本呼吸器学会ほか（編）：非がん性呼吸器疾患の緩和ケアの原則と考え方．非がん性呼吸器疾患緩和ケア指針
2021，p.14，2021〔https://www.jrs.or.jp/publication/file/np2021.pdf〕，（最終確認：2023年6月1日）
6) 前掲4），p.44
7) 平原佐斗司・桑田美代子（編）：認知症患者の苦痛評価の特徴，認知症の緩和ケア，p.105-106，南山堂，2019
8) 丹羽真一，國井泰人ほか：認知症患者の痛みの管理，臨床整形外科 **52**（7）：625-630，2017

第Ⅱ章

さまざまな
対象者への
在宅看護

学習目標

1. 地域・在宅で生活する療養者をとりまく社会資源や在宅医療・介護の状況を理解する.
2. さまざまな障害や疾病を有する療養者とその家族の特徴を理解し,倫理的課題や安全管理上の課題について学ぶ.
3. さまざまな障害や疾病を有する療養者への看護の考え方や,多職種連携のポイントを理解する.

1 要支援高齢者への在宅看護

この節で学ぶこと

1．在宅療養中の要支援高齢者等の特徴を学ぶ．
2．要支援高齢者等に対する看護職の役割と基本的姿勢を学ぶ．

A. 要支援高齢者をとりまく現状

a. 要支援高齢者の概要

　要支援高齢者とは，介護保険の保険者（市区町村）が設置する**介護認定審査会**により要支援1または要支援2と判定された高齢者のことである[*]．

　令和2年度介護保険事業状況報告（年報）[1]（**表Ⅱ-1-1**）によると，要支援1の認定を受けている高齢者数は約95万人，要支援2の認定を受けている高齢者数は約93万人であり，要介護（要支援）認定者数全体の約28.1％を占めている．

　また，2019年国民生活基礎調査[2]（**表Ⅱ-1-2**）によると，要支援高齢者において介護が必要となった主な原因は，関節疾患が最も多く，次いで高齢による衰弱，骨折転倒であった．これは，認知症が主な原因である要介護高齢者とは異なる点である．

　さて，要支援高齢者を狭義でとらえると，以上のような対象者といえる．しかし，広義でとらえると，介護認定を受けているかどうかにかかわらず，あるいは，支援を求めているか否かにかかわらず，支援ニーズをもつ高齢者すべてを要支援高齢者として考えるべきだろう．介護保険では，申請をしてはじめて認定が受けられる．つまり，本人が困っていることを訴えられず（あるいは訴えず），誰もそれに気づかない場合，介護保険の区分上は「自立」となってしまうのである．また，地域には介護サービスを必要としていなくとも，生活困窮や社会的孤立等の問題を抱えながら暮らしている高齢者がたくさんいる．そして，そのような人々は何かしらの健康問題を抱えていることが多い．このように自ら支援を求められず，誰からも気づかれにくい人々にこそ目を向ける必要がある．

b. 関連する社会資源・制度

(1) 介護予防サービス

　要支援1・2の認定を受けた方が介護保険により受けることができるサービスを「**介護**

---

[*]介護保険被保険者（介護保険加入者）のうち，65歳以上の方を**第1号被保険者**，40〜64歳の方を**第2号被保険者**と呼び，介護保険では，基本的には第1号被保険者が介護保険サービスを使うことが多い．しかし，**特定疾病**（加齢に伴って生ずる心身の変化に起因する疾病であって政令で定めるもの．つまり初老期における認知症や脳血管疾患，がん末期等16疾患がこれにあたる．なお，医療費の助成対象となる「特定疾患」とは異なる）により支援が必要となった場合，介護認定を受ければ第2号被保険者であっても介護保険サービスの対象となる．

表Ⅱ-1-1　2020（令和2）年 要介護（要支援）認定者数（年度末現在）

	区分	要支援1	要支援2	要介護1	要介護2	要介護3	要介護4	要介護5	総数
計	第1号被保険者	949	930	1,380	1,139	887	834	569	6,689
	65歳以上 70歳未満	33	36	41	40	28	25	21	224
	70歳以上 75歳未満	86	86	101	92	65	58	46	534
	75歳以上 80歳未満	155	136	176	137	95	84	63	848
	80歳以上 85歳未満	258	223	311	225	159	141	100	1,417
	85歳以上 90歳未満	270	265	404	309	231	209	139	1,826
	90歳以上	146	184	346	336	309	318	200	1,840
	第2号被保険者	12	20	21	27	18	16	16	130
	合計	961	949	1,401	1,166	906	850	586	6,818
構成比		14.1%	13.9%	20.5%	17.1%	13.3%	12.5%	8.6%	100.0%

※数値は，1,000人未満を四捨五入しているため，計に一致しない場合がある．
※保険者が国民健康保険団体連合会に提出する受給者台帳を基にしたものであり，提出後に要介護度がさかのぼって変更になる場合がある．
［厚生労働省：令和2年度介護保険事業状況報告（年報）報告書の概要, p.8,〔https://www.mhlw.go.jp/topics/kaigo/osirase/jigyo/20/dl/r02_gaiyou.pdf〕（最終確認：2023年12月15日）より引用］

表Ⅱ-1-2　現在の要介護度別にみた介護が必要となった主な原因（上位3位）

（単位：%）　　　　　　　　　　　　　　　　　　　　　　　　　　　　　　　　　　　　2019（令和元）年

現在の要介護度	第1位		第2位		第3位	
総数	認知症	17.6	脳血管疾患（脳卒中）	16.1	高齢による衰弱	12.8
要支援者	関節疾患	18.9	高齢による衰弱	16.1	骨折・転倒	14.2
要支援1	関節疾患	20.3	高齢による衰弱	17.9	骨折・転倒	13.5
要支援2	関節疾患	17.6	骨折・転倒	14.9	高齢による衰弱	14.4
要介護者	認知症	24.3	脳血管疾患（脳卒中）	19.2	骨折・転倒	12.0
要介護1	認知症	29.8	脳血管疾患（脳卒中）	14.5	高齢による衰弱	13.7
要介護2	認知症	18.7	脳血管疾患（脳卒中）	17.8	骨折・転倒	13.5
要介護3	認知症	27.0	脳血管疾患（脳卒中）	24.1	骨折・転倒	12.1
要介護4	脳血管疾患（脳卒中）	23.6	認知症	20.2	骨折・転倒	15.1
要介護5	脳血管疾患（脳卒中）	24.7	認知症	24.0	高齢による衰弱	8.9

注：「現在の要介護度」とは，2019（令和元）年6月の要介護度をいう．
［厚生労働省：2019年国民生活基礎調査の概況, p.24,〔https://www.mhlw.go.jp/toukei/saikin/hw/k-tyosa/k-tyosa19/dl/14.pdf〕（最終確認：2023年12月15日）より引用］

予防サービス」という．介護予防サービスには「介護予防訪問看護」，「介護予防訪問リハビリテーション」，「介護予防通所リハビリテーション」，「介護予防短期入所介護」，「介護予防福祉用具貸与」などがあり，基本的には全国一律の基準（部屋の広さや専門職の配置人数等）によって提供されている．「介護予防」という言葉のとおり，介護が必要な状態へと悪化しないように，できないことをやってあげるのではなく，できるように支援する

ⓒⓞⓛⓤⓜ
介護サービス情報公表システム

　　介護保険法第百十五条の三十五では介護サービス情報の報告および公表の規定があり，厚生労働省では「介護事業所・生活関連情報検索」のホームページ（https://www.kaigokensaku. mhlw.go.jp/）を立ち上げています．このホームページでは，介護保険の指定を受けている介護サービス事業所だけではなく，地域包括支援センターや生活支援等サービス，認知症に関する相談窓口，有料老人ホームの情報が整理されています．

ためのサービスである．

(2) 介護予防・日常生活支援総合事業（総合事業）

　　総合事業は「基本チェックリスト」で該当した人や要支援1・2の認定を受けた人が利用できる市区町村事業で，「**介護予防・生活支援サービス事業**」と「**一般介護予防事業**」から構成されている（『NiCE 地域・在宅看護論Ⅰ』，第Ⅲ章第2節）．

　　①介護予防・生活支援サービス事業（以下，サービス事業）

　　「介護予防サービス」として提供されていた「介護予防通所介護」，「介護予防訪問介護」が，2018年4月からは全市区町村でそれぞれ「第1号通所介護」（介護保険法第115条の45第1項第1号に規定されていることからこのように呼ばれている），「第1号訪問介護」として提供されることになった．「介護予防サービス」より基準が緩和されており，ボランティアの活用や多様な内容のサービス（「移動支援」や「栄養改善」など）の実施が期待されている一方，自治体が内容を決めるため，自治体間による格差も懸念されている．

　　②一般介護予防事業

　　「介護予防サービス」，「サービス事業」とは異なり，すべての高齢者を対象としているのが「一般介護予防事業」である．具体的には，住民が主体となって行う介護予防活動（通いの場等）の育成や支援などがある．なお，「サービス事業」の「第1号通所介護」の一類型として，「通所型サービスB（住民主体による支援）」があるが，それと一般介護予防事業における通いの場は，対象者の違いを除いてほぼ同様のものであることが多い．

(3) 高齢者福祉サービス

　　各自治体では，さまざまな高齢者福祉サービスを行っており，以下は一例である．このような情報は，各自治自体のホームページで公開されているほか，**地域包括支援センター**が把握していることが多い．

- 緊急通報装置（センサーが人の動きを感知し，一定時間動きがない場合，連絡がされる）の貸与
- GPSによる見守りサービス（靴などにつけることができるGPS機器により位置を検索できる）の貸与
- 見守りを目的とした手渡しによる配食サービス

c. 在宅医療・介護の状況

　　要介護・要支援認定申請は，介護サービスの利用を前提として行われる申請であるため，認定を受けた方はほとんどの方が介護サービスを利用するが，とくに訪問介護や通所

介護を利用する人が多い．総合事業が始まる以前の平成26年度介護保険事業状況報告（年報）によると，介護保険第1号被保険者（65歳以上の高齢者）のうち，介護予防サービス受給者数の約46％が介護予防通所介護を利用し，次いで介護予防訪問介護（約42％），介護予防福祉用具貸与（約30％）を利用していた．一方で，介護予防訪問看護の利用率は3.8％と非常に少なく，これは「自覚症状の乏しい慢性疾患に対する健康管理」より，「ヘルパーによる生活援助やデイサービスによる社会参加」が優先されがちであることが理由の1つとして考えられる．介護予防のためには，疾病を悪化させないことが重要であり，**介護支援専門員（ケアマネジャー）**は，生活面だけではなく，医療的なアセスメントも包括的に行う必要がある．

　また，介護認定は，介護の必要度（介護にかかる時間）により判断されるため，必ずしも病気の重さとは一致していない．たとえば末期がんであっても，状態が落ち着き，介護の必要なく生活が送れているような場合は要介護度の結果が低くなる傾向がある．要介護度が低いということは，**介護保険区分支給限度額**（介護保険給付を受けることができる上限額）が少ないということであり，疾病の急な悪化に対して，十分に対応できないといった問題が生じることもある．

　なお，介護保険区分支給限度額を超えた介護保険サービスの利用については，介護保険が適用されず全額自己負担となってしまうため，要支援高齢者に訪問看護などを提供する際は，医師の指示だけではなく，ケアマネジャーと密に連携し，作成する**介護サービス計画（ケアプラン）**に位置づけてもらう必要がある．

B. 療養者の理解

a. 身体的な理解

　介護認定は，要支援1・2から要介護1～5までの7段階に区分されているが，要支援高齢者はその中では最も要介護度が低く，「起き上がりや立ち上がり，片足での立位や日常の意思決定，買い物といった日常生活能力に何かしらの低下が見られており，支援を必要としている状態」の高齢者である．また，**フレイル状態**[*]であることも多く，過度な支援はそれを悪化させる可能性がある一方，無理な動作は転倒・骨折につながる恐れもあり，できることとできないことの見極めが大切である．

b. 心理的な理解

　加齢に伴う老化はどの高齢者にも起こることであるが，介護認定により，「要介護（要支援）高齢者である」と認定を受けることは，高齢者にとって「衰えを宣告される」ことであり，ショックや恥ずかしさを感じる場合も多い．とくに要支援高齢者は，ほとんどの日常生活動作（**ADL**）やIADL（手段的日常生活動作）がおおむね自立しているため，介護認定を受けることを拒否したり，認定されても介護サービスの利用につながらない場合

---

[*]フレイル：要介護状態にいたる前段階として位置づけられるが，身体的脆弱性のみならず精神・心理的脆弱性や社会的脆弱性などの多面的な問題を抱えやすく，自立障害や死亡を含む健康障害をまねきやすいハイリスク状態を意味する．
［フレイル診療ガイド2018年版，荒井秀典（編集主幹），長寿医療研究開発費事業（27-23）：要介護高齢者，フレイル高齢者，認知症高齢者に対する栄養療法，運動療法，薬物療法に関するガイドライン作成に向けた調査研究班（編），日本老年医学会，国立長寿医療研究センター，ライフ・サイエンス，2018年］

もある．また一方で，より多くの介護保険サービスを利用するために，より高い介護度の認定を求める高齢者もいる．前者では，適切な支援が提供されない可能性があり，後者では必要以上の支援が逆に自立を阻害する可能性がある．また，本人ではなく家族等の希望により，要介護・要支援認定申請がされている場合も多く，本人が本当は何を希望しているのか把握することが重要である．

c. 社会的な理解

　一般的には，筋骨格系の疾患や加齢による体力の低下など，身体的な要因に加え，免許の返納等による移動手段の喪失等により，行動範囲が縮小するとともに，親しい友人が施設入所したり，亡くなってしまったりすることで交流機会が減少することが多い．また，家庭内や地縁組織（町内会，老人会）等における社会的役割も，次の世代に引き継がれることが多く，社会性が低下しがちとなる．これらの参加・活動機会の減少は，フレイルの起点となることがあるため早期の介入が必要である．

　また，要支援高齢者といっても，60歳代～100歳代まで親子以上の年齢差がある集団であり，環境や生活歴によってもそれぞれの社会性は大きく異なる．要支援高齢者と一括りにとらえず，対象の人生そのものを理解し，支援していくことが大切である．

d. 介護状況の理解

　介護認定において，疾病や外傷等により，心身の状態が安定しない場合や，認知機能，思考・感情等の障害がある場合は，要支援相当であっても要介護と判定されることがある．このことから，要支援高齢者は，「要介護状態までにはいかないものの，家事や身の回りの支度などの日常生活に支援を必要とする状態であり，さらに，認知機能の低下はあまりなく，疾病も安定している高齢者」といえる．おおむね生活は自立しているが，徐々にフレイルが進行し，それに伴って要介護度が悪化していく可能性が高い状態であり，見守りながら自立を促し，要介護状態への移行を予防するような支援が重要となる．

C. 療養者の家族の理解

　要支援高齢者は身の回りのことはおおむね自立し，認知機能低下もあまりないため，家族にとって介護の負担が特段に大きいわけではない．しかし，子の独立による世帯状況の変化（高齢者のみ世帯への移行）や，子や孫の世話が必要となる時期と重複する（ダブルケア）など，家族介護者の状況はさまざまである．また，おおむね自立しているからこそ，家族が機能の低下に気づかなかったり，それを認められなかったりすることで支援が遅れてしまうこともある．

　家族介護の負担は，要支援高齢者と同居しているか否かによっても大きく異なる．この差異は，同居している家族介護者と，そうではない家族間との介護に対する方針の違いにつながり，同居している家族介護者が孤立してしまうこともある．そのため，家族の本人に対する認識，介護力や家族関係，介護に対する意向等，背景を十分に把握して支援する必要がある．

D. 倫理的課題

　要支援高齢者は，認知機能の低下は大きくないため，能力的には意思決定が可能であることが大半であるが，実際には家族の意向に沿って意思決定がすすめられることが多い．本人が心より望み，その意思決定を行っていればよいが，中には家族に遠慮し，不本意ながら支援を受けている場合もある．介護予防サービスは本人の自立や介護予防を促すための支援であることから，その前提として，本人がどのような生活を望んでいるのかを把握することが重要である．

　たとえば，家族から見て「閉じこもっている生活」であっても，本人にとっては「自分の自由な時間を満喫している生活」かもしれない．また，「昔の友達と交流したい」という希望があった場合，単に「デイサービスに通って誰かと交流する」というのは意味がない．また，本人が望む生活を阻害している要因を分析していくと，疾病や健康状態が根底にあることが多い．看護職は，それらをまとめて把握できる立場におり，地域包括支援センターの保健師，あるいは訪問看護師等として，情報をわかりやすく本人や家族，そして，周囲の専門職に伝えていくことが，本人の自己決定の助けとなる．

E. 安全管理

　要支援高齢者は，日常の生活がおおむね自立しているため，その活動範囲は要介護高齢者と比較すると広い．しかし，関節疾患などの障害を抱えているような場合には，自宅やその周囲の環境をアセスメントし，転倒しないように環境を整える必要がある．徐々に身体機能が低下しはじめている状態であるが，実際の機能低下とセルフイメージとの相違は，無理な動作や過剰な活動につながることもあり，注意が必要である．

　また，日常の生活が自立しているとはいっても，疾病管理などが十分にされているとは限らず，浮腫んでいると思ったら心不全を発症していたり，痛みがあると思ったら骨折していたりすることもある．とくに独居の場合，日頃の状態を見守る体制が重要である．

F. 要支援高齢者への看護

　要支援高齢者に対する看護職の関わりは，**地域包括支援センター**の保健師として，**介護予防ケアマネジメント**を提供する場合と，訪問看護師として，介護予防訪問看護を提供する場合とがある．

a. 地域包括支援センターの保健師の役割

（1）隠れたニーズを把握し支援する

　一般的に要支援高齢者が訪問看護を利用しているケースは多くはない．しかし，介護の必要性の高さは必ずしも医療・看護の必要性の高さと一致するわけではなく，介護的な支援があまり必要でなくても，実は持病が悪化していたり，フレイルが進行していたりする人も少なくない．このような中で，地域包括支援センターの保健師等は，アセスメントによりそれらの隠れたニーズを把握し，支援するという大切な役割を担っている．

　要支援高齢者というと，介護保険サービスにより支援される高齢者という印象が強いが，実はセルフケアやそのための行動変容が重要であり，これらは保健師等が行う生活習慣病予防や重症化予防と同様である．地域包括支援センターの保健師等は，そのことを意識し，介護予防ケアマネジメントを単なる介護保険サービスを利用するためだけに行うことがないようにしなければならない．

(2) 訪問看護等の医療系サービスにつなぐ

　なお，介護予防ケアマネジメントでは直接的なケアはできないため，必要に応じて訪問看護等の医療系サービスにつなぐことが大切であり，これは地域包括支援センターに配置された看護職としての大切な役割である．

(3) 訪問看護利用の促進

　要支援高齢者は，生活はおおむね自立しており，病状的にも安定している．また，難病や末期がん，退院直後等，医療的ニーズの高い状況を除き，疾病の悪化予防や治療を求めているのではなく，介護サービスの利用を希望している人が主である．そのため，たとえ訪問看護が必要な状態であっても「1回の体調管理のための訪問看護よりは，1回の買い物支援を希望する」と利用につながらず，結果として，持病の悪化による再入院を繰り返し，要介護状態へ悪化してしまうことがある．このような場合，「疾病の悪化予防，治療」そのものの必要性に対して，訪問看護の必要性を訴えるのではなく，本人の望む生活の実現のため，「疾病の悪化予防，治療」が重要であり，そのための手段として訪問看護が大切であることを伝えていく必要がある．

b. 訪問看護における看護師の役割

　介護予防ケアマネジメントは，地域包括支援センターの保健師等のみが行っているわけではなく，地域包括支援センターの他職種（**社会福祉士・主任介護支援専門員**［主任ケアマネジャー］）や，外部の介護支援専門員に一部委託されており，職種によっては疾病や身体的なアセスメントに不慣れな場合もある．そのため，訪問看護では，日常的な看護の提供のほかにも，介護支援専門員のアセスメントを支援するといった役割を担うことがある．とくに退院時や，新規のケアマネジメントの際には，体調管理を通じたアセスメント

コラム

介護保険区分支給限度額と訪問看護

　訪問看護が提供される場合，基本的には医療保険と介護保険，どちらかの給付を受けることになりますが，介護認定を受けている場合は，原則として介護保険が優先されます．その場合，介護支援専門員の作成するケアプランに訪問看護を位置づけてもらう必要がありますが，要支援の場合，介護保険区分支給限度額が低いため，その限度額内で訪問看護が入れる回数は多くはありません．要支援高齢者の体調によっては，ほかの介護サービスより訪問看護を優先させた方がよい場合もあり，その際には担当の介護支援専門員にその必要性をわかりやすく説明する必要があります．

　　※がん末期や退院直後において，医師の特別訪問看護指示書により訪問看護を提供する場合は，月1回，14日以内については介護保険ではなく医療保険の適用となるため，必ずしも介護サービス計画に位置づけてもらう必要はありませんが，担当の介護支援専門員とは密な連携をとるよう心がけましょう．

のため，短期間の訪問看護が利用されることも多い．このように，訪問看護には直接的ケアの提供だけではなく，ケアマネジャーやほかの福祉系専門職のアセスメントを支援する役割としても期待されている．

G. 多職種連携・協働のポイント

　要支援高齢者は介護保険区分支給限度額が少ないことから，頻回な訪問看護の利用は難しい一方，その多くがデイサービスやヘルパーを利用しているため，日常の療養を支えていくためには介護職との連携・協働が重要である．しかし，要支援高齢者は日常の生活がおおむね自立していることから，健康上も問題ないと判断されていることが多く，ケアの必要性について丁寧に説明し，理解してもらう必要がある．その際には，介護職がケアマネジャーの場合は一般的に疾病や治療について詳しい知識をもっているわけではないことから，わかりやすい言葉で説明するなどの工夫が大切である．また，医療職に対して敷居の高さを感じている介護職も多いことから，日頃より顔の見える関係づくりを意識する必要がある．

　「A．要支援高齢者をとりまく現状」で述べたように，要支援高齢者を広義にとらえた場合，多職種連携・協働はより重要である．介護保険サービスは利用者と事業者との契約に基づいて提供されており，このことにより支援の対象者＝自事業者の顧客のみという考えに陥りがちである．自分の顧客のみならず，広義の要支援高齢者に興味をもち，それらの人々を支援する専門職や地域住民と連携・協働し，地域の新しい支援の仕組みを作っていくことは，自身の顧客への支援の質を高めるだけではなく，地域で活動する看護職として，自身の視野や人脈を広げるため，重要である．

学習課題

1. 日常の生活はおおむね自立しているものの，徐々に加齢による機能低下がはじまりつつある高齢者に対する看護職の役割について考えてみよう．
2. 地域包括ケアシステムの構築に関わる地域の看護職として，直接的な看護の提供のほかにどのような役割があるのか考えてみよう．

引用文献

1) 厚生労働省：令和2年度介護保険事業状況報告（年報）報告書の概要．〔https://www.mhlw.go.jp/topics/kaigo/osirase/jigyo/20/index.html〕（最終確認：2023年12月15日）
2) 厚生労働省：2019年国民生活基礎調査の概況．〔https://www.mhlw.go.jp/toukei/saikin/hw/k-tyosa/k-tyosa19/index.html〕（最終確認：2023年12月15日）

2 要介護高齢者への在宅看護

この節で学ぶこと

1．在宅療養中の要介護高齢者の特徴を学ぶ．
2．要介護高齢者への訪問看護における看護師の基本的姿勢を学ぶ．

A. 要介護高齢者をとりまく状況

a. 要介護高齢者の概要

　2022年介護保険事業報告概要によると，要介護認定者数は501.5万人で，男性が161.6万人，女性が339.8万人で，75歳以上の後期高齢者が男性は75％以上，女性は90％以上を占めている[1]．そのうち居宅サービス受給者数は325.2万人で，訪問看護利用者は57.0万人であった[2]．要介護者において介護が必要となった主な原因は，認知症が最も多く（第Ⅱ章1節 p.121，表Ⅱ-1-2を参照），次いで脳血管疾患，骨折・転倒[3]となっており，在宅で療養する要介護高齢者は，女性，**後期高齢者**が多く，認知症，脳血管疾患等でADLが慢性的に低下した状態であるといえる．

b. 関連する社会資源・制度

　要介護高齢者には，2000年に施行された**介護保険制度**が大きく関わっている．介護保険の総費用は年々増加しており，2014年に一定以上の所得のある利用者は自己負担2割に，2017年にはとくに所得の高い利用者は自己負担3割に引き上げられている．

c. 在宅医療・介護の状況

　介護保険法の要支援・要介護者のいる世帯の世帯構造は，「単独世帯」28.3％，「夫婦のみの世帯」22.2％，「夫婦のみを除いた核家族世帯」18.1％，「三世代世帯」12.8％で，「単独世帯」は要支援者や要介護度の低い者がいる世帯の割合が高い[4]．以上のことから近年，要介護高齢者は独居や夫婦のみの世帯の割合が比較的高く，介護の手が十分とはいいがたい状況である．

B. 療養者の理解

a. 身体的な理解

(1) 恒常性維持機能の低下

　要介護高齢者は，環境の変化に適応する能力が低下しており，外気温が高いと①体温が上昇する，②容易に脱水を起こす，③血圧が上昇するといった身体的症状が起きやす

い[5]. また，慢性疾患を有することが多く，複数の病気や症状をもち合併症を起こしやすい. その症状は個人差が大きく，治りにくかったり，急激な悪化がみられたりすることがある.

(2) 薬剤に対する反応の変化

要介護高齢者は，複数の病気や症状によって多剤併用している場合が多いため，有害事象を招きやすい. また，消化管機能低下から薬効が現れるまで時間を要したり，薬剤の血中濃度が上昇したりすることもある.

(3) 寝たきりや全身状態の低下

要介護高齢者は，運動器の障害や活力の低下を含めた健康障害に対する脆弱性がより高まることで，**サルコペニア**，**ロコモティブシンドローム**，**フレイル**，**生活不活発病**になりやすく，それらの状態が悪化しやすい.

(4) 感覚器機能の低下

要介護高齢者は，感覚機能が低下するため視覚障害，聴力障害が現れやすい. 白内障で薬剤服用時に支障がみられたり，難聴で周囲の会話が理解しにくくなったりすることがある.

b. 心理・社会的な理解

要介護高齢者は，疾患や障害等の影響で**日常生活動作（ADL）**が低下しやすい. ADLの低下によって介護が必要になった自分を受け入れられなかったり，以前のような社会や家庭での役割を果たせなかったりすることで，自信をなくしたり不安になったりすることもある. 一方，周囲の人々とのかかわりが充実することによって，要介護高齢者は自分自身を健康と思えることが明らかになっており[6]，要介護高齢者それぞれの背景を理解しながら心配ごとや悩みを受け止めて対応し，社会的活動に参加できるよう支援することが重要である.

c. 介護状況の理解

居宅介護サービスごとの要介護度別利用者数の構成割合（**図Ⅱ-2-1**）から，通所介護や通所リハビリテーション，訪問介護等は比較的介護度の軽い利用者が多く，訪問入浴介護や訪問看護ステーションは介護度の重い利用者が多いことがわかる. 同居している家族の主な介護時間は，要介護1と要介護2は「必要なときに手をかす程度」が最も多く，要介護3以上では「ほとんど終日」が最も多い. 以上のことから，独居や夫婦のみの世帯を中心とした比較的介護度の低い高齢者は通所サービスや訪問介護等を利用しながら生活し，介護度の高い高齢者は事業者に介護を依頼しながら配偶者を中心とした介護者が介護を行っていると考えられる.

C. 療養者の家族の理解

要介護者等の介護者の5割強が，同居している人が主な介護者となっており，その続柄は，配偶者23.8%，子20.7%で，性別では男性が35.0%，女性が65.0%となっている. 同居している主な介護者の年齢は男女ともそれぞれ約7割が60歳以上で，「老老介護」のケースが多く存在している. 別居家族等13.6%の主な介護者には家族による遠距離介護が含ま

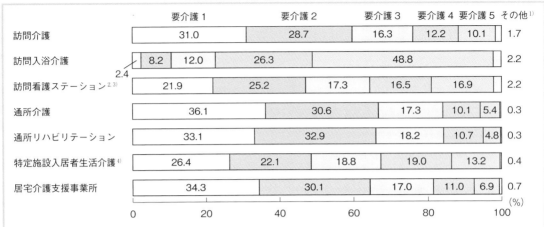

注：1）「そのほか」は、要介護認定申請中等である.
　　2）「訪問看護ステーション」は、健康保険法等のみによる利用者を含まない.
　　3）訪問看護ステーションの「その他」は、定期巡回・随時対応型訪問介護看護事業所との連携による利用者も含む.
　　4）「特定施設入居者生活介護」は、9月末日の利用者数である.

図Ⅱ-2-1　要介護度別利用者数の構成割合（介護サービス）
［厚生労働省：平成29年介護サービス施設・事業所調査の概況, p.8,
〔https://www.mhlw.go.jp/toukei/saikin/hw/kaigo/service17/index.html〕（最終確認：2023年12月15日）より引用］

れ、同居する介護者が「子」の世帯には「8050問題」を含め近年増加している「高齢者と未婚の子が同居する世帯」が含まれている. 後者の「高齢者と未婚の子が同居する世帯」は、孤立に陥りやすいといった問題を抱えやすいことが明らかになっている[7].

D. 倫理的課題

　看護職には、要介護高齢者それぞれの人生観や価値観を理解したうえで、尊厳ある人生の最終段階を送ることができるよう支援していく役割がある. そのためには、要介護高齢者を「彩り豊かな人生を送ってきた尊厳ある人間」として理解することが求められ、個性豊かな一人の人間として関心をもち、敬意をもってかかわることが重要である[8]. 要介護高齢者の訪問看護では、介護サービス利用の決定、胃瘻造設等のさまざまな**意思決定場面**や**高齢者虐待**の問題等、多様な倫理的課題がある. 看護職には高齢者の心身の特徴に配慮した意思決定支援がますます求められており、そのために必要な視点を**表Ⅱ-2-1**に示す.

E. 安全管理

a. 転倒・転落

　転倒・転落の防止のための配慮がすべての要介護高齢者に必要である. 訪問開始後早い時期に、要介護者が活動する範囲の住居環境の情報を収集して、個々に合った適切な防止対策をとることが重要である. まず転倒・転落の危険性がある場所には、手すりや段差解消手段等を検討する. 玄関・階段をはじめ、浴室やトイレ・洗面所までの導線も確認し、

表Ⅱ-2-1	要介護高齢者の意思決定支援をする際の視点

1. 高齢者に特有な心身の状態への配慮
視聴覚機能等の加齢変化や疾患に伴う機能低下など，高齢者の状態を十分にアセスメントしたうえで，説明する側の能力を高め，わかりやすい説明を心がける
2. 高齢者の意思表出への支援
生きてきた時代背景や価値観にも配慮し，安心して希望を伝えられるよう支える
3. 高齢者の意思の確認
希望する医療や療養生活について，早い段階からの意思確認が求められるが，意思は変化することを念頭におき，状況の変化に応じて確認していく．また，早い段階から家族の意思も確認する
すでに高齢者からの確認が困難もしくは家族がいない高齢者の場合は，関係する人たちと高齢者の人生観や価値観を十分に情報共有し，合意形成をする
4. 高齢者の意思決定に影響を与える家族の存在への配慮
希望する医療や療養生活がどのように家族に影響するのか，家族を支援するさまざまなサービスについても説明し，さらに多職種と連携することでその役割を果たす

[日本看護協会：基礎知識編　看護職が直面する倫理的問題とその考え方　意思決定支援と倫理⑵高齢者の意思決定支援　考える際の視点(2017年4月)．看護倫理—看護職のための自己学習テキスト．
〔https://www.nurse.or.jp/nursing/practice/rinri/text/basic/problem/ishikettei_02.html〕
(最終確認：2023年12月15日)を参考に作成]

状況に応じて滑り止めや椅子等の使用も検討する．とくに居室からトイレへの導線では，夜間の照明についても確認する．また要介護者のADLとともに，使用している内服薬の副作用，履物，衣服の丈，視力等も確認し，本人の意向を確認しながら必要時調整する．高齢者本人や家族に，転倒・転落の危険性について説明し，理解を促すことも重要である．

b. 脱　水

　要介護高齢者は，体内水分量が減少し口渇感の自覚が乏しいため脱水を起こしやすいが，脱水の特徴的な症状がわかりにくいこと，周囲への遠慮や認知障害により症状を伝えられないことから，発見が遅れやすい．近年，室内での熱中症による脱水も問題視されており[9]，とくに要介護高齢者の場合，活動性の低下や意識の鈍化等「普段と何か違う」と感じたら脱水を疑う必要がある．

　脱水予防のためには，手が届く場所に要介護高齢者の嗜好や嚥下機能に合わせた飲み物を用意し，すぐ飲めるよう工夫する．自分で摂取が難しい場合は，計画的な水分摂取ができるよう家族や介護者が援助する．入浴前後や就寝時，起床時は必ず水分を摂取し，水分量の多い食品を摂取するよう心がける．高齢者の体のしくみや水分制限による危険を要介護高齢者や家族にわかりやすく伝えることも重要である．

c. 火災予防等

　認知機能に障害がある，あるいは独居の要介護高齢者の場合には，火災予防は重要な課題である．台所，仏壇，暖房器具等の周辺の火のもとの安全を確認し，危険が予測される場合は，可能であれば火を使用しない器具に交換し，家族，介護支援専門員，民生委員等とともに早急に対策を立てる．また状況に応じて，**緊急通報システム**等の高齢者が援助を求める手段を確保し，家族や地域住民等による見守り体制を構築する．

d. 高齢者虐待

　厚生労働省の調査によると，虐待者は息子39.9％，夫22.4％と男性介護者が6割以上で，被虐待者は後期高齢者の女性が，内容は「**身体的虐待**」が多い[10]．

表Ⅱ-2-2　高齢者訪問看護のアセスメント

- 主な疾患の現病歴・治療方針・治療目標・既往歴・受診状況
- 呼吸器系・神経系・皮膚感覚器（視力・聴力を含む）のフィジカルアセスメント
- 使用中の薬物
- チューブ・医療機器類の使用状況（IVH，膀胱留置カテーテル，ドレーンなど）
- 認知機能，ストレス等心理状態
- ADL（移動を含む）・IADL
- 栄養状態（体重変化および血清アルブミン値，歯牙および嚥下の状況）
- 食物摂取状況および水分出納，睡眠状態を含む1日の生活リズム
- 社会的活動
- 状況に関する本人および家族の理解と希望するケアの方向性
- 家族介護力・家族介護の現状（口腔ケアを含む）
- サービス利用状況
- 家族員の介護意欲
- 住環境（段差・床材・睡眠を妨げる音・光など）

［高齢者訪問看護の質指標−ベストプラクティスを目指して−，山本則子（編），石垣和子・金川克子（監），p.3，日本看護協会出版会，2008より許諾を得て改変し転載］

　訪問看護師は要介護高齢者の在宅療養の場に実際に入るため，**虐待の予防・早期発見**において役割を果たすことができる．虐待が懸念される場合は，**地域包括支援センター**へ通報あるいは相談をし，地域包括支援センターのスタッフ等地域の関係職種とチームでかかわることが重要である．介護者の介護負担を軽減し，できるだけ第三者の目を在宅療養の場に導入するために，新たな介護保険サービス利用の提案も検討する．虐待が明らかで高齢者に危険がある場合は，地域包括支援センターと相談し，高齢者を短期入所や施設入所させるなどの分離を検討する．

F. 要介護高齢者への看護

a. 要介護高齢者のアセスメント

　高齢者に訪問看護を実践する際の基本となるアセスメントは**表Ⅱ-2-2**のとおりである．

　原疾患にかかわらず，呼吸器系・皮膚感覚器（視力・聴力を含む）・認知機能などの，加齢とともに変化が起こりやすく，その変化が療養者のADLや生活に影響が出る項目については毎回訪問時に必ずアセスメントを行う．

　アセスメントをする際には，そのような状況にいたった経緯や理由がわかると，今後の看護の方向性を考える際に生かすことができる．たとえば，長期臥床状態のアセスメントの場合，どうして臥床状態が長く続くようになったのか，その経緯や理由を把握することによって，療養者のADLや療養者と家族のQOLを高めていく際の糸口になる．また，疾患に関してだけでなく，療養者・家族の望む生活の実現のためには，それぞれの思いを十分に聞き，把握することが重要である．

b. 療養者・家族の望む生活の実現

　「こんな風に生活したい」という要介護高齢者やその家族の意向を在宅療養の基本とし，看護師はその意向に沿った生活を，ともに実現するための支援者としてケアを提供する．

在宅看護の主要な目的は，療養者が疾患をもちながらも安定した状態で在宅での生活を送ると同時に，療養者と家族が望む生活を可能な限り実現し，QOL を維持・向上させることである．要介護高齢者やその家族は，疾患や障害をもちながらどのような生活が可能なのかわからず，希望があっても諦めていることもある．このような要介護高齢者や家族の状況を客観的にアセスメントし，今後の可能性をともに考え，望む生活が具体的にどのような形で実現可能かを判断し，実現することが看護師の役割である．

c. 残存機能の維持向上とセルフケア

要介護高齢者には残存機能に対する維持的なリハビリテーションが必要とされる．もっている残存機能を最大限活用して，可能な限り生活を拡大できる方法を常に探り，支援や日常生活の中で行える自主的なリハビリテーションに結び付けることが重要である．**残存機能の維持・拡大**は，要介護高齢者本人の ADL の維持・改善だけでなく，家族等の介護のしやすさにもつながる．

同時に看護師は，療養者や家族が**セルフケア**を獲得できるよう支援していくことも重要である．要介護高齢者本人や家族の ADL・QOL を考慮すると，2 時間おきの体位交換，食後毎回の口腔ケア等，在宅では病棟と同じ看護が継続できない場合もある．要介護高齢者に残された機能，介護力を含めた家族の力，家族の介護意欲を見極め，要介護高齢者や家族がそれぞれの自宅で実際に継続可能な介護方法を共に考え，作り上げていく姿勢が看護師には求められる．

d. コミュニケーション

要介護高齢者に敬意をもち誠実に対応し，心を込めた傾聴と共感に心がけることが援助の基盤である．また言葉だけでなく，五感を使ったコミュニケーションに努め，要介護高齢者が示しているサインを読みとり，ニーズをアセスメントしていくことが重要である．

e. 合併症予防

要介護状態にある高齢者は，誤嚥性肺炎等の感染症，便秘，褥瘡（じょくそう）等さまざまな合併症を起こしやすく，合併症が治癒せず急激に悪化することもある．合併症の併発によって ADL が低下することも多くあり，予防に努める必要がある．

G. 多職種連携・協働のポイント

ケアプランを作成している**ケアマネジャー**には，要介護高齢者や家族の希望・変化を電話や FAX 等で報告し，密に連絡を取り合う．療養者宅に同時訪問してサービス担当者会議を実施することもある．とくに福祉職マネジャーと連携する場合には，胃瘻や在宅酸素療法等の医療的知識・技術をわかりやすく伝えたり，主治医との連絡調整をしたり，ともに療養者を支える視点で柔軟に協働する必要がある．

在宅療養の連携では，在宅療養者の自宅に連絡ノートを置き，居宅サービスである訪問介護の介護職，通所介護の職員等と訪問時の状況を共有することが多い．療養者の内服や身体状況について介護職と共有する際には，専門用語や指示的な表現は避け，わかりやすい言葉を用いて対等な立場で接することが求められる．

要介護高齢者の残存機能維持のため理学療法士，作業療法士，言語聴覚士のリハビリ

テーション専門職とかかわる場合は，互いの専門性に基づいたアセスメントを共有し，**サービス担当者会議**，同行訪問，情報用紙や報告書等の記録の共有・相談・連絡を行う．リハビリテーション専門職はリハビリテーションプログラミング，住宅改修や福祉用具の調整を中心に行い，看護職は健康管理や生活の中でのリハビリテーションを行う．

学習課題

1．在宅で療養する要介護高齢者の特徴（疾患，ADLのレベル，家族介護者の続柄等）について説明してみよう．
2．要介護高齢者への訪問看護について，大切なことをまとめてみよう．

▌引用文献▐

1）　厚生労働省：介護保険事業状況報告　月報（暫定版）令和4年6月分　全国集計表．全国集計1（第1号被保険者数，認定者数等）
　　〔https://www.mhlw.go.jp/topics/kaigo/osirase/jigyo/m22/2206.html〕（最終確認：2023年12月15日）
2）　前掲1）全国集計2（受給者数，給付費等）
3）　厚生労働省：2019年国民生活基礎調査の概況．p.24
　　〔https://www.mhlw.go.jp/toukei/saikin/hw/k-tyosa/k-tyosa19/dl/05.pdf〕（最終確認：2023年12月15日）
4）　前掲3）．p.23
5）　東京都医師会：総論2．高齢者の身体と疾病の特徴（PDF版）．介護職員・地域ケアガイドブック．p.39．
　　〔https://www.tokyo.med.or.jp/docs/chiiki_care_guidebook/035_072_chapter02.pdf〕（最終確認：2023年12月15日）
6）　池田晋平，植木章三，柴　喜宗ほか：要支援・要介護高齢者と一般高齢者の主観的健康観の関連要因の特徴．老年社会科学**39**（3）：341-351，2017
7）　福定正城：「高齢者と未婚の子」世帯の生活困難の構造に関する研究　介護支援専門員の視点を通して．ソーシャルワーク研究**46**（4）：307-315，2021
8）　宮脇美保子：改訂　身近な事例で学ぶ看護倫理．p.77-78，中央法規，2020
9）　国立環境研究所：熱中症患者速報　平成27年度報告書，2016
　　〔https://www.nies.go.jp/gaiyo/archiv/risk8/2015/2015report.pdf〕（最終確認：2023年12月15日）
10）　厚生労働省：令和2年度「高齢者虐待の防止，高齢者の養護者に対する支援等に関する法律」に基づく対応状況等に関する調査結果．p.8-9
　　〔https://www.mhlw.go.jp/stf/houdou/0000196989_00008.html〕（最終確認：2023年12月15日）

3 認知症高齢者への在宅看護

この節で学ぶこと

1. 認知症による認知機能障害と精神症状・行動障害について学ぶ.
2. 認知症高齢者の家族介護の特徴について学ぶ.
3. 認知症高齢者の自尊心を高め，安心と安全をもたらす看護について学ぶ.

A. 認知症高齢者をとりまく状況

a. 病態の概要

(1) 認知症の定義と日常生活の状態

　認知症とは，いったん正常に発達した知的機能が，後天的な脳の器質的障害により持続的に低下し，日常生活や社会生活が営めなくなっている状態である．具体的には，大脳における認知機能が低下することで食事や入浴，排泄などの日常生活動作（ADL）や手段的日常生活動作（IADL），趣味活動，家族や地域社会における役割を行うことができなくなり，意思決定も困難になっていく．このような状態に陥った療養者は，不安感，焦燥感，不快感を強く抱くようになり，自尊心も低下しやすい．また認知障害とともに初期から意欲の低下もみられるため，認知症の進行とともに，それまでの自分らしい1日24時間の過ごし方で毎日を送ることが困難になる．すなわちいつもの時間に起床・就寝することができなくなる，いつもの時間に食事をとらない，いつものように趣味活動を楽しむことができなくなるなどの生活リズム障害に陥りやすい．

(2) 認知症の原疾患

　認知症高齢者は，原疾患によって状態が異なる．表Ⅱ-3-1に示したようにさまざまある原疾患の中でもアルツハイマー型認知症（Alzheimer's dementia：AD）と血管性認知症，レビー小体型認知症（dementia with Lewy bodies：DLB），前頭側頭型認知症が代表的である．その特徴を表Ⅱ-3-2に示した．ただし，少数であるが，正常圧水頭症，慢性硬膜下血腫，脳腫瘍，甲状腺機能低下症，ビタミン欠乏など早期診断によって原因を治療し回復可能な認知症も存在するので，認知症かもしれないと家族や周囲の人が気づいた時点で受診し，認知症の原疾患を鑑別することで，原疾患に応じたケアをすることが重要となる．

b. 関連する社会資源・制度

　介護保険制度に加えて，認知症の療養者は成年後見制度を利用することができる．これは，精神上の障害のために判断能力が不十分な人を法律的に保護し，支えるための制度で

表Ⅱ-3-1　認知症の原因となる主な疾患

脳の変性によるもの	アルツハイマー型認知症，レビー小体型認知症，前頭側頭型認知症，ハンチントン（Huntington）病
脳血管障害によるもの	脳梗塞，脳出血，ビンスワンガー（Binswanger）病
内分泌・代謝性のもの	甲状腺機能低下症，ビタミンB_{12}欠乏症，ビタミンB_1欠乏症，肝性脳症，透析脳症，肺性脳症，低酸素症
中毒性のもの	薬物・金属・有機化合物などの中毒，アルコール中毒
感染性のもの	クロイツフェルト・ヤコブ（Creutzfeldt-Jakob）病，脳炎，髄膜炎，脳梅毒，AIDS
腫瘍によるもの	脳腫瘍，転移性腫瘍
外傷性のもの	頭部外傷，慢性硬膜下血腫，ボクサー脳症
その他	正常圧水頭症，多発性硬化症，ベーチェット（Behçet）病

表Ⅱ-3-2　四大認知症の特徴

	アルツハイマー型認知症	血管性認知症	レビー小体型認知症	前頭側頭型認知症
初期の症状	数分前から数日前についてのもの忘れ（記憶障害），時間や場所がわからない（見当識障害）	数分前から数日前についてのもの忘れ（記憶障害），時間や場所がわからない（見当識障害）	本人だけに見える幻（幻視），幻視に基づく妄想，抑うつ状態	人格の変化 社会生活における言動の変化
認知症の進行とともにみられる症状	失行，失認，失語などの認知障害，心身の状態や周りの人のかかわり方によっては物とられ妄想，徘徊など	失行，失認，失語などの認知障害，手足の麻痺，抑うつ状態，心身の状態や周りの人のかかわり方によってはせん妄，物とられ妄想，徘徊など	手の震えや小幅歩行，体が硬くなる，無表情，前屈姿勢，動作緩慢などのパーキンソン症状，1日の中での認知レベルの変動，睡眠中の夢に反応して動いたり声をあげたりするレム睡眠障害，記憶障害	常同・強迫行為，実行機能障害，感情鈍磨，無関心，甘い物の大食による肥満，周徊
経　過	緩やかに進行	脳梗塞などの脳血管疾患などの再発に伴って段階的に進行	緩やかに進行するが，経過が早い場合もある	緩やかに進行
脳の変化	海馬の萎縮	梗塞などがみられる	海馬の萎縮が少ない	前頭葉・側頭葉に限局性の変性

[諏訪さゆり：認知症のケアとお薬のガイドブック，p.9，ワールドプランニング，2011より許諾を得て改変し転載]

あり，2000年に介護保険制度が導入されたと同時に施行された．療養者の判断能力がまだ十分に保たれている場合は，事前措置としてあらかじめ任意後見人を自分で決めることができる任意後見制度と，すでに判断能力が不十分になっている場合は，事後措置として高齢者の判断能力に応じて家庭裁判所が後見人を選任する法定後見制度がある．

　さらに，契約する意思能力はあるが，福祉サービスを一人で利用する能力には足りない高齢者の場合，各種サービスの利用手続きや日常的な金銭管理を行っていくうえで各都道府県の社会福祉協議会を実施主体とする地域福祉権利擁護事業を利用することができる．

　各都道府県政令指定都市では，**認知症サポーター**を養成している．認知症を理解し，支援する認知症サポーターが地域に数多く存在し，すべての人が認知症になっても安心して暮らせる地域になっていることが目指されている．このように認知症のサポーターを地域

で増やし，お互いに支えあえる地域を作ることが，認知症の療養者と家族の支援体制として重要である．

さらに，2023年6月には**認知症基本法**が成立した．この法律は認知症の人が尊厳を保持しつつ希望をもって暮らすことができるよう，認知症施策を総合的かつ計画的に推進することで，認知症の人を含めた国民ひとりひとりがその個性と能力を十分に発揮し，相互に人格と個性を尊重しつつ支えあいながら共生する活力ある社会，すなわち共生社会の実現を推進することを目的としている．

c. 在宅医療・介護の状況

認知症ではないかと家族が気づいた時から受診まで3～5年経過している場合もあるが，原因疾患によっては治療によって治癒する場合があり，早期受診と早期診断が重要である．その際には，地域にある老年精神医学などの専門医のいる医療機関や認知症疾患医療センター，あるいは認知症に関して地域医療体制構築の中核的な役割を担っている認知症サポート医の受診を勧めるとよい．

家族はどの医療機関を受診したらいいのか，認知症高齢者にどのように接したらいいのか，介護保険制度を利用するにはどのようにしたらよいのかなど，さまざまなことに悩みながら長期間介護していく．家族が認知症の介護について相談できる主な機関として，地域包括支援センターや認知症疾患医療センター，認知症の人と家族の会などが挙げられる．

B. 療養者の理解

認知症の症状は**認知機能障害**と認知症の**精神症状・行動障害**，**神経症状**に分けられる．

a. 身体的な理解

(1) 認知症の認知機能障害

①記憶障害

認知症では**記憶障害**の中でも，数分前から数日前に起こったことを適切に思い出すことができないという**近時記憶障害**と，自分が体験したこと全体をすっかり忘れてしまうという**エピソード記憶の障害**が出現する．

②見当識障害

見当識障害は，①今がいつなのか見当がつかない（時間の見当識障害），②今いる場所がどこなのか見当がつかない（場所の見当識障害），③相手と自分との関係について検討がつかない（人物の見当識障害），という3種類に分けられる．

③失行（しっこう）

失行は，主に観念失行と観念運動失行に区別される．**観念失行**とは，1つの道具を適切に扱うことができない，複数の道具をスムーズに扱ったり，扱う際の手順を組み立てることができないという障害である．**観念運動失行**は，口頭で指示されたとおりに行動したり動作を真似したりすることができないという障害である．

④失認（しつにん）

失認では，感覚機能から得た情報が何であるのか認識することができない，ということ

が起こる．具体的には，よく知っているはずの家族の顔を見てもわからないという相貌失認（そうぼう）や鏡の中に映っている自分を他の人と間違えて話しかけたりする視覚失認などがある．原疾患が脳血管疾患の場合は，目で見た空間の半分を無視してしまう半側空間無視も起こる．

さらに失行と失認が混じり合っているのが構成障害であり，視空間構成能力の障害ともいわれている．視空間構成能力は，視覚的に物と物や人と物，人と人の正確な位置関係を把握する能力である．この能力が障害されると，物を置いた場所がどの位置にあるのかわからなくなったり，よく知っているはずの場所で位置関係がわからず迷ってしまったりする．自分自身と物との位置関係を適切に把握することも困難になるので，段差につまずきやすくなったり，段差やくぼみはないにもかかわらず，床の暗い色に塗られた部分や影で暗くなっている部分をまたごうとしたり，近づかなくなったりする．

⑤失語（しつご）

失語には，言葉の言い換えがむずかしくなり，言葉が出てこなくなる換語困難（かんご）や，言葉を思い出すことができなくなる語想起の低下，相手の言葉の内容を理解しづらくなる言語理解の低下，相手の言葉をオウム返しする反響言語の出現がある．

⑥実行機能障害（遂行機能障害）

実行機能障害（遂行機能障害）は，段取りを考えて計画的に物事を進めることができなくなる障害である．「自分がこれから，この次に何をしたらよいのか決めることができない」という障害だということもできる．実行機能障害では，麻痺がない人であっても，自分がこの次何をどうしたらよいのか自分一人で決めることができないので，動作が途中で止まってしまうということが起こる．

⑦注意障害

注意障害とは，自分の注意を注ぐことが困難になるので，しっかり見る，じっくり聞くことができなくなる．そのため，見聞きしたことを記憶することがいっそう困難になる．

自分の注意を複数の物事に配分することや，注意を適切な物事へと移動させることもむずかしくなる．

(2) 認知症の精神症状・行動障害

精神症状・行動障害には，強い不安やこだわり，執着，興奮，暴力・暴言，拒否，徘徊，不眠，幻覚，妄想，帰宅欲求，過鎮静などがある．精神症状・行動障害（behavioral and psychological symptoms of dementia：BPSD）は，以前は問題行動と表現されてきたが，DSM-5（精神疾患の診断・統計マニュアル第5版，米国精神医学会）の改訂とともに用いられなくなってきた．

図Ⅱ-3-1 に精神症状・行動障害発症のプロセスを示す．認知機能障害によって認知症高齢者は不安感や焦燥感にかられやすいが，さらに高血圧や糖尿病，パーキンソン（Parkinson）病など身体疾患の悪化や薬物療法の副作用（有害事象），痛みやかゆみ，便秘・下痢といった身体症状から不快感・不安感を覚えることで生活リズムが乱れると，精神症状・行動障害が発症する．また，認知機能障害を有する高齢者にとって，周囲の物理的環境がわかりにくい，家族介護者やケア提供者から怒られたり，あしらわれたりする，役割がない，興味・関心がもてる日々の過ごし方ができないなどにより，孤立感・自信喪失・

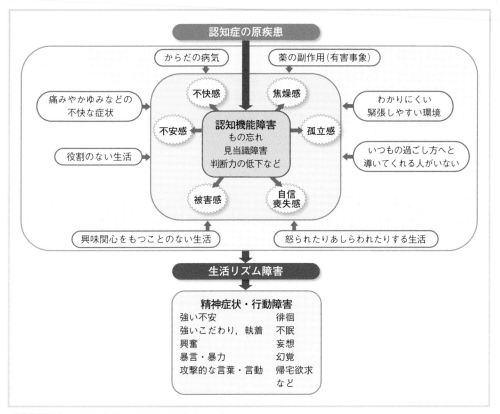

図Ⅱ-3-1　精神症状・行動障害発症のプロセス
［諏訪さゆり：認知症のケアとお薬のガイドブック, p.17, ワールドプランニング, 2011 より許諾を得て改変し転載］

被害感が生じ，自尊心が低下することでも生活リズムが乱れ，精神症状・行動障害が発症する．

(3) 重度認知症の神経症状

認知症が重度になると，嚥下困難，姿勢保持の困難，尿失禁などが複合的に起こり，意思疎通も困難となり，さらに寝たきりとなり，いわゆる終末期認知症の状態となる．このような認知症高齢者では，肺炎や尿路感染といった感染症，関節の拘縮，褥瘡などの**合併症や二次障害**を起こしやすくなる．

b. 心理的な理解

認知症になると，次第にわからないことや理解できないことが増え，さまざまな行為の遂行が難しくなり，やがて死にいたる．このようなプロセスの中で，認知症高齢者は家族をはじめ周囲の人たちからできないことを指摘されたり，怒られたりする場合もある．療養者もさまざまな困難を自覚し，「自分はできない」，「もうだめだ」という思いが強くなり，自尊心を保つことが難しくなってしまう．

認知症によって論理的な意思決定能力は低下していってしまうが，意思決定能力が困難になっても，一人の人として大切にされたい，親しい人との関係性を維持し育みながら生活していきたい，という人としての当たり前の思いを尊重して支援していく．

c. 社会的な理解

　認知症の療養者は，認知機能障害によって，社会の中で果たしてきた役割を遂行するための言動をとることが困難になる．たとえば，時間の見当識障害によって「今，この時間に行かなければならないところがあるのではないかと不安に思う」ということを，繰り返し体験するようになり，役割を果たすことに関心を向けることが難しくなる．そのため，それまで所属してきた勤務先，趣味活動のグループ，自治会，家庭において，疎外感，孤独感を抱きながら生活することになりやすい．このような社会的状況に陥ることのないよう，療養者の思いを大切にして疎外感などを感じることのないようコミュニケーションをとっていく．

d. 介護状況の理解

　認知症の療養者の家族介護は長期間にわたる．そのプロセスにおいて，家族は療養者の認知機能障害の悪化やBPSDの出現を体験し，負担感を抱きながら生活している．そのため，家族は悲しみ，怒り，孤独，疲労，抑うつ，罪悪感などのマイナスの感情を抱き，また家族自身が睡眠・覚醒リズムが乱れ，食事もゆっくり摂ることができないなどの生活リズム障害に陥りやすい．療養者は服薬していることが多いが，認知症の療養者は処方どおりに服薬できず，家族も高齢化していると服薬の管理が困難になりやすい．このような状況では療養者の体調が整わず，BPSDが発症しやすくなり，家族の負担が増す．

　その一方で認知症の療養者の介護を通して，よろこびや楽しみを得て，介護にやりがいや介護を通じた自己の成長を実感したり，地域の支援者に感謝，信頼しながら介護している家族も多い．

C. 療養者の家族の理解

　家族は療養者の言動を常に見守り，認知症の進行とともに直接，ADLを介助する必要性や療養者の代わりに医療や介護について決定しなければならない状況が生じる．また，療養者が生活リズム障害に陥ると，家族自身も自分なりの1日24時間の過ごし方を継続することが困難になる．とくに十分に睡眠時間を確保することができない，空腹時に食事を摂ることができないなど家族も生活リズム障害に陥ると，介護負担感が増し，心身の不調をきたしやすい．

　現在では高齢世帯や家族が1日のうちある一定時間，仕事や学業で自宅を不在にする家庭が増えているため，在宅における家族介護においては家族のみで介護するのではなく，介護保険サービスの利用や友人・知人，地域の人々などによるインフォーマル・サポートなど**社会資源**を活用することによって，療養者と家族だけでなく，地域住民みなで安心できる介護を継続することが重要である．

D. 倫理的課題

　認知症高齢者は，認知症の重度化とともに意思決定能力が低下していく．日本では，判断能力や意思決定能力が低下した人の日常生活や財産管理を支援するために，前述の**成年**

後見制度がある．成年後見制度とは，自律した意思決定を尊重する立場に立ち，家庭裁判所によって選任された後見人には，高齢者本人の意思尊重義務，かつ，本人の心身の状態および生活の状況に配慮しなければならないという身上配慮義務が求められている．具体的には，後見人は「住宅の確保」，「施設への入退所の契約」，「介護サービスの利用契約」，「治療・入院等の医療に関する契約」，「社会保障給付の利用」，「法律に基づく異議申し立ての行為」などの身体監護を行う．しかし，治療の決定といった，いわゆる医療同意については含まれていない．

　では，判断能力や意思決定能力が低下した認知症高齢者の治療については，どのように決定していけばよいのだろうか．たとえば，認知症高齢者は嚥下困難によって誤嚥性肺炎に罹患した場合，どのような治療を希望するかということを自分で決めることも伝えることもできなくなっていく．このような場合，認知症高齢者が**事前指示***をしていれば，家族はその内容を尊重して治療方法を選択していくことができる．しかし，現状では事前指示を行っている人はまだ限られている．

　事前指示がない場合は，厚生労働省による『人生の最終段階における医療・ケアの決定プロセスに関するガイドライン』，『認知症の人の日常生活・社会生活における意思決定支援ガイドライン』や日本老年医学会による『高齢者ケアの意思決定プロセスに関するガイドライン―人工的水分・栄養補給の導入を中心として』に則り，本人の心身状態や治療方法の特徴，価値観，家族の介護力，利用可能な介護サービスなどの情報を共有し，認知症高齢者にとって最も望ましい医療やケアについて家族や医療職，介護職など関係者が話し合い，合意をめざすプロセスを経て決定していくことが求められる．

E.　安全管理

　認知症高齢者は発症から終末期にかけて，さまざまな**安全管理**を必要とする．失認によって起こる転倒・骨折や，異物を飲み込むことによる窒息をはじめ，今ここにいることに違和感を覚え，自宅や施設の外を歩き回っているうちに行方不明となり，死にいたることもある．これらはすでに述べた看護によって防ぐことができる．ただし安全のみを重視すると，本人の周囲に何も物を置かないという判断をしやすいが，それでは逆に時間や場所の見当をつけられなくなり，自分が何をしたらよいのか判断できなくなり，混乱をきたしやすい．認知症高齢者がまず安心を得ることができるようにかかわり，環境を改善して安全を保てるようにする．

　認知症高齢者では，認知症以外にも糖尿病や高血圧などのさまざまな疾患に罹患し，薬物療法によって治療している者が多い．処方のとおり確実に服薬し，効果や副作用を確認することが重要になる．処方とは異なる量や回数で服用してしまったり，飲み忘れや服用したことを忘れてしまったことによる飲みすぎなど，薬物療法における事故が起こりやすい．そのため薬物療法を確実に実施し，効果と副作用を的確に把握する必要があるので，それらが可能な家族介護者がいるかどうかを確認し，在宅において服薬を支援する体制を

---

*事前指示：意思決定能力を失う前に，あらかじめ自分の選択したい，あるいは選択したくない治療内容について指示したり，自分の代わりに意思を表明してもらう代理人を決めておくこと．

表Ⅱ-3-3 認知症の薬物療法に用いられる主な薬剤

	一般名	商品名	作 用	副作用
認知機能障害の薬物療法	ドネペジル	アリセプト®	認知機能障害の進行を緩やかにする	悪心・食欲不振，興奮，不眠，頭痛など
	ガランタミン	レミニール®	認知機能障害の進行を緩やかにする	悪心，嘔吐，徐脈，血圧上昇
	リバスチグミン貼付剤	イクセロン®パッチ リバスタッチ®パッチ	認知機能障害の進行を緩やかにする	悪心，嘔吐，徐脈，血圧上昇
	メマンチン	メマリー®	認知機能障害の進行を緩やかにする，他の抗認知症薬と併用可	浮動性めまい(ふらつき)，眠気，便秘，頭痛，血圧上昇
精神症状・行動障害の薬物療法	抑肝散 (よくかんさん)		興奮・妄想などを抑える	血中カリウム低下，食欲不振・悪心・下痢など
	クエチアピン	セロクエル®	活動性を下げる，幻覚・妄想を抑える	表情が乏しくなる，体の動きが遅くなる，ぎこちなくなる，むせやすくなる，姿勢を立て直せないなどのパーキンソン症状
	リスペリドン	リスパダール® リスパダールコンスタ®		
	オランザピン	ジプレキサ® ジプレキサザイディス®		
	フルボキサミン	デプロメール® ルボックス®	意欲を上げる，強迫症状(こだわり)を改善する	イライラ，むかつき，起立性低血圧(立ち上がり時のめまい・ふらつき)
	ミルナシプラン	トレドミン®		
	ブロチゾラム	レンドルミン® レンドルミン®D	不安や緊張を和らげて，入眠しやすくする	ふらつき，悪心，口渇

［諏訪さゆり：認知症のケアとお薬のガイドブック，p.42，ワールドプランニング，2011より許諾を得て改変し転載］

つくることが必要になる．確実な服薬管理を可能にすることで認知症高齢者の身体状態が安定し，精神症状・行動障害の発症予防と緩和が可能になる．

認知症の薬物療法においても，安全管理を行うことは看護師として重要である．ただし，認知症の薬物療法は副作用が出現しやすいので，ケアによって症状・状態が改善されなかった場合に実施するのが基本である．主に用いられる薬剤について**表Ⅱ-3-3**に示す．

a. 認知機能障害の薬物療法と安全管理

認知症の薬物療法は大きく2つに分けられる．まずは抗認知症薬といわれる認知症の認知機能障害を改善するために行われる薬物療法である．日本では，ドネペジル（アリセプト®），ガランタミン（レミニール®），リバスチグミン貼付剤（イクセロン®パッチ，リバスタッチ®パッチ），メマンチン（メマリー®）といった薬剤が処方されている．しかし，これらの認知機能障害の治療薬は，進行を遅らせることはできても止めることはできない．また副作用として，悪心などの消化器症状によって食事量が減る，易怒性(いどせい)がみられたり，血圧が上昇することなどがあるので，家族には助言・指導を行う必要がある．これらの薬剤を飲み忘れた時の対応については，**表Ⅱ-3-4**に示す．

b. 精神症状・行動障害の薬物療法と安全管理

認知症の薬物療法の2つ目は，精神症状・行動障害を治療するために行われるものであり，抗精神病薬，抗不安薬，抗うつ薬，抗てんかん薬，睡眠薬などが使用されることが多い．

表Ⅱ-3-4　抗認知症薬を飲み忘れた時の対応

一般名	ドネペジル	ガランタミン	リバスチグミン貼付剤	メマンチン（ほかと併用可）
商品名	アリセプト®	レミニール®	イクセロン®パッチ リバスタッチ®パッチ	メマリー®
飲み忘れ時の対応	血中半減期が長いため，1日程度の服薬の中断は効果に影響がない．服用の有無が不明の場合は，翌日から服用	血中半減期が短いため，飲み忘れに気づいた時は，できるだけ早く1回分を服用する．次に服用するのが5時間以内なら服用せず，次の服用時間に1回分を服用	血中半減期が短いため，貼付忘れに気づいた時は，できるだけ早く1日分を貼付する．翌日からは通常の時間に貼付	血中半減期が長いため，1日程度の服薬の中断は効果に影響がない．服用の有無が不明の場合は，翌日から服用

　　ただしパーキンソン症状やせん妄などの副作用が起こりやすいため，誤嚥性肺炎や骨折などの合併症を起こしやすくなる．そのため，精神症状・行動障害の薬物療法は適切なケアを行っても効果が得られない場合に限り実施する．実施する場合も成人のおよそ1/2量程度から開始し，ゆっくり増量することが精神症状・行動障害の薬物療法の原則である．

F. 認知症高齢者への看護

　　認知症高齢者の看護では，認知機能障害によって日常生活にどのような影響が出ているのかを十分に把握したうえで，本人が自尊心や自信を保てるよう，わかりやすくて安心でき，尊重されていると感じられるような接し方や周囲の環境を工夫していくことが重要になる．

　　さらに，精神症状・行動障害を予防・改善するために，身体疾患の発症や増悪による体調不良はないか，内服薬の副作用が出現していないか，痛みや瘙痒感，倦怠感といった不快な症状はないかなどを把握し，改善を目指すことが重要な看護となる．

G. 多職種連携・協働のポイント

　　たとえば入浴などを拒否する高齢者では，なぜ拒否をするのかの理由を本人に確認し，拒否する理由を日常生活の様子やこれまでの情報から検討していく．とくに家族の接し方によって認知症高齢者が嫌悪感をもち，かかわりを拒否することが多い．本人の自尊心を尊重する接し方を家族ができているか確認し，必要ならば家族に助言・指導を行う．また，体調不良により苦痛を感じている場合にも，認知症高齢者は周囲の人々のかかわりを拒否しやすい．そのため，バイタルサインの測定や身体状態の観察によって早期に体調不良を把握し，治療につなげることが重要になる．さらに内服薬の副作用によって易怒性が高くなり，拒否することも多い．したがって，内服薬の確認や適切に内服しているか，副作用は出現しているかを家族を含めた在宅ケアチームとして把握することが必要になる．

学習課題

1. 認知症による認知機能障害によって高齢者は日常生活の中でどのようなことに困難を感じるのか考えてみよう.
2. 認知症高齢者に精神症状・行動障害が発症・悪化する要因について説明してみよう.
3. 認知症高齢者の家族介護者に対して，介護方法についてどのような助言・指導を行ったらよいか考えてみよう.

4 慢性疾患を有する療養者への在宅看護

この節で学ぶこと

1. 慢性疾患を有しながら地域で暮らす療養者の特徴を学ぶ.
2. 慢性疾患を有する療養者に必要な看護を学ぶ.

A. 慢性疾患を有する療養者をとりまく状況

a. 病態の概要

　慢性疾患とは, 長期にわたり健康管理を必要とする疾患の総称であり, 遺伝的要因, 生理学的要因, 環境的要因, 行動的要因の組み合わせにより発症すると考えられている.

　主な疾患は, 心血管疾患, 慢性呼吸器疾患, 糖尿病などである. これらの疾患の多くは病状の悪化と寛解を繰り返しながら進行し, 徐々に心身や生活の機能が低下する. また, 複数の慢性疾患を抱える**多疾患罹患**（Multimorbidity）状態が多いこと, 予後が不確かなことにより, 病態の把握や今後の見通しが立てづらいという特徴がある.

　慢性疾患の自己管理のためには, 生活様式の変更や再構成が必要であり, 療養者とその家族の日常生活や社会活動に影響を及ぼす.

　これらのことから, 全身状態を適切に把握し, 病状の安定化, 生活機能や QOL の維持・向上への支援が必要である.

b. 関連する社会資源・制度

（1）介護保険

　要支援・要介護認定を受けることでさまざまな介護サービスが利用できる.

（2）地域包括支援センター

　要介護認定を受けていない高齢者でも, 介護予防プログラムや通いの場などを利用できる. フレイルや閉じこもりを予防することで, 慢性呼吸器疾患や糖尿病などの病状の安定化にもつながる.

（3）身体障害者手帳

　身体障害者福祉法に定める身体上の障害がある者に対して交付されるもので, 等級によって, 医療費助成, ネブライザー購入助成, 年金・手当の給付, 生活支援などが受けられる. 慢性疾患に関連する障害としては, 心臓, 腎臓または呼吸器の機能の障害, 視覚障害（糖尿病における網膜症による視覚障害など）がある.

c. 在宅医療・介護の状況

　慢性疾患を有する療養者の病状の安定化や QOL の維持・向上には, 後述（F. 慢性疾患

を有する療養者への看護［p.147］）するように，日常生活を整えることが大切である．そのため，身体機能や認知機能が低下しセルフケアが困難な高齢者に対しては，在宅医療・介護サービスなどによる支援を行う．以下に例を挙げる．

- 食事：各疾患に合わせた食事のために，訪問栄養食事指導による栄養指導を行う．また，訪問介護により，実際に調理をしたり，食事内容の見守りを行う．
- 運動：通所または訪問リハビリテーションにより，機能訓練を行う．また，日常生活において動作がしやすいよう住環境の整備を行う．
- 服薬：訪問薬剤管理指導や訪問看護により，薬の管理や服薬方法の調整を行う．日々の確実な服薬のために，訪問介護や通所介護で服薬の促しをする．
- 状態の確認：訪問看護による定期的な状態観察や通所介護による食事，運動など生活の見守りを行う．

　また，慢性疾患を有する療養者は，在宅→病院→在宅と場を移行しながら療養しており，入院，外来，在宅サービス間での**切れ目のない**看護・医療・介護の提供が必要である．不安定な時期である退院直後においては，訪問看護特別指示書により訪問看護が頻回訪問し，疾患管理や他の在宅医療・介護サービスとの連携を促進することでスムーズな在宅移行につなげることができる．心不全や呼吸器疾患，糖尿病などの地域連携クリティカルパスの取り組みも行われている．

B.　療養者の理解

a.　身体的な理解

　以下，代表的な疾患について述べる．

（1）慢性心不全

　慢性心不全は「慢性の心ポンプ失調により肺および/または体静脈系のうっ血や組織の低灌流が継続し，日常生活に支障をきたしている病態」であり，症状として，呼吸困難，倦怠感や浮腫が出現し，それに伴い運動耐容能が低下する[1]．

（2）慢性閉塞性肺疾患（COPD）

　慢性閉塞性肺疾患（chronic obstructive pulmonary disease：COPD）は，タバコの煙を主とする有害物質を長期に吸入曝露することで生じた肺の炎症性疾患であり，気流の閉塞を呈し，通常は進行性である[2]．症状は，歩行時など体を動かした時に息切れを感じる労作時の呼吸困難や慢性の咳や痰が特徴である．

（3）糖尿病

　糖尿病とは，インスリン作用の不足による慢性の高血糖状態を主徴とする代謝疾患群である[3]．高血糖症状には，口渇，多尿，意識障害など，低血糖症状には，動機，発汗，意識レベルの低下などがある．進行すると慢性併発症（網膜症・腎症・神経障害），さらに脳卒中，心血管疾患を発症し，療養者のQOLを低下させる．

b.　心理的な理解

　病態および症状や日常生活の変化などにより，抑うつや不安を伴うことがある[1, 4]．これらの症状は，ADLの低下，社会的孤立，疾患に対する自己管理能力の低下につながり，

さらに症状が増強するといった悪循環を招く.

c. 社会的な理解

　呼吸困難感などの症状や医療機器の使用，医療機器装着によるボディイメージの変化により，外出や就労などの社会活動の制限や他者との関係の希薄化につながることがある．医療機器の使用による長期的な経済的負担もある.

d. 介護状況の理解

　介護者には，疾患の理解とともに，服薬管理，食事，入浴などの日常生活全般にわたる支援や医療機器の管理方法の習得が求められる.

C. 療養者の家族の理解

　病状の進行や多疾患罹患に伴い，家族の介護への負担は高まる．介護者が受ける影響には，療養者の病状変化によって，否定的な側面（予後が不確実な病気に対する恐れや，いつ起こるかわからない症状の増悪に対するからだと心の占有など）と肯定的な側面（患者に対する愛情など）があるとされている[5].

D. 倫理的課題

　慢性疾患を有する療養者は，食事や活動など日常生活全般の管理が求められるが，生活には，それまで培ってきたその人の価値観や家族のありようが含まれている．そのため，医学的な判断（例：食事制限）と療養者のQOL（例：家族と食べることが生きがい）が相反することがある．また，終末期においては，がんと比較して予後の予測が難しい中で，どこまで治療するのか，どこで過ごすのかを決めなければならない難しさがある．そのため，療養者にとって最善とは何かを，療養者，家族，看護師，医療・介護スタッフが一緒に考えていく姿勢が重要である.

E. 安全管理

　慢性疾患の病状の安定化には，**確実な薬物治療**が必要であるが，長期の経過の中で，服薬の自己中断や認知機能低下による飲み忘れをしてしまうことがある．看護師は，医師と相談しながら，一包化や服薬のタイミングの調整，服薬アドヒアランスの評価を行い，療養者が服薬を継続しやすいよう，服薬方法や多職種での支援体制を構築する.

　感染症は，心不全，COPD，糖尿病の憎悪因子である．そのため，インフルエンザなどの予防接種や手洗い・うがいなどの**感染予防**を行う.

F. 慢性疾患を有する療養者への看護

a. 病状変化の把握・予測と早期の対応

　病状の悪化を繰り返しやすい慢性疾患においては，病状の把握と**今後の変化の予測**，お

よび早期の対応により病状の安定化を図ることが重要である．病状変化は日常生活と密接に関係する．そのため，たとえば心不全の場合では，浮腫や息切れなどの身体状況だけではなく，「介護者の仕事が忙しく外食が増えているので，塩分制限が難しいかもしれない」といった生活状況もあわせてアセスメントし，今後の急性増悪の可能性を予測し，食事方法を療養者と相談するなどの対応を行い，病状悪化を早期に予防する．療養者に，酸素飽和度などの測定値や自覚症状，生活行動などについて**療養日誌・手帳**をつけてもらうことも有用である．これは，療養者自身にも，症状が出るタイミングや症状に影響している生活行動の理解がしやすくなり自己管理能力の向上につながる．

b. 日常生活の支援

(1) 心不全

　心不全を有する人に必要な生活に関する教育・支援内容について**表Ⅱ-4-1**に示す．過剰な塩分・水分摂取は，循環血液量を増加させ全身および肺のうっ血を引き起こす．そのため，**塩分・水分の管理**が必要である．逆に，過度のナトリウム制限は食欲を低下させ栄養不良の原因となりうる．厳密な塩分・水分量の測定が難しい在宅においては，看護師が食事内容を聞き塩分量を確認したり，浮腫などの身体症状の変化がないかを評価しながら，食事内容を療養者と一緒に検討する．

　過度な安静は，運動耐容能の低下や労作時の呼吸困難の要因となり，廃用性変化によりADL低下も引き起こす．そのため，安定期においては，動作に伴う息切れなどの身体状況を評価しながら，適度な**運動**を生活に取り入れ，身体活動を高める．

(2) COPD

　呼吸リハビリテーション（第Ⅰ章6節，p.79参照）で述べた，**運動療法や日常生活における息切れの軽減の工夫**により，運動耐容能の向上，身体活動量の増加を図る．また，栄養指導，患者教育，禁煙指導などを含めた包括的な介入を行う．COPDは呼吸困難感による食事量の低下やエネルギー消費の増大により低栄養になりやすいため**高タンパク・高カロリー食**が必要である．療養者の咀嚼能力，年齢などを考慮して具体的な食品について助言するとよい．また，腹部膨満に対しては1回量を減らし食事回数を増やす**分食**や炭酸飲料などガスを発生させる食品を避けるとよい．食事量低下などにより便秘になりやすく，また，便秘が呼吸困難感の増強にもつながるため，**排便コントロール**を行う．

(3) 糖尿病

　在宅に多い高齢の糖尿病患者に対しては，その特徴を考慮した食事療法，運動療法，生活習慣の改善を行い血糖コントロールを図る．**食事療法**では，総エネルギー摂取量の適正化や規則正しい食事とともに，低栄養にも注意し，タンパク質を含む栄養バランスを図る．高齢者は薬物の種類・量の誤りや感冒による食欲不振などによって低血糖を起こしやすいため，脱水予防や食欲低下時の対応方法などを指導する．**運動療法**には有酸素運動（歩行など），レジスタンス運動（筋力トレーニング），転倒予防のためのバランス運動が含まれる[6]．定期的に運動を生活に取り入れたり，洗濯や買い物などの日常生活の活動量を増やす．運動誘発性の低血糖に注意し，インスリン療法を行っている場合は，外出時にはブドウ糖を携行する．

　糖尿病合併症として，足の潰瘍や壊疽を発症することがあり，足の病変を早期発見し必

表Ⅱ-4-1　心不全患者，家族および介護者に対する治療および生活に関する教育・支援内容

教育内容	具体的な教育・支援方法	教育内容	具体的な教育・支援方法
心不全に関する知識		**アルコール**	
・定義，原因，症状，病の軌跡 ・重症度の評価（検査内容） ・増悪の誘因 ・合併疾患 ・薬物治療，非薬物治療	・理解度やヘルスリテラシーを考慮し，教育資材などを用い，知識を提供する	・過度のアルコール摂取の危険性	・心不全の病因を含め個別性を考慮し，飲酒量に関する助言を行う
セルフモニタリング		**禁煙**	
・患者自身が症状モニタリングを実施することの必要性・重要性 ・セルフモニタリングのスキル ・患者手帳の活用	・患者手帳への記録を促すとともに，医療者は記録された情報を診療，患者教育に活用する	・禁煙の必要性	・「禁煙ガイドライン2010年改訂版」を参照
増悪時の対応		**身体活動**	
・増悪時の症状と評価 ・増悪時の医療者への連絡方法	・呼吸困難，浮腫，3日間で2kg以上の体重増加など増悪の徴候を認めた場合の医療機関への受診の必要性と，具体的な方法を説明する	・安定期の適切な身体活動の必要性 ・症状悪化時の安静，活動制限の必要性 ・過度な安静による弊害（運動耐容能の低下など）	・運動耐容能，骨格筋を評価する ・定期的に日常生活動作を評価する ・身体機能とともに生活環境を考慮したうえで，転倒リスクなどを評価し，日常生活上の身体活動の留意点を具体的に指導する
治療に対するアドヒアランス		**入浴**	
・薬剤名，薬効，服薬方法，副作用 ・処方通りに服用することの重要性 ・デバイス治療の目的，治療に関する生活上の注意事項	・理解度やヘルスリテラシーを考慮し，教育資材などを用いて知識を提供する ・定期的にアドヒアランスを評価する ・アドヒアランスが欠如している場合は，医療者による教育，支援を行う	・適切な入浴方法	・重症度や生活環境に応じた方法を指導する
感染予防とワクチン接種		**旅行**	
・心不全増悪因子としての感染症 ・インフルエンザ，肺炎に対するワクチン接種の必要性	・日常生活上の感染予防に関する知識を提供する ・予防接種の実施時期に関する情報を提供する	・旅行中の注意事項（服薬，飲水量，食事内容，身体活動量） ・旅行に伴う心不全増悪の危険性 ・旅行中の急性増悪時の対処方法	・旅行時の食事内容や食事時間の変化，気候の変化，運動量の変化などが心不全に及ぼす影響を説明する ・旅行前の準備に関する情報提供を行う
塩分・水分管理		**性生活**	
・過度の飲水の危険性 ・重症心不全患者における飲水制限 ・適正な塩分摂取（6g未満/日） ・適正体重の維持の重要性	・飲水量の計測方法について具体的に説明する ・効果的な減塩方法について，教材などを用いて説明する ・減塩による食欲低下などの症状を観察する	・性行為が心不全に及ぼす影響 ・心不全治療薬と性機能の関係 ・勃起障害治療薬の服用について	・性行為により心不全悪化の可能性があることを説明する ・必要時，専門家を紹介する
栄養管理		**心理的支援**	
・バランスのよい食事の必要性 ・合併疾患を考慮した食事内容	・定期的に栄養状態を観察する ・嚥下機能などの身体機能や生活状況に応じた栄養指導に努める ・食事量の減少や食欲低下は，心不全増悪の徴候の可能性があることを説明する	・心不全と心理精神的変化 ・日常生活におけるストレスマネジメント	・継続的に精神症状を評価する ・日常生活におけるストレスマネジメントの必要性とその方法について説明する ・精神症状の悪化が疑われる場合は，精神科医，心療内科医，臨床心理士へのコンサルテーションを実施する
		定期的な受診	
		・定期的な受診の必要性	・退院前に退院後の受診日程を確認する ・症状増悪時は，受診予定にかかわらず，すみやかに医療機関に連絡することを説明する ・医療者へのアクセスを簡便にする（電話相談，社会的資源の活用）

日本循環器学会・日本心不全学会. 急性・慢性心不全診療ガイドライン（2017年改訂版）. https://www.j-circ.or.jp/cms/wp-content/uploads/2017/06/JCS2017_tsutsui_h.pdf. 2023年9月閲覧

表Ⅱ-4-2 慢性疾患を有する療養者に求められる自己管理能力

病気に対処する	服薬をする，運動をする，受診する，自分の症状を正確に伝える，食事を変更する，など
普通の生活を継続していく	家事をする，仕事に就く，人との付きあい，など
感情に対処する	怒り，将来への不安，変えられた期待や目標，家族や友人との関係性の変化，など

[ケイト・ローリッグほか/近藤房恵(訳)：慢性疾患自己管理ガイダンス―患者のポジティブライフを援助する，日本看護協会出版会，p.10, 2001 を参考に作成]

要に応じ**フットケア**（足部を清潔にし，皮膚および爪の状態の問題に応じた対処をすること）[7]を行う．

c. 自己管理能力の向上

在宅療養を継続し QOL を維持していくためには，療養者自身も，病状変化を把握し，病状に合わせて対応したり，日常生活の調整をする**自己管理能力**が必要である．自己管理能力には，病気に対処するのに必要なスキル，自分の普段の生活を継続していくのに必要なスキル，感情に対処するのに必要なスキルがあるとされている（**表Ⅱ-4-2**）．看護師は，療養者が自らの状態を判断し，生活を自己決定できるように，知識の提供や動機づけなどを行う．また，その基盤として，たとえ療養者が健康に反する生活行動があったとしても，それを単に否定するのではなく，療養者の話をよく聞き相談しあうといった，**パートナーシップ**を構築することが重要である．

認知症などを有し療養者の自己管理能力が不十分な場合には，家族，親しい人，ヘルパー，医療者など他者の支援を受けながら，それら周囲の人々も含めて疾患の管理能力の向上を図る．

G. 多職種連携・協働のポイント

多方面からの日常生活の支援が必要であるため，各職種の専門性を生かしたチームアプローチを行う．たとえば，食事については，疾患について理解している看護師と，療養者の好みや意向をよく理解しているヘルパーと一緒に検討することで，療養者の健康とQOL を高めるような食事方法を提案できるだろう．

学習課題

1. 慢性疾患を有する療養者の自己管理能力について説明してみよう．
2. 塩分制限が必要な慢性心不全を有する人が，好物である塩せんべいを毎日食べていることがわかりました．あなたならどのように関わりますか．

▌引用文献▌

1) 日本循環器学会・日本心不全学会合同ガイドライン：急性・慢性心不全ガイドライン（2017年改訂版）〔https://www.j-circ.or.jp/cms/wp-content/uploads/2017/06/JCS2017_tsutsui_h.pdf〕（最終確認：2023年12月15日）
2) 日本呼吸器学会（編）：COPD（慢性閉塞性肺疾患）診断と治療のためのガイドライン第4版，メディカルレビュー社，2015
3) 日本糖尿病学会（編著）：糖尿病診療ガイドライン2019，南江堂，2019
4) 日本呼吸ケア・リハビリテーション学会呼吸リハビリテーション委員会ほか（編）：呼吸リハビリテーションマニュアル─患者教育の考え方と実践，p.6-7，照林社，2007
5) 平野美樹，眞茅みゆき：心不全患者の介護者の介護評価に関するスコーピングレビュー，日本在宅ケア学会誌 **24**（2）：52-59，2021
6) 日本糖尿病学会・日本老年医学会（編著）：高齢者糖尿病治療ガイド2021，文光堂，2021
7) 日本看護科学学会：看護行為用語の定義一覧，〔https://www.jans.or.jp/modules/committee/index.php?content_id=33〕（最終確認：2023年12月15日）

5 がん療養者への在宅看護

この節で学ぶこと

1. 在宅がん療養者と家族の特徴を理解する.
2. 在宅がん療養者と家族の意思決定支援の必要性を理解する.
3. 在宅チームづくりの必要性と訪問看護師の役割を学ぶ.

A. がん療養者をとりまく状況

a. 病態の概要

　正常な細胞は，際限なく増殖することがないように遺伝子によってコントロールされているが，何らかの原因によりその遺伝子に変化（遺伝子変異）が起こると，細胞は異常な分裂と増殖を繰り返すようになる．このような細胞をがん細胞という．このために引き起こされるのが「がん」という病気で，無制限に増殖を続ける（自律性増殖），周辺臓器に広がり（浸潤），からだのあちこちに飛び火する（転移），正常な組織が必要とする栄養を奪い，からだを衰弱させる（悪液質）という特徴がある.

　がんの罹患数や死亡数は，男女とも年々増え続けている．日本の死因の第1位はがんであり，日本人は一生のうちに2人に1人はがんに罹患し，3人に1人ががんで死亡している[1].

b. 関連する社会資源・制度

　がん療養者の年齢は，小児から高齢者まで幅広い．そのため，活用できる社会資源や制度はその状況によって異なる．療養者が最も適切な社会資源や制度を活用できるよう，これらの情報収集をしておくとともに，連絡窓口や担当者と連携できるようにしておく.

(1) 医療費の負担を減らす制度

　主に，高額療養費制度と限度額適用認定証がある.

　高額療養費制度とは，医療機関や薬局の窓口で支払った医療費が1ヵ月間で自己負担限度額を超えた場合に，超えた金額を払い戻す制度である.

　限度額適用認定証とは，限度額適用認定証の交付を受け，医療機関に提示することで，病院や薬局での負担が自己負担限度額までで済む認定証である.

(2) 生活を支援する制度

　主に，医療費控除や傷病手当金，障害年金，身体障害者手帳がある.

　医療費控除とは，世帯で1年間に支払った医療費などが一定の金額を超えた場合，所得から一定額の控除をすることで所得税を軽減する制度である.

　傷病手当金とは，会社員や公務員が病気などのために働くことができず，事業主から給料を受けられない場合に，加入している健康保険から支給されるものである．

　障害年金とは，病気などで重度な障害が残った人に，年金を早くから支給する制度である．

　身体障害者手帳とは，障害の等級1〜6級に応じて交付されるもので，等級によって介護や訓練等の支給・福祉用具や手当など受けられる福祉サービスの内容が異なる．

(3) 生活が困窮したときの制度

　主に，生活福祉資金貸付制度と一部負担金の減免制度，生活保護がある．

　生活福祉資金貸付制度とは，必要な資金を他から借りることが困難な世帯を対象にした貸付制度である．

　一部負担金の減免制度とは，国民健康保険加入者のみ，災害や失業などにより一時的に生活が困難になり，医療費が支払えない場合，自己負担金が減額または猶予，免除になる制度である．

　生活保護とは，病気や身体の障害，失業などさまざまな要因により医療費が払えない，生活ができないといった困窮の程度に応じて必要な保護を国が行う制度である．

(4) 療養生活を支える制度

　主に介護保険があり，対象となるのは，原則65歳以上だが，40〜64歳の人で医師にがんが原因で介護が必要になったと診断された場合は保険の対象になる．

(5) 地域における医療資源

　地域における医療資源としては，病院（一般病床・療養病床・緩和ケア病棟），在宅療養支援診療所（24時間体制・訪問診療），訪問看護ステーションなどがある．

(6) 生活を支える資源

　生活を支える資源としては，地域包括支援センター，介護保険施設，社会福祉協議会，患者会・家族会などがある．

c. 在宅医療・介護の状況

　住み慣れた自宅で，治療〜終末期を含めた療養生活を送る人が増えている．普段どおりの生活の中で療養が行える点はよいところだが，在宅医療のための体制や必要な設備等の事前準備は必須である．

　療養者やその家族は，自宅での急変や痛みの増強に対して，不安な気持ちを抱いているものである．あらかじめ予想される体調の変化や対応方法を，主治医や看護師から聞いておくと落ち着いて対処できる．また，入院から在宅での治療に移行するときは，短期外泊を試みるなど，少しずつ実際の環境に慣らして準備していくことも有用である．

　がんの在宅医療は，基本的には訪問診療*と訪問看護の組み合わせで行われる．在宅医療でも，オピオイドほか鎮痛薬を使用した専門的な**疼痛管理**や**緩和ケア**が受けられる．在宅でオピオイドを使用している患者に対しては，薬剤師が訪問し，その服用や保管の状況を確認し，指導することもある．

　また，療養者やその家族の生活を支える仕組みもある．40歳以上のがん末期の患者で

---

*訪問診療と往診：定期的に医師が自宅などへ訪問し診察することを「訪問診療」という．からだの具合がわるい，症状の急変時に求めに応じて訪問し診察することを「往診」という．

あれば**介護保険**が利用できる．ベッドや車椅子など必要な福祉用具のレンタルが行えるほか，通所介護や短期入所施設を利用することができる．また，レスパイト入院（家族の介護疲れ防止や介護ができない用事などがある場合に，病院や施設に一時的に入院すること）を受け入れる医療機関もある．

B. 療養者の理解

a. 身体的な理解

　療養者は，がんによる痛みや不快な症状，がん治療による副作用など，さまざまな苦痛を抱えていることが多い．耐え難い苦痛は日常生活に支障をきたすだけでなく，意欲や意思決定能力をも低下させる．そのため，これらの身体的苦痛の緩和を行うことが重要である．

b. 心理的な理解

　診断や告知，再発，転移，病状の進行など，がん療養者が経験する衝撃はとても強く，日常生活を送ることが難しくなるケースもある．衝撃に続いて起こる怒り，悲しみの感情もまた，誰にでもみられる自然な心の反応である．とくに，余命宣告は直接的に死を連想させ，その衝撃は非常に大きい．がんと向き合い，適切な治療を進めるためにも心のケアはとても大切である．

c. 社会的な理解

　がんの診断や治療により，今まで果たしてきた職場や家庭，地域での役割を中断せざるを得ないことがある．治療費や休職による経済的な負担，家族に迷惑をかけてしまうという罪悪感，周囲からの偏見や過剰反応など，社会的な問題に苦悩することがある．

d. 介護状況の理解

　がん医療の進歩に伴い，がんは長期療養する疾患となった．また，外来で治療が行われることが多くなり，自宅で療養する期間が長くなっている．このため，家族の介護負担は大きくなっている．社会資源や制度を活用し，介護者の負担軽減を図る必要がある．

e. ライフステージ別の理解

(1) 小児がん

　15歳未満の子どもに発生する悪性腫瘍のことをいう．約3分の1が白血病，次いで脳腫瘍，リンパ腫，神経芽腫と続く．小児がんは発見するのが難しく，がんの増殖が速い一方で，成人のがんに比べて抗がん薬治療や放射線治療の効果が高いという特徴がある．

　また，小児がん治療は長期間の入院や通院が必要になることが多く，制度やサービスなどフォローアップの情報提供が重要である．がんの子どもの心や体のケアのみならず，家族やきょうだいへのケアも大切である．子どもたちの知る権利を尊重し，病気や治療のことなど，年齢や理解の度合いに応じて説明する必要がある．

(2) AYA世代のがん

　15〜39歳の思春期・若年成人世代のがん患者をAYA世代という．小児と成人の中間にあたるため小児がんと成人がんの両方のがん種が発生する．

　AYA世代は，就学，就職，恋愛，結婚，出産，子育てなどのさまざまなライフイベン

トを経験する時期で，病気や治療と向き合ううえで，その状況に応じたサポートが求められる．

(3) 高齢者のがん

　高齢者に積極的ながん治療を実施する場合は，若い世代に比べ，治療に伴う副作用，合併症，後遺症などのリスクが高い．治療自体による QOL の低下や入院安静によるフレイルの進行，環境変化などによるせん妄のリスクも考えられる．そのため，治療方針の決定において医療者は十分な説明を行い，本人，家族へ付随する危険性を理解してもらうことが重要である．

C. 療養者の家族の理解

　療養者同様，診断，治療，再発，終末期とその時々で家族の心も大きく揺れ動く．不安・抑うつなどの精神的ストレスや肉体的変化が認められることもある．そのため，家族は「第2の患者」ともいわれ，医療におけるケアの対象となる．

　がん療養により，これまで療養者が担ってきた役割を引き受けるなど家族の生活スタイルは多少なり変化する．家族内での役割分担がうまくいかないと不満や怒り，緊張状態となり家族関係不和が生じる．また，看病に専念するあまり，無理をして体調を崩したり，本来の配偶者や子としての関係でいられなくなる状況に陥りやすい．介護者である家族を支える存在が必要である．

D. 倫理的課題

a. 意思の尊重

　療養者の意思の尊重が大前提ではあるが，時に，療養者の希望，家族の希望，医療者の判断に違いが生じることがある．また，終末期においては，療養者が思いを伝えることが困難なこともある．事前に十分な情報提供と話し合いを重ね，その人らしい療養生活が送れるよう検討する必要がある．

b. がん特有の倫理的課題

　主に妊孕性温存とアピアランスケアが挙げられる．

(1) 妊孕性温存

　妊孕性とは，妊娠するための力のことである．一見妊娠と関係ない臓器のがんであっても，治療により生殖機能に影響を及ぼし，不妊となることがある．治療の進歩により，多くの若い患者ががんを克服できるようになっている．**妊孕性温存**とは，卵子や精子，受精卵を冷血保存することで将来自分の子供をもつ可能性を残すことである．がんの治療を受ける前に，将来子どもをもつことを望むのか，家族やパートナーと治療前に十分話し合うことが大切である．

(2) アピアランスケア

　がんやがん治療に伴う副作用により，脱毛，肌色の変化，皮疹，爪の変化，手術による傷跡，乳房の喪失などさまざまな外見（アピアランス）の変化が起こる．自己イメージが

変化し，療養者が受けるダメージは大きい．**アピアランスケア**とは，対処法のアドバイスや心理的・身体的ケアを行うことである．単に外見をカバーするだけでなく，その人らしく生きることをサポートするものである．

(3) 緩和ケア

緩和ケアとは，患者の心と体の苦痛をやわらげて，QOL を改善するために行われる治療やサポートのことである．現在では，進行度とは関係なくがん治療と並行して緩和ケアを行うのが一般的になっている．第二の患者といわれる家族もその対象である．

緩和ケアでは，痛みに限らず，筋肉のこわばりをやわらげるためのリハビリテーションやリラクセーションマッサージ，アロマテラピー，不安を取り除くためのカウンセリング，仕事や生活に関わる相談など，療養生活を安心して送るためのサポートも行われる．

また，在宅医療でも病院と訪問医が連携して，自宅で緩和ケアを受けることができる．

E. 安全管理

a. 薬剤や医療機器の安全管理

がん療養者は医療用麻薬を含む鎮痛薬，向精神薬，ステロイドなどの薬剤や酸素濃縮器や在宅用自動輸液ポンプ，PCA ポンプなどの医療機器を使用することが多い．これらは，適切に使用すれば療養者の苦痛の軽減につながるが，用法や容量を誤ると危険な状況に陥ることがある．安全に使用できるように退院指導や訪問看護，訪問薬剤指導などのサービスの活用が必要である．

b. 日常生活における安全管理

薬剤の副作用によるせん妄や筋力低下などにより，ふらつきや転倒などが起こりやすい．在宅は生活の場であり，病院のように厳重な安全管理を行うことは困難である．療養者の意思を尊重した生活の中で，最大限の安全管理を図る必要がある．

c. 看取りにおける安全管理

在宅で看取る場合，受診の有無や受診から死亡までの時間などの条件により死亡診断にいたる流れが異なる．事故や事件といった異常死とならないよう，安全で安心な看取りとなるための法制度の理解やチームの連携が必要である．

F. がん療養者への看護

がん療養者に対しての訪問看護は，ターミナル期に行われるものだけではない．外来治療中から病院の医療者と訪問看護師が連携することで，療養者の苦痛や不安を軽減しQOL を高めることができる．

a. 療養者・家族の意思決定支援

療養者とその家族は，がんの診断・告知，進行・再発，治療の中止，終末期などあらゆる場面において意思決定を迫られる．訪問看護師は医師からの説明や情報が正しく伝わっているか確認し，対象者の認知力や理解力に合わせた説明を行い，自らの意思を表出できるよう支援する必要がある．療養者が身体の変化をどのように受け止め，どこを療養場所

として選択し，どのような医療を選択するのか，何に価値をおいて，どのような日常生活を送りたいのかを確認する．また，療養者の希望に対して家族がどのように支えていきたいと考えているのか，家族一人ひとりにも確認する．病状の変化に応じてさまざまに考えは揺れ動くものである．その都度，話し合いを行い，療養者・家族の意思を確認する．

b. 外来治療中の在宅療養支援

化学療法などの外来治療中は，在宅での健康管理が非常に重要となる．看護師は，感染予防や食事，排泄など，療養者がセルフケア能力を発揮できるように支援する．また，抗がん薬の種類によって，骨髄抑制や感染リスクが高くなる時期が異なるため，治療スケジュールを把握したうえでの支援が大切である．

療養者は苦痛な身体症状が出現しても，それをすぐに病院へ連絡すべきなのか，判断に迷うことがある．また，症状を外来の医師や看護師に適切に伝えることが困難な場合もある．訪問看護師は相談を受け，療養者や家族に代わり，外来の医師や看護師に情報提供を行い，治療が円滑に進むよう援助する．

また，副作用による食欲不振で栄養摂取が不十分となり在宅中心静脈栄養を行う場合や，一時的にセルフケア能力が低下し，ストーマ交換など医療的な処置が必要な際にも，訪問看護師の介入が必要である．

c. 痛みなどの症状緩和

療養者はがんの進行に伴い，呼吸困難や嘔気，倦怠感，浮腫などさまざまな不快な症状に見舞われる．中でも最も多い症状は痛みである．痛みを我慢することは，ADL や QOL の低下につながる．

痛みの緩和には，しばしばオピオイドが使用される．オピオイドに対する誤解（麻薬中毒になるなど）から，内服拒否や痛みを我慢することがある．オピオイドに対する正しい知識の説明を行うことが重要である．

突発的な痛みや体動時痛に対してはレスキュー薬を使用する．使用間隔や回数，予防的に使用できることなどを指導する．また，療養者・家族に痛みの程度やレスキュー薬の使用状況，副作用の有無を記録してもらい，訪問時に確認し，疼痛コントロールの状況を評価する．

内服困難な場合は，注射剤や坐薬を検討する．注射剤の場合は，PCA ポンプ等の医療機器の管理が必要である．どのような方法が療養者・家族にとって最良か慎重に検討する．

痛みのマネジメントには，医師の医学的な判断と看護師からの生活状況や精神状態の判断，薬剤師の薬に関する豊富な知識の活用など，多職種での連携と協働が必要である．

補完代替療法とは

がんによる痛みや精神的な症状，うつ的な傾向の軽減や QOL の向上のために考えられた治療法である．運動や音楽，ヨガ，漢方薬やサプリメントなど，さまざまな種類がある．科学的な根拠はないものの，標準治療とともに補完代替療法を取り入れることで，不安や痛みの軽減に効果が得られることもある．しかし，中には治療の妨げになってしまうこともあり，補完代替療法を行う場合は，事前に主治医に相談することが望ましい．

d. ターミナルケア

これまでの在宅療養を振り返り，最期をどこでどのように迎えたいかを療養者・家族に

確認する．この時期，家族は「入院すればもっとできることがあるのでは」といった思いをもつことがある．この時期の積極的効果の可否について，病院でも在宅でも最期の医療処置内容に大きな変わりはないことを伝えておく．

がん療養者の場合，亡くなる2週間ほど前から急速にADLや意識レベルが低下することが多い．「家族に迷惑をかけてまで生きたくない」などといったスピリチュアルペインを感じやすい．ウトウトすることが増えるが，療養者の意思を尊重する姿勢を忘れず，折に触れ療養者の存在価値を伝え，療養者が自分らしく過ごせるように配慮する．

家族には，臨死期の身体変化への対応について，個々の家族の状況に合わせて，具体的に説明する．家族ができること，家族の存在の大切さを伝えていく．看取りに向けて緊急連絡方法を家族と話し合い，症状変化があった場合は，いつでも電話相談や緊急訪問が可能であることを伝えておく．

G. 多職種連携・協働のポイント

がん療養者と家族が在宅で安心して治療から看取りまでを行うために，多職種が連携し，24時間体制で応じられる在宅チームづくりが欠かせない．その人らしい生活を支えるため，医療体制，生活・介護体制において，先を見越した細やかな調整が必要である．

医療体制を整えるうえで大切なことは，苦痛症状の緩和である．自宅でのQOLを保つために，どのように対処したらよいか，医療者間で十分に検討する．薬物療法については，医師や薬剤師，緩和ケアチームと相談し，在宅で可能な安全で簡便な管理方法を選択する．急変時の対応などは，あいまいな内容ではなく，予測される症状，報告や受診が必要な状態を具体的に伝え，適切な対応ができるよう調整しておく．

生活・介護体制を整えるうえで大切なことは，自立支援と家族ケアである．苦痛症状やADL低下が日常生活にどのような影響を及ぼしているかアセスメントし，できるだけ自立した生活を送れるよう調整する．家族は，介護を優先せざるを得ない状況の中で，仕事や生活習慣が後回しになることがある．介護との折り合いをつけ，かつ，悔いのない介護ができるよう適切な社会資源や制度の活用を検討する．利用できる制度や優先される制度は療養者の年齢や病状により異なるため，制度に合わせて地域の連絡窓口や調整担当者と連携する．

超高齢社会の現在，地域包括ケアシステムの構築が必要とされている．これに対して「地域医療連携システム」や「多職種連携システム」といったICTの活用が広がっている．ICTを活用することで，多職種と気軽に連携ができることや必要な情報（検査データや画像など）がタイムリーに共有できること，何度でも情報を再確認できることなど多数のメリットがある．

また，多職種が連携する在宅チームは，患者を中心とした顔の見える関係であることが大切である．しかし，連携機関が一堂に会することは，所属（場所）や時間の都合がバラバラであるなど，困難を要することが多い．オンラインでの多職種会議や情報管理・共有のあり方は，感染症拡大防止等における緊急対策ではなく，今後もよりよいケアを提供するために必要な変化である．

学習課題

1. がん病期による看護内容の違いについて考えてみよう.
2. がん療養者と家族を支える社会資源・制度について調べてみよう.
3. がん療養者と家族のQOLを高める多職種連携について考えてみよう.

引用文献

1) 厚生労働省:令和3年(2021)人口動態統計(報告書),〔https://www.mhlw.go.jp/toukei/saikin/hw/jinkou/houkoku21/index.html〕,(最終確認:2023年12月15日)

6 神経系難病の療養者への在宅看護

この節で学ぶこと

1. 難病対策について学ぶ.
2. 神経系難病の療養者の身体的, 心理的, 社会的な特徴を学ぶ.
3. 家族介護者の現状を理解し支援について考える.
4. 神経系難病の療養者と家族介護者への看護展開について学ぶ.

A. 神経系難病の療養者をとりまく状況

a. 病態の概要

「難病の患者に対する医療等に関する法律」(**難病法**) における難病の定義は, ①発病の機構が明らかではなく, ②治療法が確立していない, ③希少な疾患であり, ④長期の療養を必要とするものである. さらにその中で, ⑤患者数が一定数に達しないこと, ⑥客観的な診断基準 (またはそれに準ずるもの) が確立している疾患を**指定難病**として医療費助成の対象としている[1].

筋萎縮性側索硬化症 (amyotrophic lateral sclerosis:**ALS**) や**脊髄小脳変性症** (spino-cerebellar degeneration:**SCD**), **多系統萎縮症** (multiple system atrophy:**MSA**) などの**神経系難病**は, 呼吸, 嚥下, 運動, 言語の機能や自律神経の障害が不可逆的に進行していく医療依存度の高い疾患である. 中でも重症化する ALS は, 脳からの指令として筋肉を動かしたり運動をつかさどる神経 (運動ニューロン) が障害されることなどにより筋肉がやせていき, 力が入らず徐々に動かなくなっていく進行性の疾患である.

症状の進行は一般に四肢筋力低下と萎縮にはじまり, 話しにくい, 飲み込みにくいといった構音障害, 嚥下障害が起こり, さらに進行すると呼吸筋麻痺による呼吸不全を引き起こす. 呼吸不全のために気管切開術や人工呼吸器を装着したり, 嚥下障害による誤嚥性肺炎を繰り返すことなどにより胃瘻を造設したり, また構音障害のため意思伝達装置を利用してコミュニケーションを図ったりと医療的処置や多くの介護力が必要になってくる.

パーキンソン病 (Parkinson's disease:**PD**) については, 大脳の下にある中脳の黒質でドパミン神経細胞が減少し, ドパミン神経が減ると体が動きにくくなり, ふるえが起こりやすくなる. そのほかに筋強剛 (筋固縮), 動作緩慢, 姿勢保持障害が主な運動症状である. 運動症状のほかには, 便秘や頻尿, 発汗, 易疲労性 (疲れやすいこと), 嗅覚の低下, 起立性低血圧 (立ちくらみ), 気分が晴れない (うつ), 興味が薄れたり意欲が低下したり (アパシー) などの症状も起こる. 内服治療・外科治療で症状は改善されるが, 日常生活動作 (ADL) は制限される. 筋力維持や関節拘縮予防のためのリハビリテーションや,

抗痙縮薬などによる対症療法を行う. パーキンソン病関連疾患, 脊髄小脳変性症, 多系統萎縮症についても, パーキンソン症状や運動失調症状により ADL が大きく制限され, 進行すると寝たきりとなる. また転倒による骨折を契機に移動能力が著しく低下し, 寝たきりになる場合もある. 神経難病の多くは嚥下障害を伴うため, 誤嚥性肺炎を起こしやすい. 嚥下障害が進行し経口摂取困難となった場合には胃瘻の造設を, 喀痰(かくたん)の吸引が頻回に必要な場合には気管切開を, 呼吸障害が進行した場合には人工呼吸器装着を行うかどうかを選択する必要がある.

広範脊柱管狭窄症（extensive spinal canal stenosis）では, 頸椎, 胸椎, 腰椎の広範囲にわたり脊柱管が狭くなり, 脊髄神経の障害を引き起こす病気である. 頸椎部, 胸椎部または腰椎部のうち, いずれか 2 ヵ所以上の脊柱管狭小化による神経症状により日常生活が大きく影響されることが診断の条件となる. 頸椎の病変からは手のしびれ, 下肢のしびれやつっぱり, 歩行障害, 頻尿などが起こる. 胸椎からはこのうち, 手以外の部位の症状が出現する. 腰椎の病変からは, 立ち上がった時や歩いた時の下肢の痛みやしびれが生じる. この病気では, これらの組み合わせにより, 手足にさまざまな神経症状が起こる. 重度の脊髄麻痺に陥ってしまった場合, 手術を行っても回復はあまりなく, 時期を失うとたとえ手術を行っても十分な改善が得られない[2].

難病の患者に対する医療等に関する法律 （難病法）

「持続可能な社会的保障制度の確立を図るための改革の推進に関する法律」に基づく措置として, 難病の患者に対する医療費助成に関して法定化によりその費用に消費税の収入をあてることができるようにするなど, 公平かつ安定的な制度を確立するほか, 基本方針の策定, 調査・研究の推進, 療養生活環境整備事業の実施等の措置を講ずる[1, 3]ものとされている. 指定難病は医療費助成の対象となっており, 旧事業における 56 疾患に追加整理し, 2015 年 7 月から新たに 306 疾病が難治医療費助成制度の対象疾病（指定難病）となり, 拡大された[3]. 2021 年 11 月 1 日施行の指定難病は 338 疾病である. 難病法により, 指定難病の医療費の自己負担割合が 3 割から 2 割に変わり, 外来・入院の区別をせず世帯所得に応じて, 自己負担する金額の上限限度額が設定されている.

難病法では 9 つの基本方針により, 難病対策を総合的に推進していくものとしている（**表Ⅱ-6-1**）. 福祉サービスに関しては, 2013 年度から**障害者総合支援法**に定める障害児・者の対象に難病等患者が加わり, **障害福祉サービス**が実施されている（第Ⅰ巻総論, 第Ⅲ章 2 節）. なお, 2015 年 7 月から対象疾病が 332 に拡大され, 2021 年 11 月からは 366 疾病に拡大となった[4].

また, **就労支援**ではハローワークに配置された**難病患者就職サポーター**を活用し, ハローワークと**難病相談支援センター**との連携強化などの充実を図っている.

さらに, 難病情報提供サイトとして, 難病の普及・啓発を目的とした難病情報センターがあり, 難病患者・家族および医療関係者に対して療養生活や診療上必要な情報, 患者や家族会などに関する情報を発信している[2].

b. 在宅医療・介護の状況

在宅療養を継続するためには, 療養者および家族の QOL を考慮しながら安心して生活できるように支援をしていくことが必要である. 神経内科専門医と在宅かかりつけ医が連

表Ⅱ-6-1　難病の患者に対する医療等の総合的な推進を図るための基本方針

①難病の医療等推進の基本的な方向
②医療費助成制度
③医療提供体制の確保
④医療に関する人材の養成
⑤難病に関する調査研究
⑥難病に係る医療品・医療機器に関する研究開発の推進
　（難治性疾患政策研究事業・難治性疾患実用化研究事業）
⑦難病患者の療養生活の環境整備
　（難病相談支援センター事業）
⑧医療・福祉サービス・就労の支援
⑨そのほか難病の医療等の推進

［厚生労働省：「難病の患者に対する医療等の総合的な推進を図るための基本的な方針」及び「小児慢性特定疾病その他の疾病にかかっていることにより長期にわたり療養を必要とする児童等の健全な育成に係る施策の推進を図るための基本的な方針」の見直しについて（令和5年7月），p.2-8,〔https://www.mhlw.go.jp/content/10905000/001118140.pdf〕（最終確認：2023年12月15日）を参考に作成］

携して診療できるよう**神経難病患者在宅医療支援事業**[*1] などが設けられている．また，入院を要するときのために，後方支援病院の確保が必要となる．**在宅難病患者一時入院事業**[*2] の活用も可能である．介護度や医療依存度が高い療養者には，医療保険以外に介護保険，障害福祉，医療助成などの制度を活用し，また家族介護者の負担軽減を図ることが重要である．各制度の申請窓口は行政機関の担当窓口になる．

B. 療養者の理解

a. 身体的な理解

(1) 呼吸機能

　症状が進行してくると，二酸化炭素の貯留，息苦しさ，痰の自己喀出困難，呼吸困難，呼吸不全が出現してくる．呼吸機能低下の進行程度をみながら，医師が鼻マスクなどを用いる**非侵襲的陽圧換気療法（NPPV）**を行うか，**気管切開下陽圧換気療法（TPPV）**を行うかを判断していく．突然の呼吸困難により療養者の意思が不明瞭なまま TPPV を選択してしまうことがないように[*3]，進行に伴い医療職である医師と看護師が十分な説明を行い，療養者と家族の意思確認をしていくことが大切になる．

(2) 嚥下機能

　神経難病療養者は，口輪筋，咀嚼筋，舌筋，咽頭筋などの嚥下に関連する筋肉の運動障

[*1] 神経難病患者在宅医療支援事業：担当医が診療に際して，疑問を抱いた場合などに緊急に厚生労働省が指定する神経難病の専門医（以下「専門医」と連絡を取れる体制を整備するとともに，担当医の要請に応じて，都道府県，国立大学法人および独立行政法人国立病院機構が専門医を中心とした在宅医療支援チームを派遣することができる体制を整備し，神経難病患者などの療養上の不安を解消し，安定した療養生活の確保を図るもの.
［厚生労働省：難病対策〔http://www.mhlw.go.jp/stf/seisakunitsuite/bunya/kenkou_iryou/kenkou/nanbyou/〕（最終確認：2023年12月15日）］

[*2] 在宅難病患者一時入院事業：在宅難病療養者の在宅生活を支えている家族などの介護者が，自身の病気や事故などの理由によって一時的に介護ができなくなった場合，短期間入院できるように病院にベッドを確保している.
　入院ができるのは実施主体である都道府県が委託契約した医療機関であり，おおむね1病院につき1〜数病床程度であるため，確保している病床数に限りがある.

[*3] 気管切開すると発声できなくなるため．また，人工呼吸器装着すると生命倫理上外せなくなるため.

害，全身の筋力低下，呼吸筋障害などの協調不全などの影響で嚥下機能障害による誤嚥が頻発してくる．看護師や介護者は摂食・嚥下状況を観察し，摂食・嚥下運動のどこの機能の障害かをアセスメントして，適切な食事形態（きざみ食，ミキサー食，とろみ食など）や食材の選択，経口摂取時の体位の工夫，補助具の選択などが必要になってくる．また経口摂取による誤嚥性肺炎が繰り返し増悪するような場合や，食事摂取時間が長くなることでの疲労増強，体重減少，脱水症状といった栄養摂取量や水分摂取量が不足するような場合は，経管栄養も考慮しなければならない．嚥下機能の低下に伴い経管栄養についての説明，胃瘻造設の意思確認が必要になる．経腸栄養が困難な場合は，経静脈栄養である高カロリー輸液などの選択もある．

(3) 排泄機能

神経難病療養者は，排泄に関する神経の伝達経路の障害により，膀胱機能に異常が生じるといった神経因性膀胱や排便の異常が出現する．神経因性膀胱の症状としては，頻尿，尿失禁，残尿，尿閉，排尿困難などがあり，さらに排尿障害から膀胱炎や腎盂腎炎などの尿路感染症を起こし，それが原因で腎機能障害をきたすこともある．看護師や介護者は排泄に関する情報の収集（尿意，尿量，尿の性状，排尿にかかる時間，残尿感など）や1日の水分出納を把握する．障害の種類によっては導尿や膀胱留置カテーテルの処置が必要になる．その場合，尿路感染が生じやすいため予防的な管理が重要になってくる．排便の異常については，腸蠕動運動の変調から便秘，下痢，イレウス（腸管麻痺）などを起こすことがあり，緩下薬や浣腸，摘便などによる排便コントロールが必要である．

(4) 清潔状況

神経難病療養者は，神経障害の進行，筋力低下や筋萎縮などの進行により運動機能が低下してくると，清潔保持が困難になってくる．看護師や介護者は，療養者の運動機能低下の進行程度によって，浴室での入浴方法やシャワー浴の方法の工夫（p.46参照），福祉用具（リフト，チェア，浴槽台など）の利用を検討する．さらに進行して浴室までの移動が困難になった場合には清拭，足浴，手浴，排泄後の陰部洗浄など部分的な清潔援助方法の検討，介護保険サービスによる訪問入浴サービスも導入していくことになる．その際には，全身の皮膚観察ができるため皮膚トラブル（発赤，潰瘍，損傷など）の有無も確認していくことが大切である．

(5) 運動機能

神経難病療養者は，運動機能の障害は徐々に進行していくが，それぞれの疾患により進行速度や進行部位は異なる．さらに二次的な障害として，**廃用症候群**[*]や障害が起きているところをかばうことによる障害なども生じてくる．進行の程度に合わせたADLに関連する機能訓練を実施していく．また，ADLの補助となる上下肢装具や歩行器，車椅子な

---

[*]廃用症候群：病気により身体が動かなくなることで，筋肉がやせおとろえ，関節の動きがわるくなるなど，さまざまな症状が出現する．

具体的には，筋萎縮（筋肉のやせ），関節拘縮（関節の動きがわるく固まる），骨萎縮（骨がもろくなる），心機能低下（心拍出量の低下），起立性低血圧（立ちくらみ），誤嚥性肺炎（唾液や食物が気管に入り起こる肺炎），血栓塞栓症（血管に血の塊がつまる），うつ状態，せん妄（幻覚，幻視，混乱した言動），見当識障害（日付，場所がわからなくなる），圧迫性末梢神経障害（寝ていることにより神経が圧迫され，麻痺が起きる），逆流性食道炎（胃内容物が食堂に逆流し炎症が生じる），尿路結石・尿路感染症（腎臓，尿管，膀胱に石ができる，細菌による感染が起きる），褥瘡（皮膚損傷，床ずれ）など．

どの福祉用具の選択や導入，手すり設置や床材・段差障害物を解消したバリアフリー化の住宅改修などの環境整備は不可欠である．理学療法士，作業療法士，言語聴覚士らと情報共有し，対応策の検討，実施，評価を繰り返し生活の安全を確保していくことが必要である．

(6) コミュニケーション

言語の障害，書字の障害，四肢運動機能の障害が進行性に起こるため，あらゆるコミュニケーション方法が次々に失われていくことになる．また，気道確保の目的で気管切開した場合は発声が困難になる．球麻痺が軽度であり呼吸筋機能が維持されている場合は，スピーチバルブやスピーチカニューレなどで発声可能なこともある．ほかに，四肢運動機能の状況により，ジェスチャー，ボディサイン，筆談，文字盤などを用いて意思を伝えることもできる．また，コンピュータソフトの開発によりさまざまな**意思伝達装置**が利用されている．

療養者には，呼びたくても呼ぶことさえできない，話せない，自分の思いが伝わらない，理解してもらえない，といったことへの恐怖，悲しみ，憤り，焦燥感などが常にあることを理解し，些細なことでも残された機能を療養者とともに見つけ出し，残存機能を生かした補助用具を選択あるいは創作していくことが不可欠である．

b. 心理的な理解

難病の療養者は，身体の不調を感じはじめたときから日々進行していく疾患特有の症状から発生する身体的苦痛と対峙していかなければならず，さらに身体的苦痛から生じる精神的苦痛も大きい．呼吸障害による呼吸困難，嚥下障害による飲み込みづらさや窒息，身体の痛みなど死に直結する体験は恐怖心を植えつけさせることになる．また，自分の意思のとおりに身体を動かすことができなくなっていくため，いつこの身体が動かなくなるのか予想もつかない症状が次々に起こることへの戸惑い，否認，不安，恐怖が常につきまとい，身体的苦痛を増強させることもある．

c. 社会的な理解

疾患自体が運動機能を徐々に喪失していく疾患であり，障害の進行から社会的交流の激減，社会的役割遂行の困難化，経済的な困窮，家族役割の変化・喪失など社会的な問題も生じる．一方で，残存機能を活かしたコミュニケーション手段を確保し，方法を獲得できると，社会的交流活動や芸術，趣味活動を広げたり保持することも可能になる．

このように身体的，精神的，社会的な障害が互いに関連してさまざまな感情が錯綜し苦痛や抑うつ状態を生じさせることを理解し，現状を関係者と情報共有して全員が同じ方針で支援できるように連携を図っていくことが必要である．

d. 介護状況の理解

原疾患症状の進行により，医療依存度が高くなった場合，介護を担うマンパワーが必要になる．24時間体制の医療的ケア（人工呼吸器管理や痰の吸引など）が必要な場合は，訪問看護，訪問介護などを利用できるがサービス提供時間の制約があり，そのほとんどの時間を家族がカバーすることになり，日々の急変や緊急事態発生時などには，生活をともにしている家族が初動対応することになる．独居者の場合はさらにマンパワーが必要であり，複数のボランティアなどがおのおのの役割を担う．介護は，療養者のケアのみではな

く介護者への健康面・心理面・社会的役割にも影響を与える.

C. 療養者の家族の理解

　看護の対象は療養者と家族である. 不可逆的に進行していく難病では, 他者の援助がなければ生活できなくなる. 在宅で生活していく場合, 家族成員それぞれが家族内の役割と社会的な役割をもちながら介護を行っていくことになる. つまり療養期間の長期化や疾患の進行とともに家族内の役割・機能を変えざるを得なくなり, これらの変化に順応していくことが求められる. 家族も療養者と同様に, 先行きがわからない生活の変化に不安を抱えながら暮らしていることを理解し, 家族介護者に対しても病状変化が起きているときに的確なアセスメントと病状説明を行っていく必要がある. また現状に適した介護方法を説明し, 不安なくケアが行えているか手技の確認と助言, できていることへのねぎらいの言葉かけなど, 介護者が自信をもって介護できるように支援していくことが不可欠である. さらに介護者の健康管理にも着目し, 適度な休息が得られるように**レスパイト入院**[*]を取り入れたり, 息抜きのための他者との交流をすすめたり, 肉体的・精神的な疲労を緩和することも必要である.

　療養者の経過として, ターミナル期に向けての家族への支援, 最期まで介護をし, ともに歩んでこられたという気持ちで過ごせるよう関係性を構築していくことも大切である. さらに亡くなった際のグリーフケアも重要である. 家族も同様に療養生活の中でさまざまな喪失を体験することになり, そのときどきの悲嘆は各々が自身で対処していく課題でもあるが, 円滑に対処できるよう支援していくことが求められる.

D. 倫理的課題

a. 医療行為に対する意思決定

　生命にかかわる病状の進行があった場合には, 重大な意思決定が求められる. 嚥下障害の進行時期に胃瘻を選択する場面や, 呼吸障害の進行時期で気管切開や人工呼吸器装着を選択する場面などである. 進行が急速な場合, 療養者・家族は混乱しているため医療者の説明を十分に理解しきれないことが多い. また, 一度決断したことでも気持ちは揺れ動いているため意思が変わることもある. 医療者側と療養者・家族との信頼関係が治療方法の選択に大きく影響するため, 進行の現状と現時点から短期間で起こりうる状況を理解力に応じて何度も繰り返し説明していき, 意思確認をしていく. 意向の内容が本人の価値観と治療目標に合致するような意思決定・合意形成を目指していくことが必要である.

b. 遺伝性疾患に対する倫理性

　難病には, 遺伝性の病型があるため, その場合は倫理的な問題として相談に応じるタイミングや内容に細心の注意を払っていく必要がある. また医療技術の進歩により遺伝的検

---

[*]レスパイト入院:在宅において, 医学的管理や処置を受けている療養者を対象に, 介護者の事情(病気・外傷, 入院, 出産, 冠婚葬祭, 旅行など)により, 在宅での介助が一時的に困難になった場合, 医療保険を利用して療養者を一時的に入院させる制度. 介護者が休養するための療養者の入院, 在宅療養を支えるための入院である.

査で診断が可能になったが，真実を知らせる際には，病名や遺伝性の告知だけではなく，対症療法や緩和的治療方法があることを説明し，理解を得ることが大切である．遺伝的検査を行う医療機関には，遺伝カウンセリングを含む包括的遺伝医療が行える体制が用意されている．疾病や遺伝に関する情報を正確に提供したうえで相談などの継続支援を行うことや信頼できる専門職の存在は必須であり，医療チームとして一貫した方針でかかわっていくことが大切である．

E.　安全管理

a.　急性増悪の早期発見と対応

　病状の進行とともにさまざまな合併症が出現する．運動機能障害や筋力低下などによる転倒・転落事故，気道や尿路からの感染症，誤嚥や痰詰まりなどによる窒息，自律神経障害（血圧の急変動，異常発汗，脱水など）の悪化，長期臥床による循環不全，腸管麻痺などである．

　これらの病状の変化は日常生活で生じるため，医療者がいないところで発見されることが多い．家族が状態の変化時に医療者に連絡できることが大切であり，24時間いつでも連絡ができる連絡経路を決めておくことが不可欠である．24時間連絡体制が整っていれば，看護師が訪問し医師に報告，医療的処置を行うことができる．また，家族が早期発見し対処できるように，日頃から，観察の方法や通報時に必要な連絡事項，必要最小限の応急処置の方法などを説明し，一緒に行うことで習得してもらうことも必要である．

b.　医療機器の不具合・異常

　人工呼吸器の異常（故障，バッテリー切れ，誤作動，付属物品の破損など），加湿器の異常，気管カニューレのトラブル（抜管，カフの破損など），また吸引器の異常など医療機器に関するトラブルが発生することもある．予防としては，予備器の確保と毎日の点検，医療機器供給会社による定期的な点検が重要である．万が一，トラブルが発生した場合は，医療機器供給会社と医師に連絡が取れるように体制を整えておく必要がある．さらに，家族が判断に困った場合に相談や訪問ができる看護体制をとっておくことも不可欠である．

c.　災害対策

　安全確保ができる環境を整備しておく．療養者は自力での非難が困難な場合がほとんどであるため，室内の家具類，置物の転落を防止する対策を行うこと，また人工呼吸器や吸引器が倒れないように場所と設置方法を検討する．

　災害発生に備えて最低限準備しておく事項があり，定期的な点検が必要である．そのほか，緊急時に備えて以下のような連絡体制や教育，訓練等が必要である．

- 人工呼吸器の内部・外部バッテリーの充電，手動式蘇生バッグ，吸引器（充電式），人工呼吸器付属物品，などの予備を確保しておくこと．そのほか一般家庭の災害対策に準じた内容
- 電力会社，消防署，警察署などに療養者の情報を届け出ておくこと
- 近隣者，自治体に療養者の存在を知らせ地域のネットワークを作っておくこと

F. 神経系難病の療養者への看護

　原疾患の特性である症状の進行に伴い，日々の観察とアセスメントが重要である．療養者に変調が生じる可能性について，病気の進行に伴う時期的な予測も踏まえ判断し，家族への学習支援も行っていく必要がある．たとえば，症状の把握としては，バイタルサインや一般的身体状態の観察，呼吸・循環管理，人工呼吸器など機器の管理，食事や排泄の状態に応じた援助，清潔の援助，合併症対策，関節可動域の機能訓練，および福祉用具の検討，コミュニケーションの援助，環境面における感染防止対策，緊急時・災害時の対応，家族への支援，他職種他機関との連携などが挙げられる．

G. 多職種連携・協働のポイント

　神経系難病療養者の支援には，高度医療処置を伴う看護援助が必要であり，サポートする機関やメンバーは個人の状況などに合わせてその都度組織された支援チームになる．そこで構成された地域ケアシステムを有効に活用することが不可欠になってくる．

　初期相談対応として療養者および家族が相談窓口に訪れた際，専門職者に情報提供・共有することの承諾を得ておき適切な関係機関担当者と連携してサービスにつなぐようにすることが大切である．療養者の支援ニーズが明確でない時期でも，相談内容に応じて，または介入依頼があった場合には速やかに行動できるように準備をしておく．

　症状の進行に応じたさまざまな身体機能の変化に対して生活していくためには，専門職との連携が必須である．とくに医師，看護師，理学療法士，作業療法士，言語聴覚士，福祉用具専門相談員，訪問介護員（ホームヘルパー），介護支援専門員（ケアマネジャー），薬剤師，保健師，医療機器業者などとは密に情報交換し速やかに対処できる支援体制であることが望まれる．

　地域の社会資源には，前述した難病対策における公的サービス（**フォーマルサービス**）と，家族や近隣，町内会，ボランティアなどの非公式なサービス（**インフォーマルサービス**）がある．フォーマルサービスとインフォーマルサービスを活用し，サービス提供者と連携を図りチームとして取り組んでいくこと（地域ケアシステム）が必要である．

学習課題

1．難病の定義とその対策について説明してみよう．
2．代表的な難病の特徴を調べてみよう．
3．ALSの病態を整理し看護の展開を考えてみよう．また看護の役割を挙げてみよう．

▎引用文献▎

1)　厚生労働省：難病対策
〔http://www.mhlw.go.jp/stf/seisakunitsuite/bunya/kenkou_iryou/kenkou/nanbyou/〕（最終確認：2023年12月15日）
2)　難病情報センター〔http://www.nanbyou.or.jp/〕（最終確認：2023年12月15日）
3)　厚生労働統計協会（編）：難病対策．国民衛生の動向2019/2020，p.172-173，厚生労働統計協会，2019
4)　厚生労働省：障害者総合支援法の対象疾病（難病等）〔https://www.mhlw.go.jp/stf/seisakunitsuite/bunya/hukushi_kaigo/shougaishahukushi/hani/index.html〕（最終確認：2023年12月15日）

7 疾病や障害を有する小児への在宅看護

この節で学ぶこと

1. 重度の障害があったり医療的ケアを必要とする小児の特徴と在宅でのケアについて学ぶ.
2. 長期在宅生活の継続に必要となる家族の負担を軽減する方法を学ぶ.
3. 重度の障害や医療的ケアのある小児の訪問看護の実際について学ぶ.

A. 在宅で療養する小児をとりまく状況

a. 病態の概要

　新生児医療の進歩と救命率の向上に伴い, 在宅で過ごす**重症心身障害児**も増えている. 小児医療においても在宅医療機器が発達し, 施設内医療から在宅医療へという医療システムの変化が起こっている. 少子高齢化が進む日本において, 出生数は減少しているが, 日常的に医療的ケアを必要とする「**医療的ケア児***」は年々増加しており, この10年間で約1.5倍となっている.

b. 関連する社会資源や制度

　わが国の在宅医療やケアを支えるシステムは, 発展途上であり, 重症心身障害児, とくに超重症児・準超重症児や医療的ケア児をとりまく社会環境は整備されているとは言い難い状況である. 障害が重く, 医療依存度が高ければ高いほど, 両親, とくに母親に療育の負担が重くのしかかっている. **超重症児**という, 障害も重度で医療依存度も高く, 医療処置やケアにかなり手が掛かっているケースでも, 今でも多くの家庭で家族のみでケアを行っている現状がある. 核家族も多く, 育児を手伝ってくれる親類縁者も近くにはいないことが多い中で, 母親が昼夜を問わないケアを担っている.

　このような状況を受けて, 2021年6月には「医療的ケア児及びその家族に対する支援に関する法律(医療的ケア児支援法)」が公布され, 2021年9月から施行されたところである. この法律の施行により, 自治体は医療的ケア児支援センターを設置するとともに保育所, 学校を始め, 児童発達支援や放課後等デイサービス, 医療型短期入所, 日中一時支援などさまざまなところで医療的ケア児の受け入れの整備が求められるようになっている.

c. 在宅医療・介護の状況

　多くのケア児は家族によって, きめ細やかで技術的にも高度なケアを受けており, 大切

---

*医療的ケア児:日常生活および社会生活を営むために恒常的に医療的ケア(人工呼吸器による呼吸管理, 喀痰吸引そのほかの医療行為)を受けることが不可欠である児童(18歳以上の高校生等を含む)をいう.

な家族の一員として遇されている．日常の健康管理に関してはこども病院や大学病院の小児科など信頼できるかかりつけの医療機関があるが，医療機関が遠方にある兄弟を連れて受診するのは大変であるなど，受診すること自体が容易ではない．また，多くは訪問看護や訪問リハビリテーションを利用しながら在宅で療養することを希望しており，身近に小児に対応できる訪問診療施設や訪問看護ステーションの充実が求められる．

　学校は訪問学級であったり，通学する場合は母親の常時の付き添いを求められることが多かったが，医療的ケア児の受入れ体制を整えることが求められるようになり，少しずつではあるが，医療的ケア児も単独での登校が可能となっている．18歳以降高校卒業後も配慮がされるようにと法律には明記されているが，学校卒業後は，まだまだ受け入れる施設も少なく，限定的な環境におかれやすくなっている．親が若いうちは人工呼吸器管理などの難しいケアもしっかりと担っているが，入所施設も多くはなく，また地域差が大きく，親の加齢に伴って親の疲労や将来への不安が大きくなっている．

B.　療養者の理解

a.　身体的な理解

　重症心身障害の原因疾患としては，①出生前からの疾患として奇形症候群，中枢神経奇形，染色体異常，先天性筋疾患，脳血管奇形など，②周産期に起こるものとして低酸素性虚血性脳症，核黄疸，頭蓋内出血，新生児けいれん，低血糖など，③乳児期に起こるものとして点頭てんかん，髄膜炎，悪性高熱症，外傷性脳挫傷などがある．

　重症心身障害児以外でも在宅で療養を行う小児には先天性疾患のある小児や末期がんなどのターミナルの状態で在宅で過ごすことを選択した小児や，そのほかの障害や疾病を抱えている小児療育に母親が不安をもっている場合がある．

　小児では発育・発達支援が重要である．とくに医療的ケア児や重症心身障害児では生活の場が限られてしまううえに，成長に従って病態が変化していくため，発達を考慮し，将来を予測した対応が求められる．たとえば，脳性麻痺で筋緊張が強い場合は，筋緊張により引き起こされる背骨の側彎（そくわん）が年齢とともに顕著となり，気管や肺を圧迫し呼吸状態が悪化し，気管切開が必要となることもある．このため可能な限り体位を整え緊張を緩和させ側彎の進行を予防するケアが重要となる．

b.　心理的な理解

　小児，とくに新生児や幼児では心理面の発達は未熟であり，養育環境の影響を大きく受けることとなる．重篤な疾患があり長期入院を余儀なくされた小児では親と接する時間が短く，親との愛着の形成に問題が生じやすい．母子関係にとって重要な時期を支える両親，とくに母親との関わりが重要・不可欠である．

c.　社会的な理解

　重度の精神遅滞と機能障害が重複している子どもたちを重症心身障害児といい，重症度の分類としては大島の分類（運動障害と知的障害の組み合わせで重症度を表す分類で，運動障害も知的な障害も重い分類1〜4を一般に重症心身障害とよんでいる）がある（**表Ⅱ-7-1**）．

表Ⅱ-7-1　　大島の分類（大島，1971）

					知能（IQ）	知能障害
21	22	23	24	25	70〜80	境　界
20	13	14	15	16	50〜70	軽　度
19	12	7	8	9	35〜50	中　度
18	11	6	3	4	20〜35	重　度
17	10	5	2	1	〜20	最重度
運動機能	走れる	歩ける	歩行障害	座れる	寝たきり	

　呼吸や嚥下の障害などが顕著で，超重度障害児スコアで25点以上に該当する小児を超重症児，10点以上25点未満に該当する小児を準超重症児としている（表Ⅱ-7-2）．

　以前は救うことのできなかった命が，医療技術の進歩により救命できるようになっているが，障害をもった小児に対する社会の対応が同様に進歩しているとはいいがたい現状がある．2022年に内閣府が実施した「障害者に関する世論調査」の結果では，2016年4月に施行された「障害者差別解消法」については，「知らない」と答えた人の割合が全体の74.6%を占め，障害を理由とする差別の禁止や，障害のある人が障害のない人と同じように暮らすためのさまざまな施策を定めた「障害者の権利に関する条約」（「障害者権利条約」）についても，73.7%が「知らない」と回答しており，障害者施策が社会の中でもっと認知されることが求められる[1]．

d. 介護状況の理解

　重度の呼吸器障害をもった小児では昼夜を問わないケアが必要であり，それを支える社会資源は不十分であり，療育者にとって大きな負担となっている．医師の指示があれば医療処置を行うことができる看護職は家族の負担軽減に役立つが，訪問看護に従事する看護師は増えてはいるが全就労看護師の5%程であり，さらに小児に訪問する看護師も限られており需要に見合った供給がなされていない状況が続いている．

C. 療養者の家族の理解

　在宅で療養する子どもと家族の在り方は，疾患や障害によってさまざまである．重度の先天性心疾患などでは，疾患は重度で生命に対する危機は大きく呼吸苦が生じることで運動が制限されるが，基本的にはADLも自立しており精神的な機能も正常である．一方重度の脳性麻痺では，身体的にも知的にも重度の障害が生じる．また，先天性の疾患と事故などで生じた後天性の疾患でも状況は大きく異なっている．

　人工呼吸器などを装着しており，常時吸引が必要な小児の場合では，毎日，夜間も2~3時間ごとに起きて吸引を行ったり，いつでもアラームが鳴ったら起きなくてはならない状況の中で，ほとんどのケアと家事を親一人だけで背負っていくのは無理がある．しかし，核家族が多く，もう一人の親も朝早くから夜遅くまで仕事をしている家庭も多い．もう一人の親が受診や入退院で仕事を休むことが多ければ減給になったり，職場を変わらざるを得なくなったりすることもある．多大な負担の中で家族機能が崩壊し，両親の離婚につな

表Ⅱ-7-2　超重症児（者）・準超重症児（者）の判定基準

以下の各項目に規定する状態が6ヵ月以上継続する場合[※1]それぞれのスコアを合算する。

1　運動機能　：　坐位まで

2　判定スコア　　　　　　　　　　　　　　　　　　　　　　　　　　　　　　（スコア）

（1）	レスピレータ管理[※2]	=	10
（2）	気管内挿管・気管切開	=	8
（3）	鼻咽頭エアウェイ	=	5
（4）	O₂吸入またはSao₂90％以下の状態が10％以上	=	5
（5）	1回／時間以上の頻回の吸引	=	8
	6回／日以上の頻回の吸引	=	3
（6）	ネブライザ　6回以上／日または継続使用	=	3
（7）	IVH	=	10
（8）	経口摂取（全介助）[※3]	=	3
	経管（経鼻・胃瘻含む）[※3]	=	5
（9）	腸瘻・腸管栄養	=	8
	持続注入ポンプ使用（腸瘻・腸管栄養時）	=	3
（10）	手術・服薬にても改善しない過緊張で，発汗による更衣と姿勢修正を3回以上／日	=	3
（11）	継続する透析（腹膜灌流を含む）	=	10
（12）	定期導尿（3回／日以上）[※4]	=	5
（13）	人工肛門	=	5
（14）	体位交換　6回／日以上	=	3

＜判定＞ 1の運動機能が坐位までであり，かつ，2の判定スコアの合計が25点以上の場合を超重症児（者）， 10点以上25点未満である場合を準超重症児（者）とする.	合計	点

※1　新生児集中治療室を退室した児であって当該治療室での状態が引き続き継続する児については，当該状態が1ヵ月以上継続する場合とする. ただし，新生児集中治療室を退室した後の症状増悪，または新たな疾患の発生についてはその後の状態が6ヵ月以上継続する場合とする.

※2　毎日行う機械的気道加圧を要するカフマシン・NIPPV・CPAPなどは，レスピレータ管理に含む.

※3　（8）（9）は経口摂取，経管，腸瘻，腸管栄養のいずれかを選択.

※4　人工膀胱を含む

〔厚生労働省：障がい者制度改革推進会議総合福祉部会（第3回），参考資料1，p.4, 2010, より引用〔https://www.mhlw.go.jp/bunya/shougaihoken/sougoufukusi/2010/06/dl/0601-1d.pdf〕（最終確認：2023年12月15日）〕

がるケースも少なくない. そのため，それぞれの家族の特徴や歴史を配慮した対応が求められる.

D. 倫理的課題

　以前は，自分で息ができなくなったら，食事が摂れなくなったら，死が迫っていた. しかし，在宅人工呼吸療養や経腸栄養の普及，手術の進歩，臓器移殖や遺伝子診断と医療の進歩は，重度の呼吸障害や嚥下障害があっても自宅で生活することを可能にした. 生まれてくる子どもの障害に不安があれば，羊水穿刺を行って，胎児の染色体異常がないかを診断することができるようになった.

　これらの技術の進歩は，私たちに新たな倫理観の構築という，課題を投げかけている.

E. 安全管理

在宅で生活する医療的ケア児は増えている．入院日数の短縮で，在宅医療が推進される中，①子どもの**安全**と**安楽**の保障，②**家族負担の軽減**，③子どもと家族の**QOL向上**が大きな課題となっている．

継続して行われる治療やケアを誰が，どうやって安全に行っていくのか，十分な検討が必要である．若い両親は治療やケア，薬の作用や副作用，医療機器の操作方法などしっかり学習し，手技を習得できるが，「できる」ということと，それを「24時間，365日提供できる」ということは別である．無理なケアは事故につながりやすい．

とくに初回の退院時には，両親が医療的な処置や薬・医療機器の管理ができるようになったことを確認するだけではなく，地域で適切なフォローが受けられるかをしっかりと確認し，無理のない在宅での生活を構築できるようにマネジメントする必要があり，それが①子どもの安全と安楽の保障，②家族負担の軽減，③子どもと家族のQOL向上，へとつながっていくことになる．

小児では体重あたりの基礎代謝が高く，必要水分量も多いので，容易に**脱水**になりやすい．とくに自ら摂食や飲水行動が取れない重症心身障害児では療育者が「発汗量」，「下痢」「嘔吐」，「唾液の吸引量」などに常に注意を払い，水分出納に問題がないか，電解質の補給が必要かをアセスメントし，適宜補正を行う必要がある．

在宅では下痢や嘔吐時に，主として経口から水分や電解質の補給を行うこととなるが，水やお茶，ナトリウム濃度が低い（30 mEq/L以下）スポーツドリンクを多量に摂取すると，**低ナトリウム血症**を引き起こし，**水中毒**（頭痛や嘔吐，けいれん，昏睡など）が起こる危険がある．このような場合は，医療機関への受診をすることが大切である．自宅で療養する場合は高ナトリウムの乳児用イオン飲料などを用いる．また，pHが5.4以下の飲料（ジュースやコーラ，スポーツドリンクなど）は，歯のエナメル質が溶けて**虫歯**になり易いので，合わせて注意が必要である．

a. 中心静脈栄養法を行う場合

小児では中心静脈栄養法を行う場合に，「非蛋白熱量／窒素比」（NPC/N比）に注意が必要である．これはタンパク質を効率よく利用するために必要な投与アミノ酸1 gあたりの非タンパクエネルギー量（糖質・脂質によるエネルギー量）のことである．成人では150程度を目安をするが，小児ではアミノ酸代謝が未熟であり，アミノ酸量を減らし200〜250とする．成人と同様に行うと腎臓や肝臓の障害を引き起こす可能性がある．

中心静脈栄養法には体外式カテーテルと皮下埋め込み式カテーテルがあり，血栓や空気塞栓，感染，カテーテルの位置異常といった，カテーテルによる合併症や低血糖，高血糖，電解質異常，必須脂肪酸欠乏症，微量金属欠乏症，肝機能障害といった代謝に基づく合併症への注意が必要となる．

b. 経管栄養を行う場合

消化態経腸栄養剤や半消化態経腸栄養剤を用いることが多いが，小児に対応した栄養剤の種類は少なく，すべての小児が利用できるとは限らない．成人用の経腸栄養剤では，必要カロリーで計算するとタンパク質量が小児の推奨値より低くなり，ビタミンD・カルシ

ウム含有量もやや低いため，それらを小児に使用する際にはタンパク負荷と血中尿素窒素（blood urea nitrogen：BUN）上昇に注意し，長期投与する場合にはビタミン，カルシウム不足に注意する必要がある（日本静脈経腸栄養学会による『静脈経腸栄養ガイドライン第3版』で推奨されている）．とくに乳幼児では母乳またはミルクを注入することとなるが，診療報酬上でも在宅小児経管栄養法指導管理料が算定でき，栄養管セットやポンプの加算も算定が可能となっている．

消化態経腸栄養剤の中には脂肪が少ないものもあり，それだけを投与していると**必須脂肪酸欠乏症**をきたす恐れのあるものもある．小児の場合は成長期に長期にわたり経腸栄養剤を使用することが想定できるので，必須脂肪酸や必須アミノ酸はもとより，亜鉛やセレンなどの**微量元素欠乏症**に注意が必要である．経腸栄養剤のみでは，微量元素欠乏症となりやすいので，シチューやみそ汁を作る時にルーや味噌を入れる前のスープなどを水分と一緒に注入したり，微量元素の入った飲み物を注入するなどの補給が必要である．

経腸栄養では胃食道逆流や下痢，便秘といった問題も多くみられる．最近では栄養剤の半固形化により，こういった問題に対応するケースも多くなっており，より通常に近い栄養を摂取するために**ミキサー食**を使用することも多い．毎日ミキサー食を作る手間はあるが，栄養面から考えると大変よい方法である．しかし，半固形化やミキサー食にするためには，太さのあるチューブが必要であり，小児のとくに経鼻経管栄養では困難な場合が多く，最近変更となった誤接続防止用の国際規格のチューブも，径が細めであり課題視されている．

F.　重症心身障害や疾病を有し，在宅で療養する小児とその家族への看護

在宅で療育を必要とする重症心身障害児等の特徴を，とくに看護をするうえで十分な配慮が必要である呼吸，栄養，排泄の面からみていきたい．

1●呼　吸

重症心身障害児では，呼吸や栄養・排泄の障害が単独で存在するのではなく，ほかのさまざまな病態が複雑に絡み合っている．てんかん発作や筋の緊張，嚥下や摂食障害，栄養障害，胃食道逆流や胃炎，便秘などの消化器症状，側彎など身体の変形，中枢性呼吸障害や体温調節障害，感染，心理的要因などの相互関係の中で呼吸障害をとらえる必要があり，さらにこれらが年とともに変化する．

疾患による違いもある．重度脳性麻痺児の呼吸障害は「上気道通過障害」と「胸郭運動障害」による低換気が主となっており，脊髄性筋委縮症などでは「呼吸筋の麻痺」による呼吸不全が主体となっており，アプローチの方法も異なる．

呼吸理学療法としては体位変換，体位ドレナージ（p.79参照），軽打法（パーカッション），振動法（バイブレーション），呼気圧迫法（スクイージング），ゆすり法（シェイキング）などの手技や，バッグ換気（アンビューバッグなどの蘇生バッグによる用手換気），パーカッションベンチレーター（肺内を直接振動させて，排痰を促す機械），カフアシスト（人工的に咳嗽に近い状態を作り排痰を促す機械）などの器具があり，組み合わせて使

用する.

　医療的ケアでは吸入や吸引，経鼻咽頭エアウェイ，気管カニューレ，人工呼吸器などがあり，急速に普及が進み，在宅でもこれらの処置が行われている.

　とくに退院後間もなく，処置や小児の変化への対応に不慣れな両親には，訪問看護ステーションの24時間対応は大きな安心となるが，在宅での重症心身障害児を支える制度には問題点が多い. 訪問診療も24時間対応を行っている. 一方では，小児に関しては日中，特定の医師のみの対応で休日や夜間は対応しない場合も多い. 在宅での重症心身障害児の通所施設として，児童発達支援事業所や放課後等デイサービス，日中一時支援などがあるが，その多くは発達障害や知的障害を対象としており，人工呼吸器装着児などへは対応しない事業所も多く，昼も夜も家族による介護が主体となっている.

2●栄　養

　重症心身障害児では咀嚼や嚥下の障害，消化管の運動障害，**胃食道逆流症**（gastro-esophageal reflux disease：GERD）などがあり，嘔吐や便秘，下痢をきたしやすく，呼吸障害も伴っており，栄養摂取量を増やせないために栄養障害を起こしやすく，長期的な経管栄養が必要となる.

　さらに，重症心身障害児にとっての成長を考えるうえでは，介護的な要因にも配慮が必要となる. 著しく大きく成長した小児を移動から入浴まですべて全介助で親が行うには困難があり，自力での移動が将来的にも困難な小児の場合はその点も考慮して，必要な栄養量を検討する必要がある.

　具体的には身長や体重と年齢から必要な栄養量を算出するのであるが，普通に運動したり歩き回ったりできない小児や，呼吸器を装着していて呼吸にかかるエネルギーが少なくて済む小児では，熱量をその分減らす必要がある. 反対に常に筋緊張が高く，体温も高めに経過している小児では，体重減少がないように熱量を多めにする必要がある. かろうじて歩行が可能な小児では体重が増えすぎると自重を支えきれなくなる場合もある. それぞれの小児にあった栄養の供給が必要であり，成長に合わせて適宜見直しが必要である.

　経口での摂取が可能な場合は，嚥下・摂食のリハビリテーションや食形態や食事介助に工夫を要する. 経口摂取が不可能，もしくは不十分な場合は経管栄養（経鼻，胃瘻，腸瘻）や中心静脈栄養がある.

3●排　泄

　重度の肢体障害をもった小児では，運動機能の問題から排泄の自立が困難な場合も多いが，介助でトイレに座って排泄ができるように，それぞれの小児にあった方法でトイレットトレーニングなどを行っていく必要がある.

　体動も少なく腸への機械的刺激も少ないため腸蠕動運動が減弱したり，筋緊張の亢進により上手に腹圧がかけられなかったり，抗けいれん薬を長期服用していると便秘になることも多い. 可能な限り体動を促したり，食事の工夫をしたり腹部のマッサージを行ったり，下剤や浣腸，時には摘便などで排泄のコントロールを図る必要がある. 新しい機序の下剤が次々と発売され，下剤による排便のコントロール方法にも注意が必要である.

紙おむつの性能もよくなり，おむつかぶれも少なくなっているが，下剤の使用などで便性が悪化した場合には容易にかぶれを生じるので，注意を要する．

寝たきりの小児では，栄養状態が不良であったり，適切な体位交換や減圧を行っていないと**褥瘡**が発生することもあるので観察の必要がある．

二分脊椎などの神経障害による**直腸・膀胱障害**では，個々の小児の神経の損傷状況にあった排泄援助が必要となる．排便を下剤を使ってコントロールをする場合，便性が緩くなるため，おむつかぶれに注意が必要となる．十分にいきむことが困難であるため，浣腸を使用する場合も多い．年齢に応じて，徐々に自己コントロールができるようにしたり，食事の工夫も必要である．排尿の内科的援助には，間欠的導尿や内服薬（抗コリン薬）の服用，尿路感染時の抗菌薬の服用がある．外科的には，膀胱拡大や逆流防止，膀胱の出口の形成，膀胱瘻造設などの手術があり，小児の特性にあった方法が選択される．

G. 多職種連携・協働のポイント

小児においても多職種での連携・協働は重要である．介護保険と違って障害児（者）の分野では医療職と福祉・教育職との連携がまだまだ周知されておらず，うまく連携ができていないことも多い．医療職も積極的に地域の会議に出席するなどして連携を取っていくことが求められている．このような状況から2021年に施行となった「医療的ケア児及びその家族に対する支援に関する法律（医療的ケア児支援法）」では，国や地方公共団体は医療的ケア児およびその家族の支援に関わる施策を実施する責務ができた．それぞれの地域の中で医療的ケア児連絡調整会議などが設置され，地域の中での保健，医療，福祉，教育の各機関の情報共有や連携が行われるようになってきている．医療職と福祉・教育職がお互いの機能を知って，適切に連携ができるような仕組み作りが求められている．

学習課題

1．子供の長期経管栄養では何に注意が必用か考えてみよう．
2．重度の障害や医療的ケアのある小児が在宅で生活していくうえで，どのような支援が受けられるか考えてみよう．

引用文献

1）内閣府：障害者に関する世論調査（令和4年11月調査）．
〔https://survey.gov-online.go.jp/r04/r04-shougai/index.html〕（最終確認：2023年12月15日）

精神疾患を有する療養者への在宅看護

この節で学ぶこと

1. 精神疾患を有する療養者の背景と特徴を理解する.
2. 精神疾患を有する療養者への支援のあり方を理解する.

A. 精神疾患を有する療養者をとりまく状況

a. 病態の概要

2020年患者調査に基づいてみると, 精神障害者数のうち「精神および行動の障害」の約5割を占めるのが「気分[感情]障害（躁うつ病を含む）」と「統合失調症, 統合失調症型障害および身体表現性障害」である[1]. 看護支援の対象となる精神疾患を有する療養者の多くは, これらの障害を有する者であるといえる.

統合失調症型の障害とは, 統合失調症に起因する障害や, 妄想性障害である. 統合失調症には陽性症状と陰性症状があり, それぞれの具体的症状は下記列挙したとおりである[2].

- **陽性症状**：通常は起こりえない症状で, 現実見当識の著しい障害によると考えられる症状. 具体的には, ①幻覚（刺激の実体がない知覚であり, 感覚器のモードごとに, 幻聴, 幻視, 幻臭, 幻味, 幻触がある）, ②妄想, ③思考形式の障害, ④著しく奇異な行為, がある.
- **陰性症状**：通常は存在する機能が減弱もしくは喪失する症状で, ①情動の平板化, ②思考の貧困, ③快感消失・非社交性, ④意欲の喪失, ⑤注意の障害, がある.

これらの症状のありようや経過は, 療養者によってさまざまである. 治療は通院による服薬治療が中心となるが, 長期にわたる. 理由は, 症状のもとになる生理・生物学的変化が持続的に, あるいは間をおいて周期的に生じ続けるからである. 症状が軽快しても, 治療の継続について慎重な見極めが重要である.

b. 関連する社会資源・制度

2005年に制定された「障害者自立支援法」（2013年から障害者総合支援法）と, 精神保健福祉法（最終改正2022年）が基盤となり, 精神保健福祉の施策・制度・事業が実施されている（**図Ⅱ-8-1**）. これら以外に, アルコール依存症の進行・発生予防や相談・治療・回復支援の基盤となる「アルコール健康障害対策基本法」, ギャンブル等依存症については「ギャンブル等依存対策基本法」, 心神喪失または心神耗弱の状態で重大な他害行為を行った人に適切な医療を提供し, 社会復帰を促進することを目的とした「心神喪失者等医

療観察法」などが制定され，該当する療養者への支援基盤となっている．精神疾患を有する療養者への看護支援も，これらの施策や法律に基づいて行われている．

c. 在宅医療・介護の状況

1986 年に「精神科訪問看護・指導料」が診療報酬に位置づけられ，精神科病院などの医療機関による精神科訪問看護が始まった．1994 年には訪問看護ステーションにおいて老人以外の在宅療養者への訪問看護が開始され，精神障害者も訪問看護の対象に含まれた．その後，医療処置や身体的ケアを中心とした訪問看護とは異なる精神科特有のケアを評価するため，2012 年に訪問看護ステーションから精神障害者への訪問看護を行う「精神科訪問看護基本療養費」が診療報酬に新設された．2020 年 4 月からは，精神障害を有

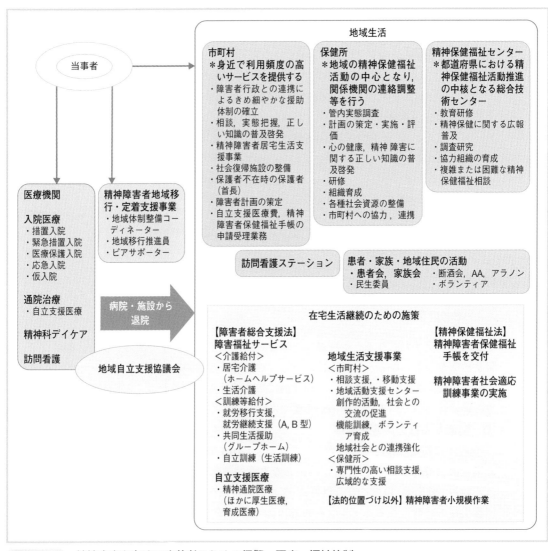

図Ⅱ-8-1　精神疾患を有する療養者のための保健・医療・福祉体制

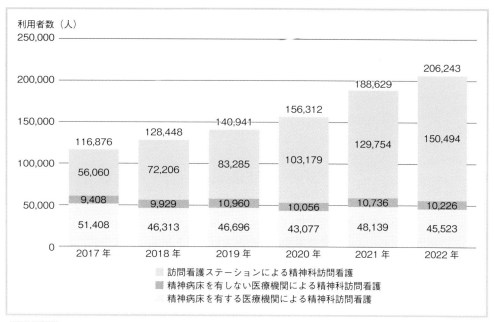

図Ⅱ-8-2　精神科訪問看護の利用者数の推移
〔国立精神・神経医療研究センター：精神保健福祉資料 630調査（平成29年度～令和4年度）より作成〔https://www.ncnp.go.jp/nimh/seisaku/data/630.html〕（最終確認：2023年10月17日）〕

する療養者への適切かつ効果的な訪問看護の提供を推進するため，GAF尺度[*3] を用いたアセスメントを毎月行い精神科訪問看護報告書等に記録することが求められるようになった．

　精神科訪問看護は精神科医の精神科訪問看護指示書に基づき行われ，精神疾患を有する療養者だけでなく家族もサービスの対象となる．訪問看護ステーションからは保健師，看護師，准看護師，作業療法士による訪問看護サービスが提供されるが，精神科医療機関では加えて精神保健福祉士による訪問も行われている．精神科訪問看護を受けている人は2017年には116,876人であったが，2022年には206,243人と急増している[4]（**図Ⅱ-8-2**）．

B. 療養者の理解

a. 身体的な理解

　精神疾患を有する療養者は，精神症状の影響により日常生活を維持するためのセルフケアが難しくなることがある．家事が十分に行えなくなり，食生活や活動・睡眠のリズムが不規則になることで，さらなる病状の悪化につながりやすい．また，何らかの理由から服薬の自己管理が継続できず，病状の悪化から地域生活が困難となる場合があるので，服薬を継続できない背景を理解するために，病気や治療に対する療養者の思い，服薬に対する不安や気がかりなどを知る必要がある．

[*]GAF（機能の全体的評定）尺度：個人の心理的・社会的・職業的機能のレベル（社会参加の度合いなど）を1～100までの数値で表した尺度．数値が高いほど状態が良好とされる．

　運動不足による体重増加や肥満，食事内容の偏りや嗜好品の摂取などの要因とともに，抗精神病薬の副作用による自発性の低下や易疲労感，頭がぼんやりするといった症状が生じていることもある．このように抗精神病薬の中には副作用として，糖代謝異常や体重増加を起こしやすいものがあり，精神疾患を有する療養者は，病気による症状と治療薬による副作用の両面から，生活習慣病を発症するリスクが高いと考えられる[5]．さらに，精神症状の悪化や向精神薬がもつ作用によって，身体疾患に伴う症状を適切に知覚し，表現することが難しい可能性もある[6]．

b．心理的な理解

　精神疾患を有する療養者によっては，外出や他者との交流を避けることで自宅に閉じこもりがちになることがある．意欲や自発性の低下が理由となることもあるが，幻聴や妄想による不安や恐怖心が背景にあることも考えられる．また長期にわたる入院生活や，精神疾患の発病によって社会参加の機会を失い，対人関係や日常生活におけるスキルを十分に身につけることができなかったことも考えられる．

　なお，精神科訪問看護を行う中で療養者から訪問を拒否されることもある．その背景には幻覚や妄想などの精神症状や，自身の生活に訪問看護師という他者がかかわることへの不安など療養者のさまざまな思いが考えられる．訪問を拒否された場合は，訪問の理由について言葉や手紙でわかりやすく伝えながらも，謙虚な姿勢で療養者の思いを聴き，次の訪問につながる丁寧なかかわりを心がけることが大切である[7]．

c．社会的な理解

　症状に起因する生活障害をもちながらも，現実世界に安心して暮せるように，生活技能訓練（social skills training：SST）などを通して，療養者なりの生活を拡げていくことが大切である．他者との交流に課題がある場合は，デイケアなどを利用して人との交流体験をもつようにするなどが可能である．ただし，精神科医の中井久夫氏は著書の中でこのように述べている[8]．" 一般に患者は，思わぬ体験をしており，思わぬことを知ったり，思わぬところに知人をつくり……（中略）……安定して世に棲みうるライフスタイルを獲得している．それはある種の植物が根を張ってゆくのに似ている．「オリヅルラン型」とでも名づけてはいかがか．我々周囲の者は少なくともこのツルを切らぬように心がけるべきだろう "．看護支援においては，精神疾患を有する療養者に特有の症状や生活障害を見極めつつ，療養者がもつ自己世界を尊重したかかわりが必要であると考えられる．

d．介護状況の理解

　精神疾患への差別や偏見を恐れて，療養者本人だけでなく家族も地域で孤立しやすい．たとえば精神障害者を家族にもつ人が集まる家族会は，相互支援，学習，社会的運動を柱に活動しており，病気や治療，社会資源について家族が情報を得られる場としても機能している．家族が必要とする社会資源につながることができているかは重要である[9]．

　療養者は訪問看護サービスを受けながら，精神科デイケアなどの通所型プログラムへ参加したり，就労支援を受けて働くことを経験したりと，それぞれが望む自分らしい生活の実現を目指すことができる．その人のストレングスをとらえ，リカバリーを支えるという視点から，療養者がどのような生活を送ることを望んでいるのかを理解することが重要である[10]．

C. 療養者の家族の理解

　精神疾患を有する療養者の家族は，疾患の特徴から，さまざまな困難を体験する．多くの家族は，長期にわたる療養者へのかかわりにおいて，疲弊する一方で，療養者がよりよい人生を送ることを願い，そのかかわりを継続する．看護師は，家族の一員が精神疾患を有しながら療養生活を送ることによる家族員らへの影響や問題への対処を理解し，家族を看護の対象として支援することが重要である．

　心理的な影響として挙げられるのは，発病に対する自責感である．とくに親の立場にある場合，育て方やふだんのかかわり方が不適切であるため発病を招いたのではないか，と自責感を抱いている．精神障害者数のうち「精神および行動の障害」の約50%を占める気分［感情］（躁うつ病を含む）や統合失調症は，脳の器質的な異常による発病であることを伝えるなど，教育的かかわりをもつことが家族への支援として必要な場合がある．

　一方，療養者の発病当初には，療養者の幻覚・妄想，興奮など陽性症状の出現に驚きと戸惑いをもち，大変な経緯を経てようやく医療につながった，という場合も少なくない．家族員は，長期にわたる療養を必要とする疾患の診断を知り，大きな衝撃を受け，悲嘆する．このような経緯の中で，親族や知人に家族の病名を知られたくないなどの感情により他者との交流が減ってしまい孤立感を強めたり，この先回復しないのではないかという無力感に陥ったりする場合もある．療養者の陽性症状が強い場合には，家族が恐怖感を覚えることもある．

　家族員はこれらの体験を経ることにより，心理的な負担のみならず，身体的健康や個々の発達課題達成を脅やかす．家族員自身が不眠や抑うつ傾向を訴えることも少なくない．また，家族員個々の年代特有の健康課題が現れることもあり，家族員個々の健康課題にも着目し，支援する必要がある．さらに，家族員個々の就学や就職，結婚など人生を歩むうえで重要となるプロセスを希望通りにたどることができにくい場合も考えられる．とくに，療養者の子どもや高齢の親については，それぞれの発達課題への対処に配慮して支援する必要がある．

D. 倫理的課題

　入院治療が中心となる現在の精神科医療においては，家族の同意による医療保護入院など，非自発的な入院を経験している療養者も多いことが考えられる．このように自己決定や尊厳を否定されるような治療体験によって，療養者はもちろん家族も傷つき，病気に伴う苦悩や医療への不信感をもちながら地域で孤立した生活を送っている可能性がある．さらに，療養者や家族は，時には乗り越えることのできないほどの偏見や差別，社会的排除を経験しており，それらが内なるスティグマ（烙印）となって回復への障害となっていることもある[11]．したがって，支援者の立場にある人は，精神疾患に対する自らの認識を丁寧に振り返りながら実践することが大切である．自分自身の思い込みや偏見の存在を否定するのではなく，それらに気づくことによって新たな視点からケアを実践することにつながると考えられる．

E．安全管理

地域生活の継続に大切なセルフケアの1つに安全を保つ能力がある．幻覚や妄想など陽性症状の悪化や衝動性などによって，他害行為である暴力や暴言，器物破損などの危険性が増すことがある．そうした事態が切迫していると感じられる際は，本人と周囲の人の安全を最優先とし，複数名での対応や他機関との連携が必要である．他害行為は，時に同居する家族への暴力として表れることがあるため，予防的支援を行うために，療養者と家族との関係性を適切にアセスメントするとともに，病気の発症や治療をめぐって療養者が体験してきた苦悩やトラウマを理解しようとする姿勢も大切である[12]．

また精神症状による苦痛やうつ状態などは，自殺の危険性を高める可能性がある．療養者から「死にたい」といった思いが表出された際は，その思いを丁寧に聴くとともに，自殺の危険性を適切にアセスメントしながら，主治医や支援チームと対応を検討することが必要である[13]．

F．精神疾患を有する療養者への看護

a．長期的な支援と局面に応じた支援

精神疾患の多くは，数年から場合によっては一生涯治療を継続する必要があり，疾患の発症やその後の経過のどの局面にあるかによって，支援者のかかわり方も変わってくる．たとえば治療を中断している局面では治療再開への支援が必要となる．各局面に応じた支援においては，適切な関係機関や専門職者らと連携するなど多様な側面からのアプローチが必要となる．一方で，支援開始時期あるいは支援経過の途中などどのような局面であっても，常に療養者の病状とその変化を的確に把握し，必要な支援を行うことが重要である．

b．服薬の支援

病状の悪化は，療養者の回復において大きなダメージをもたらすと考えられている．そのため可能な限り悪化を予防することが重要であり，精神疾患を有する療養者に対する治療継続への支援は，支援の基盤である．

とくに重要なことは，処方薬の服薬や注射による投薬を安定して継続することである．療養者自身の疾患への認識が不確かであったり，副作用への抵抗感があったりといった理由により，服薬量を自己調整したりまったく止めてしまう中断の場合もある．同居家族との関係性や日常生活の営みが不安定であることも，服薬中断の原因になりやすい．療養者の病状や生活環境を注意深く観察し，服薬中断にいたる要因となりうるその人なりの事情を把握しておき，予防的にはたらきかけることが重要である．

一方，幻聴などの陽性症状があっても，療養者自身が自覚し，服薬によりある程度コントロールしながら日常生活を継続する場合もある．服薬することで，悪化を予防できていると実感している，あるいは入院したくない，など療養者によって理由はさまざまである．このように，療養者の治療に対する姿勢と実際から自己管理能力を見極め，良好な治療状況の継続を促す支援も必要である．

c. 日常生活継続の支援

　日常生活環境も，精神疾患の症状に大きな影響をもたらす．生活の基盤となる住居，生計はとくに重要である．住む場所の確保，選定はとりわけ退院時の支援において重要となる．看護師はまず，同居家族の有無や家賃等支払いの生計基盤を確認し，必要に応じて，家族関係の調整や生活保護申請など生計確保のための公的手続きを行う必要がある．療養者が一人暮らし，あるいは同居家族の助力が脆弱な場合は，療養者の家事能力を見極め，ホームヘルプサービスなど必要な援助の導入を提案する．家事能力とは，衣食住における能力であり，これまでの生活体験や精神疾患の影響によるその能力状況（食事の準備，清潔保持，お金の管理など）を見極め，可能な限り療養者自身で自己管理できることを促す支援が重要である．このことは療養者本人のみならず支援に係る関係者とも，地域における日常生活継続に向けて目指す方向性を共有することが大事である．

d. 地域における生活の継続を支援する

　同居家族や近隣住民，交流がある人々との関係性を良好に保つことも，療養者の地域生活の継続において重要な要件である．同居する親の死亡など家族構成の大きな変化は，生活基盤となる住居や生計への影響が出る場合もあり，日常生活そのものの継続と併せて病状の変化にも注意してかかわる必要がある．近隣住民や交流がある人々との関係性も丁寧に把握することが重要である．療養者に関係妄想などがあると，何らかのトラブル時に妄想対象になりやすく，病状悪化のきっかけになる場合がある．一方で，療養者自身が地域に住む一人の生活者として近隣住民らとの交流をもち，大切な生活の一部としている場合もある．近隣に住む高齢者のゴミ出しを手伝っていたり，近所のドラッグストアの店員と言葉を交わす間柄だったり，意外な場所で常に人と交流する場をもっていたり，といったことである．そういった他者との関係性は，療養者の生活の質を豊かにするものであり，支援にかかわる者として大事に見守りたいものである．

e. 地域の保健・医療・福祉体制を熟知する

　同居家族や近隣住民らとのふだんの交流状況や関係性を把握しておき，病状悪化につながるネガティブな要因となりうる変化があった場合にはいち早く気づき，対応することが看護師の支援として重要である．そのためには，精神疾患を有する療養者のための保健・医療・福祉体制において，療養者の生活する地域の状況をふだんの看護活動の中で熟知することが必要である．看護支援には，療養者のみならず家族員のニーズを見極め，ニーズに対応するために関係職種と連携したり，適宜制度を適用したりすることも求められる．

G. 多職種連携・協働のポイント

　治療を継続するには，主治医と良好な関係を維持しながら，定期的な通院を継続することが重要である．発病以降の主治医と療養者との関係の経緯や，外来受診した際に服薬状況や症状の変化についてどのようなやり取りをしているのかを療養者から情報提供してもらったり，主治医に連絡をとり確認したりすることが重要である．一方，日常生活の中で起こる療養者の病状悪化の徴候を的確にとらえ，療養者へのフィードバックと共に，外来受診時に主治医に伝えるよう促したり，場合によっては看護師が同行して療養者と共に主

　治医に面会し，状況を説明したりすることも，悪化を予防するために必要である．療養者の病状変化に緊急性がある場合は，看護師から主治医に直接連絡をとり，対応について共に検討したり，指示を得たりする．

　精神疾患を有する人やその家族が抱えるさまざまな問題を解決する方法は，入院・外来治療だけではない．療養者が暮らす地域で多職種アウトリーチチームによって提供される柔軟で幅広い精神科サービスがある．その先駆的な実践モデルに「包括型地域生活支援プログラム（assertive community treatment：ACT）」がある．ACTは重度精神障害者に対して，多職種の専門家から構成されるチームが24時間体制で本人の生活の場へ赴くアウトリーチ支援によって，医療・福祉の包括的なサービスを提供するプログラムである[14]．ACTは1960年代後半の米国における脱施設化の試みから発展してきた．既存の支援だけでは地域での生活を継続することが困難であった療養者を，地域で支えるための効果的なプログラムの一つである．日本では2003年に研究事業として千葉県市川市で日本版ACT（ACT-J）が開始され，2023年現在，全国で少なくとも数十のACTチームが活動している．

　近年では専門職だけではなく，ピアサポーターがアウトリーチチームへ参画する取り組みも進められている．ピアサポーターは，自分自身も精神疾患を経験し，自身の経験を活かして同じような体験をしている人を支援（ピアサポート）する人である．当事者だけがもつ視点や体験に基づく知識は，多職種チームのケアの改善に大きな影響を与えることができる．

学習課題

1. 精神疾患を有する療養者に関連する法律，制度，統計を調べ，その現状と課題を考察してみよう．
2. 精神疾患を有する療養者が地域で安心して生活していくために，どのような支援が必要かを考えてみよう．

■ 引用文献

1) 厚生労働統計協会編：国民衛生の動向2023/2024，p.114，厚生労働統計協会，2022
2) 北村俊則：診断．こころの科学セレクション 統合失調症（風祭　元，山下　格編），p.33-41，日本評論社，2005
3) 瀬戸屋希：社会機能・家族機能を測る尺度．精神看護学Ⅱ地域・臨床で活かすケア－対象者の力を引き出し支える，改訂第3版（萱間真美編），p.144-147，南江堂，2023
4) 国立精神・神経医療研究センター：精神保健福祉資料630調査（平成29～令和4年度），〔https://www.ncnp.go.jp/nimh/seisaku/data/630.html〕（最終確認：2023年10月27日）
5) 大竹眞裕美：身体の慢性疾患との合併．精神看護学Ⅱ地域・臨床で活かすケア－対象者の力を引き出し支える，改訂第3版（萱間真美編），p.182-186，南江堂，2023
6) 吉浜文洋：精神医療における身体合併症看護の困難さ．精神科身体ケア（金子亜矢子編），p.5-7，中央法規出版，2017
7) 林亜希子：精神科訪問看護．精神看護学Ⅱ地域・臨床で活かすケア－対象者の力を引き出し支える，改訂第3版（萱間真美編），p.267-271，南江堂，2023
8) 中井久夫：中井久夫著作集第5巻―精神医学の経験　病者と社会，p16-17，岩崎学術出版社，2002
9) 小瀬古伸幸：精神科訪問看護テキスト－利用者と家族の地域生活を支えるために，（萱間真美編），全国訪問看護

事業協会，p.195-200，中央法規，2020

10) 瀬戸屋希：本人の強みを捉えてリカバリーを支援する．コミュニティケア **24**（13）：79-84，2022

11) A. クック：何を変えていく必要があるのか．精神病と統合失調症の新しい理解 − 地域ケアとリカバリーを支える心理学（A. クック編，国重浩一訳），p.157-162，北大路書房，2016

12) 藤山正子：支援者による家族支援：支援者全般の心得．精神障がい者の家族への暴力というSOS − 家族・支援者のためのガイドブック（藤山正子編），p.143-149，明石書店，2016

13) 互　優：精神科訪問看護テキスト − 利用者と家族の地域生活を支えるために，（萱間真美編），p.181-182，中央法規，2020

14) 高木俊介：ACTとは何か．精神障がい者地域包括ケアのすすめ − ACT-Kの挑戦〈実践編〉（福山敦子編），p.12-17，批評社，2013

異文化を背景とする療養者への在宅看護

この章で学ぶこと

・異なる文化を背景とする療養者を理解しようとするための視点を理解する.
・異なる文化を背景とする療養者に在宅看護を提供するときに留意することを理解する.
・国籍に限らず，日本人であってもそれぞれに固有の価値観や文化を持って生活していることを理解する.

A. 異文化を背景とする療養者をとりまく状況

　グローバル化に伴い，2021年の時点で日本国内に在留する外国人は270万人を超えている[1]. 在留外国人の在留資格は,「永住者」,「特別永住者」,「留学生」,「技能実習生」,「定住者」など多岐にわたっており，彼らの在住形態は,「訪日」,「移住」,「定住」,「永住」そして「次世代形成」へと変化していく. 定住外国人とは，おおむね5年以上の居住者を指す[2].

　日本は「国際人権規約」,「難民条約」,「人種差別撤廃条約」などを批准・発行しており，「すべての個人」に対して平等に，必要な支援を提供することを宣言している. また，日本看護協会の「看護者の倫理綱領」条文では,「すべての人々はその国籍，人種，民族，宗教，信条，性別，性的指向，性自認，社会的地位，経済的状態，ライフスタイル，健康問題の性質によって制約を受けることなく，到達可能な最高水準の健康を享受する」権利をもつ，とうたわれている.

　日本で医療を受ける外国人患者の受け入れ態勢を整えるため，厚生労働省は2014年より**「医療機関における外国人患者受入れ環境整備事業」**を開始した. この一環として，第三者機関が医療機関の外国人患者受け入れ態勢を評価する**「外国人患者受入れ医療機関認証制度（Japan Medical Service Accreditation for International Patients：JMIP）」**の整備強化や，医療通訳者の育成支援や質の向上，多言語に対応できる資料のWeb上での公開などが進められている.

　在留外国人をはじめとする異なる文化を基盤とする人々を支援する場合，国籍や文化の相違を理由に，提供する看護に外国籍住民と日本人との間に格差が生じてはならず，むしろ，その文化を尊重し，**個別性に配慮した看護**を提供することが求められている.

a. 異文化を背景とする療養者が直面する困難の概要

　日本で暮らす外国人は，日本人と同様に疾病・障害をもって生活せざるを得ないこともあるが，異文化の中で生活しているために医療を受けるにあたってさまざまな不自由さと直面することが多い. まずはこれらを整理してみよう.

　まず1つ目として，**言葉や文化の違い**により，医療従事者や介護従事者との意思疎通がうまくとれず，症状の説明がうまくできない／医療者の指示を理解できない場合がある．たとえば，頭痛の様相や程度について説明するときに，日本語話者同士であれば「ずきずき痛い」「締め付けるような痛み」などと説明し，医療者と療養者の間で互いに了解することができる．しかし，日本語を理解していない外国人がこのような説明を行うことは難しい．また，医療者が「しばらく様子を見ましょう」と伝えた時も，「様子を見る（すぐに対処はしないが，症状に意識を向けておき，変化があれば報告・相談する）」とはどのような意味合いなのか理解してもらうことは難しいだろう．

　2つ目として，日本にどのような社会資源があるのか，どのように利用したらよいのかわからず，必要な公的サービスにつながらないことがある．自分たちの生活の困りごとにどの制度が役立つかわからない，どこで申請できるかわからない，日本語を用いての申請用紙の作成など，外国人には制度を利用するにあたっての壁が多い．英語など，多くの人が使用する言語であれば公的なサポートが進みつつあるが，少数言語ではそのような支援を受けることすら難しい場合も多く，本来であれば受けられる社会支援から取り残されてしまう可能性がある．さらに，故国から離れて生活しているため，家族や近隣コミュニティなどのインフォーマルサービスから切り離されている人が多い．

　3つ目として，自国の生活習慣や考え方，タブーなどと，日本で提供される医療との折り合いをつけることが難しい．たとえば，イスラム教の信者にとっては豚肉を食べることはタブーであり，豚のゼラチンから作られたカプセル剤や豚由来の酵素を用いた薬剤は飲めないことがある．また，ラマダンという断食月があり，その期間は夜明けから日没まで食事を摂ることができないため，糖尿病患者は血糖降下薬内服の量やタイミングを医療者と相談のうえ実施しないと，低血糖や脱水症などが引き起こされる可能性がある．このような場合，療養者と医療者がお互いの考え方や習慣を知ったうえで代替方法や妥協できるポイントを探り，すり合わせていく必要がある．

b. 関連する社会資源・制度

　日本における外国人の医療受給としては，3ヵ月を超える在留資格をもつ，もしくは3ヵ月以上日本に滞在する人が住民基本台帳法の適用対象となり，国民健康保険に加入することとなっている（ほかの健康保険の被保険者・被扶養者，生活保護・後期高齢医療の対象者を除く）．介護保険については，住民基本台帳に登録している，もしくは3ヵ月以上日本に滞在すると見込まれる場合は外国人であっても被保険者となる．

　また，居住実態が日本にあるにもかかわらず住民基本台帳に登録していない在留外国人もいる（オーバーステイや難民申請中の場合など）．このような場合，NPOや行政と連携しながら，必要とする医療が受けられるよう支援していくことが求められることもある．

c. 在宅医療・介護の状況

　日本に在留する外国人が，どのように在宅医療を受け，介護を行っているかについて大規模なデータは公表されていない．静岡市浜松市に居住する外国人に行った調査では，健康保険未加入者は全体の2.1%であり，そのうちの2割は未加入の理由として「日本の健康保険制度がわからないから」と回答している．また，介護保険制度については8割以上の外国籍住民が「使ったことがない」と回答し，その理由のうち約4割が「介護保険制度

> コラム
> ## 浜松市の例
>
> 　先進的な外国人受け入れ態勢を備えている自治体の例として，浜松市が挙げられる．浜松市では，公的な窓口はもちろん，生活相談やボランティア団体など，どこにどのような資源があるかなどのさまざまな情報をホームページで紹介し，外国籍の住民が疑問に感じたり，困ったりすることに対応できる体制を整えている．市役所や保健所に通訳を配置し，さらにさまざまな言語に対応したワンストップ型窓口（生活・教育・医療・介護等，従来は複数の機関や部署にまたがって手続きを行わなくてはいけなかったものを，一度にまとめて相談に乗り，対応できる総合窓口）を設け，外国人住民の相談に応じている．
>
> **引用文献**
> 池上重弘：浜松市と企業・大学・市民による外国人住民受け入れの経緯と課題. 社会政策学会誌「社会政策」8(1)：57-68, 2016

がわからないから」であった．一方，「家族に介護保険サービスを使う人がいないから」という回答も約3割に上っており，仕事のために日本に滞在している年代の人が多いことがうかがえる[3]．

　全国の訪問看護ステーションを対象にした調査では，在留外国人利用者，もしくは主介護者が外国人である利用者へ訪問看護提供をしたことのある事業所は全体の42.3％にのぼり，約半数の事業所は異なる文化をもつ療養者・介護者への対応を経験している．訪問看護師に外国人利用者にサービス提供するにあたっての困りごとや不安なことを複数回答してもらった結果，契約や制度の説明，サービス提供時に細かなニュアンスが伝わらないなどの「言葉・コミュニケーションに関すること（87.5％）」や，宗教上の問題など「文化・生活習慣等の違いに関すること（16.4％）」が挙げられた[4]．

B. 療養者の理解

a. 身体的な理解

　在宅療養を行う在留外国人の身体的状況は，**基礎疾患や生活歴**を確認しながら把握していく必要がある．**普段の食生活や活動−休息のサイクル**についても，丁寧に聞き取るとよい．母国から取り寄せた薬を内服している場合もあり，通常の生活ぶりをいかに把握するかが療養者の身体状態を理解する鍵となることもある．

　また，体格や肌の色などが異なることに留意する必要がある．たとえば，WHOは肥満の国際分類を定めているが，BMI値が同じである場合，アジア人は白人よりも体脂肪率が高い傾向にあることから，国によって異なる分類値を用いてもよいとしている[5]．また，肌の色が濃い人の場合は眼瞼粘膜や口唇で血色を確認する必要があるなど，アセスメントの際に人種や民族の身体的特徴を考慮する必要がある．

b. 心理・社会的な理解

　母国から離れ，日本で生活する在留外国人の場合，心理的に孤立していないか確認する必要がある．在留外国人労働者の精神健康状態は，日本人労働者よりも抑うつ傾向が高く，寂しさや日本人との関係，経済的な困難などが関係していることがわかっている[6]．

言葉がうまく通じない，日本の環境になじめない，差別を受けている，母国の家族が療養者の稼ぎに依存した生活を送っているなどの状況が心理状態に影響を及ぼすと考えられる．日本語でのやり取りが難しい場合は，可能であれば通訳をつけるなどして，困りごとを表出しやすいように工夫し，相手の気持ちをよく知ろうとすることが大切である．

　また，健康や疾病，医療の概念も，文化によって異なる場合がある．「この病気であればこの症状に気をつける」など，通常説明する必要もないと考えられることにも1つ1つ説明が必要となったり，めまいや肩こりなどの症状を表す概念を相手の文化がもっていない場合もある．日本人同士であれば当然と考える理屈が通らず，納得して医療を受けることが困難な場合もあり，注意が必要である[7]．

c. 介護状況の理解

　家族と住んでいる在留外国人療養者の場合，介護者役割を家族に期待することとなるが，療養者本人・家族の考え方を知る必要がある．たとえば，母国では使用人が身の回りの世話を行っていたり，男性が家族の世話を行わないという文化もあり，誰が療養者の世話を行っているのか，誰に介護をお願いできる状況なのかなども含めてアセスメントする必要があるだろう．

C. 療養者の家族の理解

　「家族」の範囲をどこまで広げるか，「家族」の一員がそれぞれどのような役割を期待されるのか，という問題についても，文化によってまったく違う．腎臓移植のドナー・レシピエント関係は，北米・欧州・日本などでは親子間で臓器を提供しあうことが多いが，フィリピンではきょうだいやいとこ同士での提供が圧倒的に多い．つまり，フィリピンにおいて家族成員の誰かが疾病や障害をもった時，それを助けることを期待されるのは兄弟関係であることが推測される[8]．また，家庭内の意思決定は男性が行うという文化もある．この場合，直接的なケアを行う家族成員（多くは母親や妻）が，意思決定権を持たない．療養の方針決定など，家庭内の重要な事柄を誰と相談しながら決めていくかをよく確認しながら意思決定支援を行わないと，トラブルとなる可能性がある．母国の家族も含めて，誰が在留外国人の療養生活を助け，影響を与えているのか・その程度はどのくらいかなど，意識して情報収集し，誰に・どのように働きかけるかを考えていく必要がある．

D. 倫理的課題

　在留外国人は，地方自治法上の「住民」であるため，ほかの住民と同様の行政サービスを受ける権利がある．また，日本が批准している「国際人権規約」，「人種差別撤廃条約」等の要請から，基本的には日本人と同じ医療・介護サービスを受けられるようにすることが求められる．外国人であるから・言葉がわからないからなどという理由でサービスから排除されていないか，常に考えておく必要がある．また，在留外国人療養者自身が言語の問題から，日本でどのようなサービスをどのように受けることができるか，理解することが難しい場合がある．訪問看護師は，療養者宅を訪問できる医療者である．その生活ぶり

や会話から，在留外国人療養者の思いや希望，ニーズを理解し，多職種に**代弁**していく（advocate）役割が求められる．

E. 安全管理

　言葉が通じにくいことから，薬の飲み間違いや心身の状況把握，次回の訪問日の約束などに困難が生じることが考えられる．大事なことはメモに残す，翻訳ソフトや通訳アプリの活用，可能であれば（医療）通訳者を確保するなどの対策を取り，コミュニケーションエラーをなくすことで，過誤や事故を防ぐことが重要である．

F. 異文化を背景とする療養者への看護

　前項までにも，さまざまな例示とともに，在留外国人療養者への訪問看護に活用できる工夫を記載した．ここでは，これまでに挙げきれなかったものについて触れることにする．

a. 「言語の壁」を越える工夫

　病院であれ在宅であれ，外国人に接する際に医療者が最も苦慮するのは，言葉やコミュニケーションの問題である．「**やさしい日本語**」は，難しい言葉を言い換えるなどして，相手に配慮したわかりやすい日本語のことである．たとえば，「医療保険」であれば，「病院（びょういん）の お金（かね）を やすくする 保険」など，相手や場面に応じて，よりわかりやすいことば，伝わる表現を工夫する．一文を短くして内容を明快にすることや二重否定など婉曲（えんきょく）な言い回しを避けること，外来語は原語と意味や発音が異なることも多いため，できるだけ使わないようにすることなどが推奨される[9)]．

　また，日本語を理解できない在留外国人が相手となる場合は，本来であれば専門の**医療通訳者**をつけて双方の言葉を伝え合うのが望ましい．しかし，そのような社会資源を使えない場合は，日本語を話せる療養者のご家族や友人に通訳を依頼することもある．また，スマートフォンやタブレットを用いて通訳アプリを利用したり，筆談で互いの発音のつたなさをカバーする方法もある．相手にとって有効なコミュニケーションの手段は何かを探ることが大切である．

b. 「文化や習慣の壁」を越える工夫

　世界中，すべての国や地域がそれぞれ，独自の文化を背景としている．また，日本人であっても各地方・各家庭に独特の慣習があり，これも異なる文化ということができる．各家庭に訪問して看護を提供する際には，この異なる文化をまず尊重し，訪問看護師として受け入れられることが手始めとなる．

　タイでは，人の頭に霊が宿るとされており，他人の頭を触ることはタブーである．頭部のアセスメントを行うときは必ず，その必要性を説明して了承を得てから行う．また，インド等では，左手は不浄であるとみなされるため，相手にものを渡すときは右手で行うほうが不快な思いを与えない．このように相手のもつ文化の特徴を理解し，相手が大事にしていることをこちらも大事にすることで，不要な誤解を避けることができる．

　同時に，看護師自身のもつ文化の特性が，日本のものであるのか，地方独特のものであ

るのか，仕事上のものであるのかなどを認識しておくことも大切である．私たちにとっての自然な振る舞いや言い回し，身体的な距離の取り方などが，相手から見ると奇異に映る可能性もある．在宅で看護を必要としている異文化を背景とする療養者やその家族が，彼らが望むようにその生命をまっとうするためには，相手の文化を尊重しながら，看護専門職としての役割を果たせるような落としどころを，療養者や家族とともに探っていくことが求められる．

G. 多職種連携・協働のポイント

　　通常の訪問看護業務で連携する職種だけでは，外国人療養者への支援として不十分なものにとどまる可能性がある．とくに言葉の壁については，その言語をよく知る通訳者が間に入ることで解決することも多い．日々の訪問看護サービス提供時には，同居の家族などが通訳を行ってくれる場合も多いが，専門用語を適切に通訳してもらうには限界がある．意思決定時などの大事なポイントでは適宜医療通訳等の外部サービス導入の調整が必要となることもある．

　　医療通訳者との連携にあたっては，専門用語は平易に言い換える，一文を言い終えたら，通訳のための時間を取る，療養者が理解しているか確認しながら会話を進めるなどの配慮が必要である．また，医療通訳者は基本的に，通訳以外の業務を行わない．日本語の書類を療養者に説明してもらう，などは医療通訳の業務外となるため，あくまで療養者と医療者の会話を仲介してもらうかたちでコミュニケーションを支援してもらう．

　　「D. 倫理的課題」（p.189）の項でも述べたが，訪問看護師は在留外国人療養者の生活を直接見ることができる職種である．相手にとって何が有効な支援となるのか柔軟に考え，サービスや支援をつないでいく姿勢が，在留外国人をケアする訪問看護師に求められていると言えよう．

学習課題

・異なる文化を背景とする療養者が，医療や介護サービスを受ける時，何が障壁となるのだろうか．
・異なる文化を背景とする療養者へ在宅看護を提供する時，どのような工夫が必要だろうか．

‖ 引用文献 ‖

1)　総務省統計局：在留外国人統計（2022年7月15日），〔https://www.e-stat.go.jp/stat-search/files?page＝1&layout＝datalist&toukei＝00250012&tstat＝000001018034&cycle＝1&year＝20210&month＝24101212&tclass1＝000001060399&tclass2val＝0）〕，（最終確認：2023年12月15日）
2)　李　節子：在日外国人の健康支援と医療通訳，p.17，杏林書店，2018
3)　浜松市：浜松市における日本人市民及び外国人市民の意識実態調査結果（2022年2月15日），〔https://www.city.hamamatsu.shizuoka.jp/kokusai/kokusai/ishikichosa.html〕（最終確認：2023年12月15日）
4)　全国訪問看護事業協会：外国人利用者等への訪問看護提供のためのガイド（2021年6月15日），〔https://www.

zenhokan.or.jp/wp-content/uploads/home-nursing-guide.pdf〕（最終確認：2023年12月15日）

5）　WHO expert consultation：Appropriate body-mass index for Asian populations and its implications for policy and intervention strategies. The Lanset　**363**（9403）：158-164, 2004

6）　李　健寶：外国人労働者のメンタルヘルスと心理援助の現状と展望，東京大学大学院教育学研究科紀要**52**：403-410，2012

7）　森田直美，吉富志津代：医療現場における医療通訳者との協働　医療通訳者の立場から期待と提言．医学教育　**51**（6）：643-649，2020

8）　島薗洋介：双方性と親縁性の文化．東南アジア地域研究入門2　社会（宮原暁編），p.95-96，慶応義塾大学出版会，2017

9）　出入国在留管理庁・文化庁：在留支援のためのやさしい日本語ガイドライン，〔https://www.bunka.go.jp/seisaku/kokugo_nihongo/kyoiku/pdf/92484001_01.pdf〕（最終確認：2023年12月15日）

第Ⅲ章

暮らしの場における看護過程の展開

学習目標

1. 地域・在宅看護に必要とされるアセスメントの視点について理解する.
2. 地域・在宅で生活する療養者と家族の生活を支えるために必要な看護の展開方法を理解する.
3. 事例を通して，在宅療養者の情報収集とアセスメント，看護課題・問題の抽出，看護計画の立案・実施・評価および再アセスメント・計画修正の流れを理解する.

1 在宅看護における アセスメント

この節で学ぶこと

1．在宅看護におけるアセスメントの意義・目的を学ぶ．
2．在宅看護における5つのアセスメントの視点を学ぶ．

A. 在宅看護に求められるアセスメント

　在宅看護は暮らしの場で提供される看護である．そこでは病気や障害と向き合うことだけでなく日々の暮らしが営まれ，その人らしい生活が最大限存在することに大きな意義があると考えられている．在宅看護ではこのことを念頭においたアセスメントが求められる．以下に在宅に特有なアセスメントの注目点を示す．

1 ● 療養者や家族に対する心理・社会的側面からの注目： 在宅療養への決意と期待

　在宅療養の定着が進んだのは最近の今から20〜30年くらいのことである．医療者などから在宅療養のすすめを受けたとしても内心では不安視する療養者や家族も存在し，決意の程度はさまざまである．そこで訪問看護師は療養者や家族の在宅療養に対する思いに注目し，訪問看護師に対する期待，在宅療養に対する懸念や満足度を十分に把握することが重要である．

2 ● 限定的な訪問回数，滞在時間への注目： 予測的なフィジカルイグザミネーション

　訪問看護師は，病気や障害の状況と在宅看護の意義を念頭におき，状態が安定している場合は週1回程度，症状の悪化等の特別要因が加わった場合は訪問回数を増やすなどの調整を行って訪問する．たとえ毎日訪問しても滞在時間が限られていることが入院や入所と大いに異なる点である．そのため，訪問時には心身のアセスメントを入念に行い，次の訪問までの病気や障害の安定度を予測し，進行性の病気や障害の場合には長期スパンに照らした進行度も把握する．次の訪問までに病状変化の懸念がある場合には家族や療養者に対処の仕方を伝えるなど，何らかの対応を考えておくことが必要になる．

3 ● 在宅療養を囲む人的・物的環境への注目：家族や住居など

　暮らしの場は家族や近しい人が身近に存在する環境である．友人の訪問や，たとえ同居

していなくても家族との自由な交流は大きな喜びとなる．同居する場合は，家族は気のおけない介護の担い手ともなり，在宅療養選択の大きな原動力となる．一方，家族も自身の疾病やストレス，療養者本人との緊張関係など，介護に困難感を抱く場合もないわけではない．在宅療養においては通常以上に家族に注目し，その心身の健康にも目を向け，療養者との関係性を考慮しながら双方にとってのよい状況づくりに反映させることが重要である．必要があれば社会資源導入に結びつけることも必要となる．

　暮らしの場ではそこにある調度や日用品，家の間取りやたたずまいすべてがそこで生活する人にとって意味を有している．在宅療養に気持ちの安定と喜びをもたらす大きな要因と考えられている．転倒防止や介護の利便性に着目した住的・物的環境のアセスメントにおいては，このような療養者の気持ちが汲み入れられるよう配慮する必要がある．

4 ● 在宅ケアチームとの連携・協働への注目

　在宅看護では医師との訪問看護指示書・報告のやり取りはむろんであるが，サービス調整会議や個々のサービス事業者との必要に応じた連絡調整を行っている．このような機会に得られる情報は，訪問看護師の種々のアセスメントを強化，修正，補完する大変重要な情報となる．

B. 身体的状況のアセスメント：フィジカルイグザミネーション

　在宅看護では，療養者の身体的なアセスメントを行うことが求められる．医師の診察は外来通院，訪問診療のいずれにしても，月に1，2回である．訪問看護師は，医師よりも高い頻度で療養者の心身の状況を把握する機会がある．定期的に予定された訪問だけではなく，病状の急な変化があったとき，生命を脅かすような緊急性の高い時にも臨時に訪問してアセスメントを行うが，限られた時間の中で的確に身体の状況を把握する必要がある．また，医療機関同様の医療機器は揃っていないが，看護師自身の五感を最大限に活用し，視診・触診・打診・聴診・嗅診＊を行うことで，療養者の病状の的確な把握につなげる．視診・触診・打診・聴診・嗅診から構成される身体診査がフィジカルイグザミネーションである．

1 ● 看護師の五感の活用

　視診は視覚から得る情報であり，最も多くの情報を得ることができる．ただし，観ようとしなければ，情報として観ることはできない．情報として観ることができるよう，前回訪問時との比較，正常との比較，医師の訪問看護指示書との比較，療養者の主観的情報の裏付けなど，目的をもって診る必要がある．触診では療養者に触れる．触診前には，看護師の手を温める，爪を切るなど看護師側の準備と，触れる時には声をかける，室温を調整するなどの準備も整える．打診は療養者の体表面を叩く技術が必要になる．この時，療養

＊嗅診（olfactory examination）：療養者の体臭や口臭を嗅ぐことで診断につなげることであり，視診とともに全身状態を観察する時に行われる．疾患とのつながりにおいて代表的なものには，アンモニア臭と腎機能低下，アセトン臭と糖尿病，口臭と歯周病などがある．

者に痛みを与えてはならない．また，触診同様，看護師側の準備が必要になる．**聴診**は，聴診器を用い，呼吸音，心音，腸蠕動音などを聴取する．テレビやラジオの音，家族の声，ペットの鳴き声，風や車の音など，生活音がある中で行うため，音環境を整える．**嗅診**は，臭いを嗅ぐことであり，体臭や口臭，尿臭などが病状の把握に役立つこともある．

2 ● フィジカルイグザミネーションの位置づけ

　フィジカルイグザミネーションで得られた情報は，客観的情報となる．このほか，療養者からの主観的情報，その他の客観的情報を統合的にアセスメントし，療養者の身体状況を把握する．その他の客観的情報には，訪問看護指示書，家族や多職種からの情報がある．そして，主観的情報，客観的情報に加えて，生活環境の情報を合わせることが重要である．いつもは水滴ひとつなくきれいである洗面台がびしょ濡れであることから，療養者の倦怠感や疼痛の存在を把握するなど，生活環境には，療養者の身体の変化が表れる可能性が高い．反対に，廊下が薄暗く，夜間トイレ歩行時の転倒につながる，入浴時の脱衣所が寒く血圧が上昇するなど，生活環境が療養者の身体に影響を与えることもある．

C.　心理的状況のアセスメント

　在宅看護は，疾病の治癒ではなく，**療養者の望む生活**を目指す．心理的状況のアセスメントでは，療養者の望む生活を適切に把握する必要がある．

1 ● 療養者の望む生活の把握

　心理的状況に関連する情報には，療養者の日常の中での楽しみ，喜び，希望などがある．療養者が表出する希望は，療養生活を送るうえでの療養者の強みにもなる．また，療養者の疾患に対する理解を把握することを忘れてはならない．たとえば，糖尿病を有する療養者の望む生活は，「甘いものを毎日お腹いっぱい食べること」であった場合はどうであろうか．療養者の疾患に対する理解や考えを把握する重要性に気づくことができるだろう．さらに，医療機関や高齢者施設などから生活の場を移行した場合では，病院から見放された，施設から追い出されたという感情を抱く療養者もいる．療養者は必ずしも在宅看護を望んでいるとは限らないため，在宅看護に対する受け止めも知っておく必要がある．

2 ● 心理的状況の変化

　心理的状況は変化しやすく，初対面で把握できるとは限らない．療養者と看護師の関係性の変化に伴い得られる情報もある．時間の経過や話す相手，その日の気分，医療機関からの申し送りや1週間前，1年前の情報とは異なることもある．その時，その瞬間に目の前にいる療養者から得られた情報が真実である．このことを忘れずに，真摯に療養者に向き合う必要がある．

D. 生活状況のアセスメント

　生活状況のアセスメントでは，住まいの環境から療養者の**日常生活**は，どのように営まれているのかイメージを膨らませる．環境の中には，戸建てか集合住宅か，持ち家か借家か，階段や段差，手すりや滑り止めの有無など療養者の**日常生活動作（ADL）**を可能にする環境の工夫なども含まれる．経済状況は，直接聞くことがためらわれる場面もある．住まいにある調度や日用品などから，経済状況を推測する，ケアマネジャーに確認することも可能である．このように，療養者から語られる情報だけではなく，住まいを直接見ることやほかの職種からの情報も得てアセスメントする．

　ADLは，食事，排泄，清潔（整容・入浴など），移動・活動（睡眠を含む）に分けることができる．食事は，何をどのように，誰と食べているのだろうか？　食事は1日の中で原則3回ある．また，栄養面だけではなく，お祝い事や季節の料理など楽しみや季節を感じる行事とも深い関係があることを考慮する．排泄は，自立，介助の程度が在宅での療養生活の継続に大きくかかわる．最期までトイレに行きたいと希望する療養者も多い．排泄に関わる動作だけではなく，心理的状況と合わせたアセスメントが必要である．清潔（整容・入浴など）に支援が必要となった場合，訪問入浴サービスやデイサービスによって行われる可能性が高いが，これまでの習慣や価値観に沿った支援ができるようアセスメントする．移動・活動は，**障害高齢者の日常生活自立度（寝たきり度）**を用いて，客観的に把握することも可能である．また，療養者自身がもつ力で移動や活動ができるか，ゆっくりと休息・睡眠をとることのできる環境が整っているかという視点をもち，療養者の動線と環境を関連づけてアセスメントする．

　日常生活は，1日の時間の流れの中で営まれる．生活状況のアセスメントでは，療養者らしく生活できるよう，1日，1週間，1ヵ月の生活など連続した時間の流れを考慮し，アセスメントする．

E. 介護力のアセスメント

　療養者の在宅での療養生活は，看護職だけで支えているわけではなく，家族や看護職を含む**在宅ケアチーム**とともにある．療養者がもつ力を最大限に活用し療養生活を送ることができるよう，家族や在宅サービスチームによる介護力を総合的にアセスメントすることが重要である．また，家族は介護するためだけの存在ではない．家族自身の生活があることも忘れてはならない．

1 ● 家族による介護状況

　療養者の生活に関わる家族を把握することは難しい．はじめに，療養者の療養を主に支える主介護者を把握する．そして，主介護者がどのように介護を行っているかを把握していく．しかし，主介護者が介護に関する決定権や経済的支援を行っているとは限らず，同居していない家族が決定権や経済的支援を行うこともある．また，休日のみ介護に参加する家族があったり，病状の変化に伴いかかわる家族員が増えたり，経過の中で介護する家

族や親族の役割が変化したりすることもある．療養者の病状の変化に合わせて，適切に家族による介護体制が組まれているか，介護する家族の負担が重くなっていないかなど，適宜アセスメントが必要である．

2 ● 在宅サービスの利用状況

家族による介護だけでは，療養者の生活を支えることに限界がある．療養者や家族の中には，利用できるサービスや制度に関する知識がないこともある．保健医療福祉サービスなどのフォーマルなサービスに関する知識はどの程度あるか，どのように利用しているのか，本人，家族各々のサービスに対する思いを含めてアセスメントする．また，近隣住民や友人など，療養者がこれまで築いてきた人間関係がインフォーマルな介護力となることもある．療養者をとりまく人たちすべてを含めて，その人に合わせたよりよい介護体制が構築できるように考えることが重要である．

F. 家族のアセスメント

療養者も家族の一員であり，療養者を支えるそれぞれの家族にも生活がある．すなわち，在宅での療養生活には，療養者本人と家族の身体的状況，心理的状況，生活状況が関連しあい，在宅での療養生活の継続に影響を与えていることになる．

1 ● 家族の身体的状況

高齢者を介護する家族の多くは，高齢者が高齢者を介護したり，若い世代の家族と同居していても，日中の介護は高齢者だけになったりすることもある．また，介護する高齢者自身も加齢に伴い疾患や障害を抱え，通院している可能性もある．介護する家族の体調不良は，療養者の生活を脅かすことにつながるため，家族の支援も含めたアセスメントが必要となる．

2 ● 家族の心理的状況

療養者の望む生活の中には，家族が望む生活も包含される．一方，療養者と家族の望む生活が異なることもある．これまでの療養者との関係性，療養者の家族内での役割や社会的役割が関係していることが考えられる．そのため，家族の介護に対する気持ち，家族が日々の生活の中で大切にしている価値観を把握し，望む生活が送れるようにアセスメントすることが大切である．

3 ● 家族の生活状況

介護する家族の1日の生活を考えてみよう．家族自身も起床してから仕事や趣味，孫やこどもの世話など，療養者以外に関わる活動が多いことに気づく．療養者の生活を支える家族の側面だけではなく，家族自身の生活状況をアセスメントすることが必要である．

学習課題

1. 自分の家や部屋を思い浮かべ，いつまでも大切にしているものや思い出のある場所を挙げてみよう．
2. 在宅看護におけるアセスメントについて，大切なことを考えてみよう．
3. 療養者と家族の生活に影響を与える事柄について説明してみよう．

2 暮らしの場における看護過程の考え方

この節で学ぶこと

1. 地域で暮らす在宅療養者とその家族の生活を支える看護の展開方法を理解する.
2. 在宅看護過程を円滑に展開するプロセスに沿った特徴的な視点を理解する.

A. 初回面接（インテーク）

　インテークとは，主にカウンセリングで用いられる用語であるが，訪問看護においても**初回面接（インテーク）**は重要である．訪問看護サービスを希望するのは必ずしも療養者本人とは限らず，主治医や家族，介護支援専門員（ケアマネジャー），そのほか地域の関連する機関からの要請でサービス提供が開始されることもある．本人と家族やキーパーソンとなる人，身近で支援している人々の思いは必ずしも一致してはいない．訪問看護師はそれぞれの思い（デマンズ）を聞きながら，いちばんよいと判断できる支援の方向性（ニーズ）を，時間をかけて探っていく．そのためには本人や家族と接する初回から相談しやすい雰囲気や依頼したくなる安心感を相手に与えることが重要である．初回は本人や家族の声をできるだけ多く聞こうとする姿勢と，できる限り支援したいという意向をはっきり相手に伝える．ときには，援助関係を円滑に開始できるまでねばり強く働きかけていく忍耐強さも必要である．また，地域の身近な相談場所となる社会資源の1つとして，訪問看護ステーションや訪問看護師の存在を，多くの住民に認知してもらえるチャンスとしても，初回面接の場はとても重要となる．

B. 情報収集

1 ● 初回面接時

　初回面接は入院中の病室や，居宅介護支援事業所，訪問看護ステーションなどで行われることもあり，必ずしも療養者の生活の場ではないことも多いため，収集できる情報は，本人からの情報，家族や周囲の人々からの情報が主となる．実際に生活の場に訪問してはじめて新たな情報を入手したり，情報を修正したりすることもあるので，訪問前に得た情報を鵜呑みにせずに事実を客観的に観察する姿勢が必要である．

2 ● 初回訪問時

　初回訪問時には多くの情報が収集できる．療養者が生活する地域の特徴，家屋や居室の

デマンズとニーズ

　看護計画を立案する際，必ず収集情報に，療養者本人や家族が「どうしたいのか」という希望や思い・要求（デマンド：demand）がある．サービス業である看護職は，当然それら複数のデマンズ（demands）に応えるのが原則である．しかし，生命にかかわる医療職として，療養者や家族のデマンズに沿っているだけでは，病状が悪化したり命が危険に曝されたりする結果が予想される場合もある．そんなとき，療養者のデマンドに応じるだけではなく，この療養者に「何が必要か」という視点で検討するものがニーズ（単数ではneed，複数ではニーズ：needs）である．

　あるとき，誤嚥性肺炎を何度も繰り返し経口摂取を禁止されていた高齢者が「口から食べたい！」と訴えた．主治医は禁食を指示し，家族もそれを厳守していた．担当訪問看護師は，この利用者のデマンドを「安全に経口摂取できる必要性」というニーズに置き換えた．口から食べられる安全な食品を探し，「赤ちゃん用のせんべい」にたどり着いた．主治医に相談し許可を得て，それだけは経口摂取できるようになり，療養者と家族も喜ぶ結果となった．

　このように，個々のデマンドをニーズに置き換えてアセスメントし計画することで，療養者のQOLの向上を図ることが，大切な在宅看護であり，在宅看護の醍醐味でもあるとも言える．

構造的特徴，家族背景や関係性，過去・現在の日常生活の状況，療養者や家族の有する文化・価値観・宗教観，趣味，職業歴など，質問して回答を得る方法以外にも，視覚，臭覚などの**五感**を駆使して得られる情報もある．つまり情報収集は，訪問先である療養者の家と地域を知る時からはじまっている．玄関においてある靴，飾り物，屋内外の香りやにおい，庭の草木や干してある洗濯もの，居室内の家具や物品，間取りや居室の環境，同居家族の声のトーンや行動，近隣からの声や音など，家庭を訪問するからこそ得られる情報があるので，初回訪問の印象は大切にしたい．

　しかしその反面，初回の印象や情報だけですぐに判断したり決めつけたり，早合点することは禁物である．他人が自宅にはじめて訪問した際に，自分のこれまでの生きざまをすべて包み隠さず見せる人は，むしろ少ない．療養者とその家族の療養生活を支援するためには，疾患の治療に限局しない療養生活を，ともに歩む姿勢を要する．長期にわたり利用者・家族とともに歩む過程で，看護師は情報を得る機会をふんだんに与えられると同時に，時間をかけてはじめて知ることや理解できる真実に出会うことも多い．したがって，情報収集は初回面接や初回訪問時に必要なことであるが，日々かかわる訪問看護活動の中で，毎回常に行われ，修正・更新されなければならないものでもある．

C. アセスメント

1 ● アセスメントとは

　得られた情報をどう判断するかが，アセスメントである．少ない情報から即時に判断できることは多くない．少ない情報からまず推量し，経過を見ながら不足している情報を追加しつつ，多面的・多角的に情報をとらえる複眼的な視点が重要である．療養者と家族の発言が異なったり，主治医の情報と実際の生活が異なることもあるだろう．真実は何か，複数の場合を想定しつつ，適時確実な情報を押さえて冷静に判断する，あるいは1人でなく複数の視点でアセスメントすることが必要である．また，アセスメントは立案する看

護計画の方向性に大きく影響するものである．情報収集と同様に，一度だけでなく何度も情報を見直し，アセスメントをやり直して，より適切な看護の方向性を見定められるようにする．日常のアセスメントの訓練の積み重ねや同僚とともに考える事例検討の場などが，訪問看護師のアセスメント力の向上につながる．アセスメント項目については**表Ⅲ-2-1**にまとめた．

2● 身体面のアセスメント

在宅看護を展開するうえで，対象となる療養者本人の身体状況を正確に把握してアセスメントすることは，看護師の第一義的な役割である．療養者の全身を観察し，身体機能がどの程度であるか，身体面において日常生活上困っていることは何かを把握する．そして困りごとの解決方法として，医療・看護・介護面からの身体機能の改善を図るのか，それが難しければ別の方法で解決を図るのかなどを検討する．

3● 心理面のアセスメント

入院生活を送る患者とは異なり，地域で暮らす療養者の日常生活は，治療が最優先されるとは限らない．症状が悪化しても，たとえ寿命が短くなるリスクがあってもやりたい仕事がある，食べたいものがある，行きたいところがある，という人もいる．療養者が最も大事にしていることは何か，何を一番希望しているのかという，療養者の真の思いを知ることが大切である．療養者は，周囲に遠慮して希望を訴えないことも多いということにも配慮し，支援関係を構築しながらタイミングを見て，真の望みを語ってもらえるように関わる姿勢が求められる．

4● 生活面のアセスメント

地域・在宅においては，暮らしの場での療養であるので，これまでの生活習慣や社会環境に関する情報を入手し，同じ生活習慣をできるだけ維持したほうがよいのか，新たに変化させた方がよいのかを検討する必要がある．継続したくてもできないこと，工夫や努力によって継続できることなどを考慮し，療養者の希望にできるだけ沿う方法を考えつつ，心身の安全についても配慮する必要がある．

5● 介護・家族面のアセスメント

地域・在宅看護において，最も尊重すべきことは本人の自己決定である．しかし，介護者や家族の意向も考慮しなければ，療養者本人の穏やかな日常生活は維持できない．介護者や家族の心身の状況はどうなのか，主介護者だけでなく，療養者をとりまく複数の人々に関する情報も正確に素早く把握することが大切である．また，地域・在宅看護においては，非専門職が療養生活に重要な役割を果たしていることも多い．療養者の日常生活に関わるさまざまな人々に目を向けることが大切である．

近年，独居世帯も増加している．生活は医療だけでは支えられない．介護状況やサービス利用状況のきめ細かい把握を行ったうえで，それぞれの項目を関連づけながら総合的にアセスメントすることが重要である．また，生活状況や ADL の状況は，身体機能として

表Ⅲ-2-1　在宅看護における主なアセスメント項目

アセスメント項目	具体的なアセスメント内容・ポイント
身体状況	
1) 全身状態の的確な把握と生活状態との関連	• 病状の把握（病状の程度，病態のステージの把握） • 全身状態（呼吸器，循環器，消化器，代謝機能，筋骨格系，神経系，精神状態，感覚器，口腔など）と日常生活への影響の把握 • 日常生活上の困難が，どのような身体状況によるものであるかをアセスメントする
2) 個々の療養者の病態と治療方針	• 治療の方向性の把握（診断名，疾患ごとの治療目的と方針，回復の可能性） • 使用薬剤の種類と管理方法 • 病状がどのように変化あるいは維持することが最良の目標であるかを，療養者・家族，主治医と早期に合意することが必要
3) 系統的なアセスメント	• 疾患や病状，本人や家族の状況によってもアセスメント内容は変わる • 病状に伴う日常生活上の問題点を重要視し，ADL・IADLの実際と関連づけてアセスメントする • 客観的な症状の観察と同時に，療養者・家族の症状に対する不安の程度もアセスメントする
3)-1　呼吸状態のアセスメント ①呼吸数，呼吸音，末梢の冷感，チアノーゼ ②労作時（入浴，食事，歩行など）の呼吸苦 ③人工呼吸器装着時や在宅酸素療法使用時には，機器の設定と作動の確認，Sao$_2$値，血液ガス分析データのチェックが必要 ④場合によっては胸部X線撮影	• 呼吸苦によって入浴，外出などADLに困難が出現しているか否かが重要 • 緊急時の対応方法の確立と，療養者や家族・医療職・介護職など，関係者の共通認識が得られているか否かという点も，重要なポイントである • 高齢者の場合，肺炎症状（微熱，食欲不振，倦怠感，意識の低下など）の自覚症状の訴えがされにくい場合があるので注意
3)-2　循環状態のアセスメント ①末梢動脈の触知と脈拍数，リズム，脈圧 ②血圧 ③四肢の冷感，皮膚湿潤，浮腫，胸痛	• 血圧の値や動脈の触知，浮腫の状態などは，基準値の範囲であることが重要ではなく，対象の個別性に合わせ，その人なりの正常範囲を熟知したうえでアセスメントすることが重要
3)-3　消化と代謝状態のアセスメント ①排尿排便の回数，便，尿の性状 ②体重変化，浮腫，口臭 ③失禁の頻度，時間帯，原因 ④食事や服薬の内容と時間	• 便秘や下痢といった症状は，療養者や家族が誤解している場合もあるので，本人や家族からの情報だけでなく，腹部の状態，食事摂取状況，便尿の性状を看護職が直接確認する • 失禁は身体的な要因でなく，環境要因の場合もあり，生活に即してその原因を正しくアセスメントする
3)-4　意識状態のアセスメント ①呼名反応，痛覚反応 ②コミュニケーション能力，見当識 ③麻痺，神経学的所見 ④認知症の有無，程度	• 寝たきりの高齢者は日常的に意識レベルが低下している場合もあるが，変化をとらえ，異常の早期発見に努めることが重要．介護する家族の「いつもと違う」，「何かおかしい」という主観的な判断も軽視してはいけない • 原疾患に応じて，意識レベル低下の要因を推測し（脳神経疾患か，代謝性疾患かによっても，観察項目やアセスメントが異なる），それに応じた所見を探る必要性がある．また，要因となる療養生活状態も合わせてアセスメントする
3)-5　筋骨格系の状態のアセスメント ①四肢の動き ②握力，把持機能 ③関節可動域や関節の痛み ④立位・坐位保持状況 ⑤歩行状態	• 箸やスプーンの把持，ベッド上や椅子での坐位保持，起立・歩行，トイレへの移動など，具体的なADLと関連づけて，支障や困難がないか，あるいは可能になった動作があるかをアセスメントする

（次頁に続く）

表Ⅲ-2-1　続き

アセスメント項目	具体的なアセスメント内容・ポイント
3)-6　感覚機能の状態のアセスメント ①視覚，聴覚，触覚，臭覚，味覚などの異常 ②皮膚の異常（創傷，内出血，湿疹，汚染）	・感覚機能は主観的になりやすく，異常や機能低下は，本人の訴えによるところが大きい．寝たきりの高齢者の場合，感覚器を常に刺激し，見えている，聞こえていることを日頃から客観的に確認しておくことが，異常の早期発見につながる．いつもと違うという気づきが大切である
3)-7　口腔内の状態のアセスメント ①歯列，歯牙，う歯，義歯の状態 ②舌 ③口臭 ④食物残渣	・口腔内の清潔保持が不十分だと，肺炎の原因となる．また，歯や歯肉の状態により，経口摂取内容や量も影響されるため，栄養状態にも影響を及ぼす．口腔内の状況をアセスメントし，清潔保持に努めることが重要
4)　ADL・IADLの状況 ①できるADLとできないADL，希望するADL ②環境整備や介助によるADL・IADL拡大の可能性 ③ADL・IADL維持のための必要な訓練内容 ・ADL：食事・清潔・排泄・移動・更衣・整容など ・IADL：調理・洗濯・掃除・買い物・電話	・自分で食べたい，歩きたい，しもの世話にはなりたくないなど，療養者の強い意思や希望を尊重してアセスメントする．意思の尊重のために本人へのリハビリテーション訓練の実施や介護者やサービス利用による動作援助の可能性，さらには福祉用具の導入など，フィジカルな面のみでなく環境整備によるADLの自立，拡大を図る視点が必要 ・理学療法士，作業療法士，言語聴覚士などの専門職と協働してアセスメントすることも大切
生活状況	
5)　これまでの生活習慣 ①食事，清潔，排泄，整容，コミュニケーション方法などの生活習慣 ②社会や家庭内での役割など ③これまでの価値観，生きがい	・一般的な生活スタイルや看護師の価値観と異なる場合もあるが，あくまでも療養者や家族の考えるその人らしい生活習慣を尊重することを基本にし，病態や障害を加味してアセスメントする
6)　療養環境 ①家屋・住環境（段差，外出可能な環境） ②手すり，滑り止めなどの事故防止対策	・外に出たい，外を眺めたいなど，本人の希望を尊重したり，閉じこもりや寝たきり防止のための環境整備が重要
7)　安全管理 ①家屋環境の整備 ②転倒・転落の予防 ③誤嚥・窒息の予防 ④熱傷・凍傷の予防 ⑤熱中症の予防 ⑥閉じこもり予防 ⑦火災予防 ⑧感染予防	・療養者のADLやIADLの状況に合わせ，生活上の不都合がないように家屋環境が整っているかを確認する ・転倒・転落による骨折や寝たきり状態が，高齢者にとっては致命的になる可能性もあるので，予防策については療養者と家族，時には理学・作業療法士などの専門職を交えて安全環境に努める ・とくに独居の高齢者の場合，火災などを防止する屋内のシステムの整備だけでなく，急激に気温の上がる初夏などの時期には，たとえ室内であっても熱中症に十分注意を払い，認知症高齢者など高リスクの場合は，定期的な安否確認のシステムについても考慮することが必要
心理状況	
8)　療養者と家族の希望 ①療養者の望む療養生活 ②介護者や家族の望む介護生活	・療養者は慢性的な疾病，障害をもちながら，日常生活をどのように継続していきたいと考えているのか，介護者や家族はそれをどのように支えていこうと考えているのかという長期的な目標を，療養者・家族とともに考え共有できるように，アセスメントすることが必要
9)　療養者の疾患に対する理解と期待	・本人と家族の病状に対する理解度，それぞれの希望・期待を把握

（次頁に続く）

表III-2-1　続き

アセスメント項目	具体的なアセスメント内容・ポイント
介護状況	
10) 介護状況 ①介護者の存在と介護に費やす時間 ②介護者の介護意欲，態度 ③介護者の健康状態，本人との関係 ④キーパーソン ⑤ほかのサービス利用の可能性(意思,経済力,地域性など)	・介護力を総合的に判断することが重要 ・これまでの家族関係が介護状況に影響する場合が多く，それを看護者がすぐに理解することはむずかしい．療養者や家族からの情報だけでなく，客観的な介護状況を観察し，時間をかけてアセスメントすることが必要．初回訪問時に質問し，その答えだけで判断することで，誤解してしまう場合もある
11) 多職種による援助 ①医師の診療内容と受診頻度，処方内容 ②福祉サービスの利用とサービス内容 ③保健サービスの利用とサービス内容 ④近隣や別居家族等のかかわりとその内容	・在宅での療養生活は，看護職だけで支えているわけではない．したがってほかの専門職や非専門職の援助がどのように行われているのか，本人をとりまく援助の全体像を把握し，援助の相乗効果や補助効果を考慮しながら援助のあり方をアセスメントすることが必要
家族の状況	
12) 家族の健康状態 ①家族の現病歴・既往歴・通院の要否 ②心理・社会的健康面の状況 ③家族の生活状況と希望している生活状況	・在宅では，家族が高齢であったり疾患を有している場合も多い．療養者本人だけでなく家族の病歴などについても，了解を得られる範囲で情報を収集し，家族の健康が悪化しないための看護計画も必要である ・身体面だけでなく，家族は本人同様に苦しかったり辛かったりする場合もあるので，心理面あるいは社会面や健康についても気を配る必要がある ・家族の現在の生活状況が，本来望んでいる生活ではない場合，家族の負担は大きい．家族の希望している本当の生活について把握することも必要である

のアセスメントだけでなく，心理的状況と関連づけたアセスメントも必要になる．このように，1つの項目の情報に対して，身体・心理・生活・介護・家族という複数の面からアセスメントする必要性があることも忘れてはならない．

D. 計画立案

1 ● 看護目標

　訪問看護の目標は，療養者とその家族のQOL(→ p.41)の向上である．療養者や家族が，生活のどの部分に重きを置いて暮らしているのか，どうしたらQOLが向上するのか，逆にQOLが低下している原因は何かを判断し，療養者や家族が望んでいる生活に少しでも近づけることが目標となる．しかし，療養者から直接望みを聞くことができない，あるいは家族など周囲からの情報も得られないということもあるだろう．そんな時は，生活の場で垣間見ることができるヒント(家族写真や若い頃の趣味のものなど)を頼りに療養者のこれまでの人生を振り返り，日々の生活の中で療養者が見せる笑顔やうれしそうな様子，心地よさそうな表情が一度でも見ることができる場面を探してみる努力も必要だろう．看護師が，対象者である療養者の人生に深い関心をもつことが，まず大切である．

　対象となる療養者が小児期や若年・壮年期であれば，健常者と同様に成長・発達することや年齢に応じたライフイベントを実現するなど，それぞれのライフステージに応じた共

通課題の達成が目標として考えられる．しかし，高齢者になると QOL の内容も個別性が高くなる．長く生きることが何よりも重要な人もいれば，たとえ寿命は限られていても実施可能な医療処置をあえて受けずに，これまでどおりの仕事や趣味活動ができる環境を優先する人もいる．90 〜 100 歳代の超高齢者も増加しているが，積極的な治療はせずに疾患とともに，人生の最終段階を住み慣れた家で過ごしたいと希望する人も多く，そんな療養者の希望に沿ってできる限り家で暮らせればと希望している家族も多い．また在宅療養生活は，療養者だけの意思では決定しがたく，ADL 状況や家族関係，家族等のもつ介護力，利用可能なサービスの種類，必要な医療処置内容などにも影響される．さらに感染症の蔓延防止により，医療施設や高齢者施設が家族等の面会を禁止している場合もあり，自由に家族に会えない環境を拒み，あえて在宅療養を選択する高齢の療養者や家族もある．以上述べたように，年齢や診断名が同じ人でも，看護目標は人それぞれ異なる．

2 ● 看護計画

　訪問看護師は，療養者の希望を的確に把握し，介護環境を最良な状態で保持し，望ましいと考えられる生活ができる限り長く継続されるように，立案した**看護計画**に沿って看護を実践する．そのためには，地域の他職種や他機関，さまざまな**社会資源**をふんだんに用いることのできる**ケースマネジメント技術**が必要である．とくに複雑なニーズをもつ療養者や介護力の乏しい療養者ほど，高度なマネジメント技術を必要とし，マネジメントの困難性は必ずしも疾患や要介護度の重症度とは一致しない．ケースマネジメントは，1 人のケアマネジャーや看護師の判断によるものではなく，療養者・家族・関係職種で十分に話し合い，合意を図ることが重要である．それを基に，訪問看護師として責任もって実施できる看護計画を立て，関係者に周知する．1 人の療養者とその家族に対して，何をどうアセスメントした結果，何を目標とし，どのような計画を立て，それに沿って何を意図して看護サービスを提供しているのかということを，他職種や他機関にも十分理解してもらうことが，**効果的に協働**するために必要となる．日々の看護活動を何のために行っているのかを，他者にわかりやすく説明することのできる表現力も重要である．医師の指示書やケアマネジャーのオーダーを受けて，単に「褥瘡の処置をする」，「カテーテルを管理する」というのは本来の看護過程を展開しているとはいいがたい．看護師が訪問することによって，療養者とその家族の QOL のどの部分を支えることができているのかを常に考えながら，訪問看護の計画を主体的に立案することが，看護専門職としての姿勢であり役割である．

　また，計画には年単位の**長期目標**と，月単位の**短期目標**がある．両者は当然変化するものであるので，何が長期目標であり，そのために現時点では何を目指して（短期目標）日々の看護サービスを提供しているのかということを，看護師自らが療養者や他者にわかりやすく説明できるような活動を日々心がけたい．

E. 実　施

　立案した看護計画は，誰が見ても同じ看護が実践できる具体的な計画であることが望ま

しい．訪問看護ステーションは，それぞれに「**看護マニュアル**」を整備することになっているが，地域のどの訪問看護ステーションを利用しても，同質のよりよい看護を提供してもらえることが住民の理想とするところであろう．一部の地域では，共通のマニュアルを整備したり，近隣のステーション間で互いの看護を学び合いながらともに成長し，**看護の質を担保**しようという試みなども見られる．このような取り組みは，質の高い訪問看護の実施にあたり，今後とても重要となるであろう．

さらに少子超高齢多死社会である今日，看護職以外の職種が在宅生活を支える部分はとても大きい．医師や看護師だけでなく，非専門職も含めた在宅ケアチームとして，療養者を円滑に支援するための方策として，多職種や非専門職との連携・協働は欠かせない．多職種にいつどんな時に連絡したり情報交換するのか，定期的に同行訪問したり会議を開催したりして，ケアの方向性の確認をするのかなど，具体的にほかの専門職や支援者とのかかわりに関する計画も忘れずに看護計画に含みながら実施する必要がある．

● 看護記録

訪問看護を展開するにあたり，療養者と家族のこれまで歩んできた家族歴や生活歴，既往歴など看護の対象者の概要をまず把握し，それをスタッフ間や場合によっては多職種，他機関との間で共有し，共通認識する必要がある．そのために記録が必要になる．また，訪問看護の質の担保のためにも**看護記録**は欠かせない．看護計画を実施するという行為の中には，療養者に直接行うケアだけでなく，記録することも当然含まれている．記録によってスタッフ間で同質のケアが継続でき，変化や異常の発見にもつながる．しかし，記録に長い時間を費やしては効率的な看護実践はむずかしい．「何のために記録しているのか」，「誰が記録をどう活用するのか」を吟味しながら，実践と並行しタイムリーに記録する．また，電子媒体の利用のしかたや個人情報の取り扱いなど，記録には十分な配慮も必要である．近年，情報の開示が義務づけられ，看護記録も要請によって療養者本人などへ開示されることもある．安全で効率的な記録様式や記録方法の考案，療養者や家族の立場に立った表現方法や記録の定期的な見直しなどにも，事業所や地域ぐるみで取り組むことが望ましい．

もはや看護師や医師だけで在宅ケアは成り立たない時代である．福祉職やリハビリテーション専門職，ケアマネジャーなどさまざまな職種と連携するためには，医療職だけが理解できる専門用語や看護界だけに通用する用語を使用するわけにはいかない．電子カルテの普及により医療機関内でも記録は多職種が閲覧できるものになっており，地域においても近年では一人の療養者に関わる複数の支援者がICTを活用して瞬時に情報を閲覧し共有できるネットワークシステムが構築されている．したがって，看護記録は誰にでもわかる言葉を使用してわかりやすい文章で，さらに記録を見る立場の誰に対しても不快に感じさせないものでなくてはならない．

記録には，文字や文章で記すもの，図で表すもの，映像で残すものもある．訪問日時や担当看護師名，療養者のバイタルサインや病状，訴えなどは文字で記述するが，家族構成は文字よりもジェノグラム（**図Ⅲ-2-1**）で表したほうがよい．複数回の訪問によって，家族関係や近隣との関係，あるいは他の支援者とのかかわりなど，療養者をとりまく他者

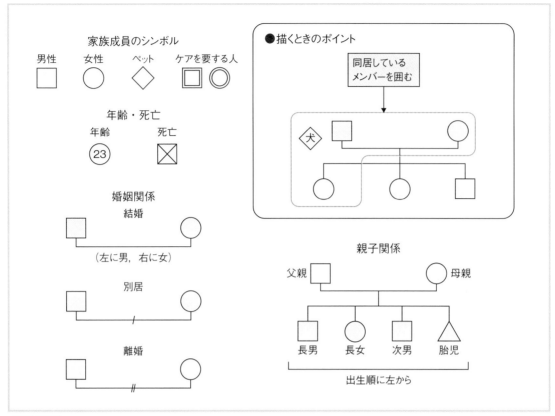

図Ⅲ-2-1　ジェノグラム（家系図）の記載方法の例
※本書に用いるものを中心に主だったものを紹介している.

　　　の支援状況も見えてくるようになる．療養者の人的環境を広く表す図として，エコマップ
（**図Ⅲ-2-2**）も用いられる．また，傷や医療器具の装着部位，麻痺などは，人体図で表し
たほうがわかりやすい．さらに褥瘡や創部の状態をより詳細に伝えたり，変化を観察した
りするためには，映像を定期的に残しておくこともケアの評価につながり効果的である．

F. 評　価

　　　看護は，看護目標に沿った看護計画に基づいて意図的に実践されるが，目標が達成でき
ているのか，あるいは目標に近づいているのかを**定期的に評価する**必要がある．とくに治
療を第一義的な目的としていない，期間が限定されない訪問看護の場合には，同じケアや
処置を長期間ルーチンに実施しているうちに，本来の目標を見失ってしまうこともないと
はいえない．退院直後から実施していた胃瘻からの栄養剤の注入は今も必要だろうか，こ
のカテーテルはずっと留置するべきものなのかなど，現時点の療養者や家族の状況に最も
ふさわしい看護計画が立案されているのかを，定期的に評価して見直すことを習慣づける
ことが大切である．

　　　評価する期間は目標や訪問看護内容により異なるが，原則として**3ヵ月に1度**は評価

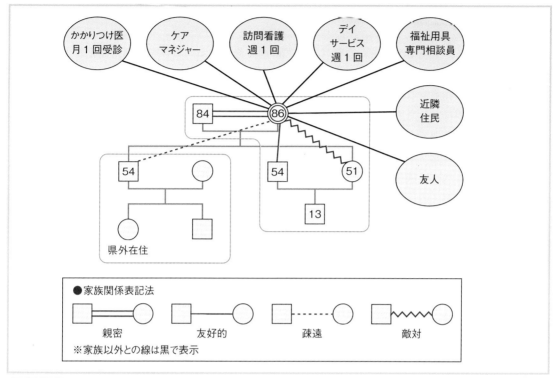

図Ⅲ-2-2　エコマップの例

しておきたい．また評価するには，何をもって目標達成と判断するのかという**評価指標**が必要となるが，目標設定の時点で評価しやすい指標を決めておくとよい．それによって誰が見ても客観的に同じ評価ができ，適切に評価できる．また，評価指標が妥当であるかということも，目標設定と同時に複数の看護師で確認しておく必要があるだろう．

G. 再アセスメント

　看護計画を評価指標に沿って定期的に評価したあと，目標が達成できていなかった場合には，情報が間違っていなかったか，アセスメントが不適切ではなかったか，目標や看護計画が不適当ではなかったかなど，看護過程を再度見直してアセスメントをやり直さなければならない（**再アセスメント**）．目標が高すぎて，短期間で達成できなかったのであれば，短期間で評価できる指標に変更すべきかもしれない．また，自分だけのアセスメントに迷いが生じたり行きづまった場合には，療養者や家族，主治医や同僚，ケアマネジャーなどの関係職種からの情報やアセスメントを参考にしたり，ケースカンファレンスを開くなどして，時間をかけて他者の意見や助言を得ることによって，自分を客観視でき，解決策が見えてくることも多い．

H.　計画修正

　アセスメントをやり直した後は，当然計画も修正する．目標や評価指標を修正したり，時には提供する看護ケア内容をすっかり変更したりすることもあるだろう．

　近年，在宅看取りを希望する療養者も増えている．臨死期にはより早期の判断や計画修正が必要になるため，タイムリーな評価と計画の修正と実施が可能になる看護・介護体制の整備も重要である．

　計画を修正する場合には，必ず療養者・家族にきちんと説明し了解を得ることが大切である．本人や家族が不安にならないよう十分に配慮する必要がある．

　以上述べてきた在宅看護過程について図示したものが**図Ⅲ-2-3**である．

　在宅看護過程の展開の際に最も重要なのは，看護の対象である療養者や家族に対する**共感性**である．訪問看護師にとって，専門的な知識や技術は当然必須である．しかしそれだけでなく，生活者である療養者とその家族の立場で思いを共有してともに考え，時には笑い，泣き，悩みながらも寄り添って一緒に歩もうとする姿勢を態度で示し，**相手に伝える**ことが大切である．療養者や家族の多くは，主体的な自分自身の生活について指示されたり，教育されたりすることではなく，療養生活の相談者や助言者，あるいは伴走者としてともに歩む人とのかかわりを求めている．専門的で具体的なアドバイスや一歩踏み出すための勇気，励ましをもらったり，後押しをしてほしいのである．すなわち看護師は，本来療養者や家族が備えている潜在的な意欲，自己管理能力や介護力を引き出したり，その能力をより強化したりという，いわばスパイスのような役割をもっている．あくまでも療養

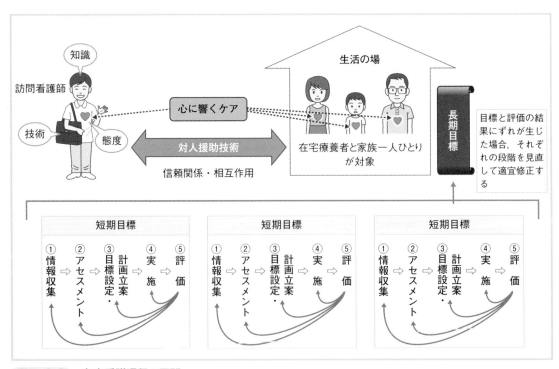

図Ⅲ-2-3　在宅看護過程の展開

生活を送るのは療養者であり，24 時間ケアしているのは家族である．看護師は，療養者や家族からの信頼を得たうえで，近い側面から責任をもって支援する専門職である．

● 地域包括ケアシステムにおける看護過程の展開

　在宅療養者に対して看護を展開する看護職は，もはや訪問看護師だけではない．医療機関の外来看護師も定期的に在宅療養者に出会う看護職である．また，通所介護（デイサービス）・通所リハビリテーション（デイケア）事業所，居宅介護支援事業所，定期巡回・随時対応型訪問介護看護サービスや（看護）小規模多機能型居宅介護事業所の看護師も，在宅療養者に対して看護を展開している．在宅看護活動の基本は，**療養者の個別性に合わせた看護活動**であるが，地域包括ケアシステムにおいては，看護職が所属するさまざまな事業所はすべて，住民の健康を守る地域の資源でもある．したがって地域の他事業所の活動や行政の保健師など関連職種と協働し，住民個々の健康だけでなく，地域全体の住民の健康度をより向上させるために予防的にかかわったり，新たな資源の創出や政策決定に関与したり，住民の自己管理意識を醸成することのできる専門職として，一事業所内の活動に留まらず，さらに力を発揮することが求められるだろう．

学習課題

1．人が地域で生活するためには，医療以外のどのような分野の職種や機関とかかわり，支援を必要としているのか，身近な地域を例に考えてみよう．
2．これまでに出会った患者や身近な在宅療養者を想定し，その人が自宅で生活する場合の生活上の課題について具体的に考えてみよう．

③ 暮らしの場における看護過程の一例

事例

療養者：Kさん，84歳，男性．要介護4　趣味はカラオケ
日常生活自立度（寝たきり度：B2，認知症の状況：自立．『NiCE地域・在宅看護論I』，第Ⅲ章2節参照）

疾　患：脳幹梗塞，高血圧，脂質異常症．

既往歴：72歳で脳梗塞．麻痺はなくADLは自立していた．

家族構成：妻，孫夫婦，ひ孫3人の7人暮らし．子は市内在住だが疎遠．

生活歴：10年前まで酒販売店を経営していた．車の運転もして，夫婦で買い物に出かけていた．

嗜　好：40歳まで煙草1日40本．入院前まで日本酒1日1合飲酒していた．

現状（初回訪問まで）：Kさんは普段高血圧のためにかかりつけ医に通院していたが，ある日左下肢脱力感に気づき，自分で救急車を呼び，B病院に搬送された．脳幹梗塞と診断され，エダラボン注射液の点滴やリハビリテーションが行われた．嚥下障害，高次脳機能障害があり，坐位のバランスが悪く，車椅子でも左側に傾いていた．

1ヵ月後に回復期リハビリテーション病棟のあるC病院に転院となった．長谷川式簡易知能評価スケール（以後，長谷川式スケールとする）は29点であるが，高次脳機能障害による注意散漫で食事に集中できず，むせも見られた．

3ヵ月後に誤嚥性肺炎を発症し，嚥下造影の結果，嚥下機能の低下が見られ，水分にとろみが必要となった．日常生活動作（ADL）は全般に介助が必要で，車椅子での移動となった．

5ヵ月目までADLの訓練や妻への介護指導が行われ，環境調整を行い，自宅に退院することになった．妻は初めての介護に不安を抱いており，今回初めて介護保険を申請した．病院のソーシャルワーカーから通所介護や訪問看護を紹介され，健康管理とリハビリテーションの目的で訪問看護は週3回導入されることになった．

家族の状況：妻は80歳代前半．車の運転はできるが腰痛があり，ひ孫の世話や家事で忙しい．孫夫婦は会社員であり，孫の妻は育児休暇中のため，妻と協力して介護をしていた．排泄介助は孫の妻が中心に行い，妻への介護のアドバイスも行っていた．本人は「自宅で暮らしたい」と言っており，妻や孫夫婦も「できる限り自宅で介護をしていきたい」と話していた．退院当初は孫の妻も献身的に介護していたが，家事と育児で忙しく，本人の世話は妻が全面的に行うようになった．

経済状況：一戸建て持家である．国民年金，身体障害者手帳1級．社会資源を導入することは経済的に可能．

処方内容：
①クロピドグレル硫酸塩錠　75 mg/抗凝固薬　朝1錠
②アムロジピンベシル酸塩錠　2.5 mg/降圧薬　朝1錠

　　③酸化マグネシウム　500 mg/緩下薬　朝・夕1錠ずつ
　　④アスピリン腸溶錠/抗凝固薬　夕方1錠
　　⑤エゼチミブ錠　10 mg/脂質異常症治療薬　夕方1錠
　　⑥イミダプリル塩酸塩錠　5 mg/降圧薬　夕方1錠
　医師の指示内容：誤嚥性肺炎の予防，褥瘡予防，転倒注意

A. 初回面接・訪問・情報収集

　　退院前には，在宅での生活環境を整えるために，病院でKさんと妻，孫の妻を交えて担当の医師，看護師，理学療法士，作業療法士，言語聴覚士，ソーシャルワーカー，退院後担当するケアマネジャー，デイサービス責任者，福祉用具専門相談員，訪問看護師で退院カンファレンスを開催した．Kさんの妻，孫の妻との初回面接となった．食事は口の中にたくさん入れてむせることがあり，小さじでゆっくり食べること，水分はとろみをつけることが必要など，介護のポイントを皆で共有した．発熱など体調に変化があった場合には，訪問看護師が健康状態を確認し，Kさんの近所のかかりつけ医に連絡することにした．

　　訪問看護の開始にあたり，利用料金や連絡先など重要事項説明書を用いて訪問看護師が家族に説明し，契約を行った．

　　退院当日に自宅に初回訪問したところ，Kさんはうれしそうにひ孫たちに囲まれていた．テレビにはカラオケマイクがセットされており，歌えることを楽しみにしていた．テーブルにあるコップに手をのばし，お茶を飲もうとしており，とろみの必要性とスプーンで飲むことなど念を押して本人・家族に説明した．ベッドの高さやポータブルトイレの位置などの環境調整を行った．

　　退院カンファレンスやケアマネジャーのケアプラン，初回訪問で得られた情報をもとに，退院直後の身体，心理，環境・生活，介護・家族状況について分類し**表Ⅲ-3-1**に示した．**図Ⅲ-3-1**はエコマップ，**図Ⅲ-3-2**は家屋平面図，**図Ⅲ-3-3**は退院直後の週間スケジュールである．

B. アセスメント

　　得られた情報から望みや思い，強みを意識し，看護課題とラベルの関連性を矢印（→）で**図Ⅲ-3-4**の関連図に示した．問題となる看護課題と，強みとなる看護課題が抽出された．

　　2度目の脳梗塞であり，生活習慣を見直すことが重要である．また，左片麻痺があり，ADLに支障をきたしているため，残存機能を生かしてできるだけ自立した生活が送れるようにアプローチしていくことが求められる．Kさんは自分でできることは自分でしたいと訴えたが，高次脳機能障害もあり転倒や誤嚥にも注意が必要である．再発予防を含め，継続的にフィジカルアセスメントしていくことが不可欠である．今回の脳梗塞発症によりADLは全般に介助が必要な状態になったが，Kさんは自宅で暮らしたい，家族はできる

表Ⅲ-3-1　Kさんの情報とアセスメント

項　目		情　報	アセスメント
身体的状況	疾患・病状治療	・2度目の脳梗塞が起こり，嚥下障害，高次脳機能障害，左半身麻痺が生じた ・入院しエダラボン注射液の点滴やリハビリテーションが行われ，5ヵ月目に自宅に退院することになった ・誤嚥性肺炎となり，嚥下造影の結果，水分にとろみが必要となった ・抗凝固薬，降圧薬，脂質異常症薬を内服している．妻が内服介助を忘れてしまうことがある	・再梗塞であり，生活習慣を見直すことが重要である ・左半身麻痺による嚥下障害，上下肢の運動障害があり，ADLに支障をきたしているため，残存機能を生かしてできるだけ自立した生活が送れるように検討していく ・受診の確認，健康状態の観察，緊急時の対応の体制づくりを行い，訪問看護師がカレンダーに薬をセットして確実に内服ができるようにする
	・呼吸状態 ・循環状態 ・消化と代謝状態 ・意識状態 ・筋骨格系の状態 ・感覚機能の状態	・発熱なく，呼吸は平静であり，痰や咳もなく誤嚥性肺炎は起こしていない ・脈拍72～80回/分，血圧130～150/60～70 mmHg ・排尿回数8回/日　尿意・便意はあるが曖昧 ・排便時間は朝6時頃，便は硬く，少量 ・身長163 cm，体重60 kg ・アルブミン3.5 g/dL ・高次脳機能障害あり．長谷川式スケールは29点 ・会話可能．認知症はないが，注意散漫なため理解が得られないことがある ・坐位のバランスが悪く，車椅子でも左側に傾く	・呼吸・循環状態は安定している ・再梗塞によりADLは全般に介助が必要な状態になったが，本人は自宅で暮らしたい，家族はできるだけ自宅で介護をしていきたいという意欲があるため，訪問看護師や作業療法士は，Kさんの希望を取り入れながら，通所介護職員，ケアマネジャーと連携して，ADLの訓練や健康管理を行っていく ・Kさんは自分でできることは自分でしたいと言うが，注意障害もあり転倒や誤嚥にも注意が必要である．再発予防を含め，継続的にフィジカルアセスメントしていくことが不可欠である ・排便状況を確認し，排便ケアを行う
心理的状況	疾患に対する理解	・「2回目の脳梗塞になった．病気になったことは仕方がない．妻に手伝ってもらうしかない」と病気を受け止めている ・「自宅で暮らしたい」，「自分でできることは自分でしたい」と話す	・脳梗塞になったことや介護が必要になったことは受け入れることができており，妻に介護をしてもらうことを申し訳なく思っている ・在宅生活を続けたい，自分でできることは自分でしたいという意欲を大切にして，健康管理ができるように援助していく
	楽しみ・よろこび・希望	・うれしそうにひ孫たちに囲まれている ・スマートフォンにひ孫の写真が取り込んであり，うれしそうに見ている ・歌を歌うことが好きで，テレビにはカラオケマイクがセットされており，自宅で歌えることを楽しみにしている	・ひ孫との団らんや，好きなカラオケを取り入れながら，口腔機能を高めていく．会話の時には目を合わせて，話に集中してもらう ・興味のあるものを引き出していく
生活状況	食　事	・軟らかいごはんとおかずを5 ccのスプーンで介助してもらうように指導されたが，右手で自力摂取している．スプーンに山盛りすくってむせることもある ・水分も150 ccに対し小さじ1杯のとろみ粉をつけたものをスプーンで飲むようにいわれているが，コップからそのまま飲むことがある ・食事はベッドサイドのテーブルに置いてあるお茶やパンを食べている	・食事は自分で食べる意欲がある．一口量が多く，むせることもあるが，誤嚥性肺炎は起こしていない ・食事内容・動作の確認を行い，姿勢や食事方法の助言を行う

（次頁に続く）

表Ⅲ-3-1　続き

項　目		情　報	アセスメント
	排　泄	・尿意・便意はあるが曖昧で頻回なため, 夜間はテープ式おむつを使用している. 尿器を上手く使うことができず, 日中は紙パンツを使用し, 介助でポータブルトイレに移乗し排泄する. 尿意があっても出ず, 失禁することもある ・便秘のため下剤服用により排便調節を行っている ・自分でトイレに行こうとして, ベッドから立ち上がり転倒することがあった. 作業療法士と共にポータブルトイレでの排泄練習を行った. 転倒予防のためにも下肢筋力増強運動も取り入れた	・尿意, 便意があるので, 排泄の自立は期待できる ・できるだけ日中はトイレでの排泄を目指す. 尿路感染予防のためにも定期的に便座に座るようにする ・便秘や下痢にならないように, 排便状況や消化器症状を観察し, 下剤の調節をしていく
	清　潔	・通所介護で週2回入浴している. それ以外の日は訪問看護や家族で陰部洗浄, 部分清拭を行う ・口腔ケアはうがいでむせるので, 歯磨き後口腔用ティッシュで水分をふき取っている ・おむつかぶれによる瘙痒感があり, 陰部に軟膏を塗布している	・入浴はできているが, 皮膚が脆弱であるためにトラブルを起こしやすい. 皮膚の観察, 保清, 軟膏処置を行う
	移動・活動	・寝たきり度B2. 左上下肢の麻痺があり, 移動は全介助, 寝返りは可能. 右手で柵をもって, 起き上がり介助し, 端坐位可能. 介助バーにつかまり介助で車いすやポータブルトイレに移乗する. 入院中も自分で動こうとし, 転倒することがあった	・転倒の既往があるため, ベッドサイドの環境調整を行い, 下肢筋力増強運動を取り入れていく ・妻の腰痛が悪化しないように介護動作の確認と介護方法の指導も行う ・日中は離床できるように車椅子で過ごす時間を取り入れる
	環　境	・一戸建て持家である ・退院前には作業療法士が家屋訪問し, 関係者が集まりカンファレンスを開催した. ケア方法の検討や妻への介護指導が行われ, 環境調整を行った	・在宅での生活環境を整えるために専門職とともにケア方法の検討, ADLの確認や妻への介護指導が行われ, 環境調整ができた. 今後も状況を見ながら検討していく
介護状況	介護状況	・妻は「嚥下障害があるというけれど, とろみなどつけなくても食べられるのではないか. Kさんの好きなようにさせてあげたい」と話す ・5ヵ月目までADLの訓練や妻への介護指導が行われ, 環境調整を行った ・妻は初めての介護に不安を抱いている ・当初, 孫の妻は排泄介助やデイサービスの準備を中心に介護をしていたが, 家事と育児で忙しく, Kさんの世話は妻が全面的に行うようになった	・大家族の中で, Kさんは心理的にも満足のいく生活ができるが, 介護者である妻と孫夫婦は家事と育児だけでも大変な状況であり, 介護にあまり手をかけられないことが予測される ・妻は介護に不慣れであり, 腰痛が増強する恐れがある ・妻, 孫の妻の表情や介護状況を確認しながら, 看護内容を検討していく
	サービス利用等	・要介護4 ・かかりつけ医に通院し, 健康管理とリハビリテーションの目的で訪問看護を週3回利用することになる ・本人が短期入所は好まず, 通所介護を週2回から開始した ・国民年金, 身体障害者手帳1級	・訪問看護師や作業療法士はKさんの希望を取り入れながら通所介護職員, ケアマネジャーと連携してADLの訓練や健康管理を行っていく ・保清目的で通所介護の利用を行うが, 妻の介護負担も予測されるため, 妻の身体的状況も把握し, ケアマネジャーと情報交換を行う

（次頁に続く）

表Ⅲ-3-1　続き

項　目		情　報	アセスメント
家族の状況	身体的状況 心理的状況 生活状況 希　望	・妻や孫夫婦は「できる限り自宅で介護をしていきたい」と話す ・妻は80歳代前半，車の運転はできるが腰痛がある．ひ孫の世話や家事で忙しい ・孫の妻は乳児を含め3人の育児をしている	・妻と孫の妻は家事と育児にも忙しい状況である．孫は仕事で不在のことが多く，あまり協力していない．大家族が助け合って，介護，育児，家事をしていけるように，生活の調整を助言していく ・家族の健康状態を観察していく

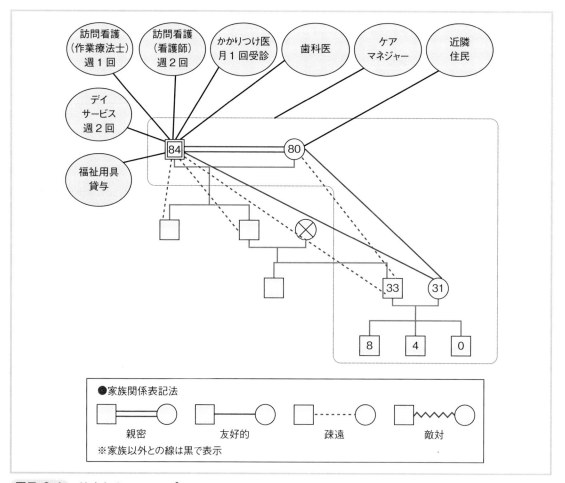

図Ⅲ-3-1　Kさんのエコマップ

　だけ自宅で介護をしていきたいという意欲があるため，訪問看護ステーションの看護師や作業療法士はKさんの希望を取り入れながら通所介護職員，ケアマネジャーと連携してADLの訓練や健康管理を行うことが望ましいと考えられる．

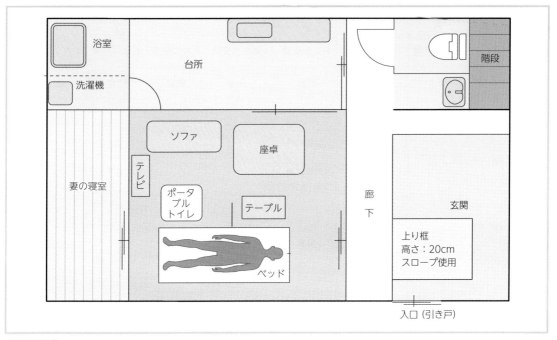

図Ⅲ-3-2　家屋平面図

C. 看護課題の明確化と計画立案

　　アセスメント結果から課題を抽出し，長期目標と短期目標を掲げて，訪問看護計画を立案した．短期目標の評価は半年を目安に立案した．

1 ● 看護課題と長期目標

K さんの看護課題

　＃1　誤嚥性肺炎を起こすリスクがある
　＃2　再梗塞を起こすリスクがある
　＃3　移乗動作時に転倒するリスクがある
　＃4　便秘がある
　＃5　尿路感染症を起こすリスクがある
　＃6　自分でできることをしたい，カラオケをしたいという意欲を活かし，実現する
　＃7　家族の介護意欲を活かし，家族による介護力を維持・促進する

K さんの長期目標

　　合併症を予防し，介護負担の軽減を図りながら，本人と家族の笑顔が見られる穏やかな在宅療養生活を送ることができる

		月	火	水	木	金	土	日
早朝	6：00	おむつ交換	おむつ交換	おむつ交換	おむつ交換	おむつ交換	おむつ交換	おむつ交換
		朝食	朝食	朝食	朝食	朝食	朝食	朝食
午前	8：00 10：00		通所介護	訪問看護 (作業療法士)			通所介護	
午後	12：00 14：00 16：00	昼食 訪問看護 (看護師)		昼食	昼食	昼食 訪問看護 (看護師)		昼食
夜間	18：00 20：00	夕食 おむつ交換	夕食 おむつ交換	夕食 おむつ交換	夕食 おむつ交換	夕食 おむつ交換	夕食 おむつ交換	夕食 おむつ交換

図Ⅲ-3-3　Kさんの退院直後の週間スケジュール

2 ● 短期目標と看護計画

＃1　誤嚥性肺炎を起こすリスクがある

〈短期目標〉

誤嚥性肺炎を起こさない.

〈看護計画〉

- 呼吸状態のアセスメント（発熱の有無，副雑音，痰の有無，酸素飽和度，活気，表情，顔色など）の確認をする.
- 食事・水分摂取状況（食形態，量，むせの有無，水分にはちみつ状のとろみをつけているか，飲み込み時の姿勢）の観察をする．パンが好きなため，細かく切ったものを少しずつ食べられるように準備し，飲み込みの確認をする.
- 内服状況を確認（とろみ茶で錠剤を飲み込めているか，1日3回の内服ができているか）

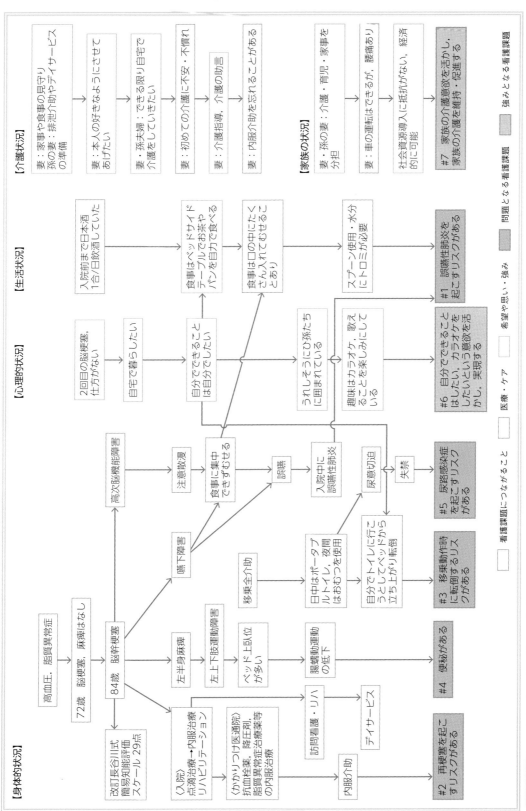

図Ⅲ-3-4　Kさん（84歳男性，要介護4）の関連図

する.
- 食事前の口腔体操,口腔アイスマッサージの実施
- 口臭,舌苔の有無を確認し,口腔ケアの方法を指導する.
- 痰や咳の量が増える,発熱がある時は主治医に連絡し対応する.

#2 再梗塞を起こすリスクがある

〈短期目標〉

再梗塞を起こさない.

〈看護計画〉

- バイタルサイン,一般状態,頭痛・眩暈の有無,左上下肢の麻痺の状態を観察する.
- 内服状況を確認する.1週間分の薬をカレンダーにセットし,妻が内服介助をする.
- 薬の効果と副作用のモニタリングをする.
- 本人・家族の疾患,障害への理解と受容状況を観察する.

#3 移乗動作時に転倒するリスクがある

〈短期目標〉

転倒予防を行い,以下の安全な移乗動作が確立できる.
- 転倒の危険性を理解する.
- 安全にポータブルトイレで排泄動作ができる.
- 車椅子に座ってマイクで歌うことができる.

〈看護計画〉

- 左上下肢のMMT,関節可動域,体位保持バランスの変化を確認する.
- 下肢筋力を強化するために,立位訓練や筋力増強運動を行う.
- 環境整備や福祉用具の検討を行う.
- 移乗動作前に介護者を呼ぶ.
- 自宅での排泄訓練方法を通所介護事業所職員に伝え,同様の方法でトイレ介助を行ってもらう.
- カラオケをしたいという要望に応じてテレビの前で車椅子に座るのを援助する.
- 日々の生活において,ちょっとした変化をとらえ,できたことを労う.

#4 便秘がある

〈短期目標〉

便秘を起こさない.

〈看護計画〉

- 排便状況(性状,量,時間,回数),腹部膨満の程度,排ガスの有無,食欲,悪心の有無,腹痛の有無,排泄動作,食事内容・量,水分摂取量,活動状況,これまでの排便習慣,考えを確認する.
- 排便チェック表を記載し,排便周期を把握する.
- 便意がなくても訪問時にポータブルトイレでの移乗介助を行う.
- 腹部マッサージや緩下薬・整腸薬の調整により排便管理を行う.排便困難な場合は,主治医と連絡を取り,主治医の指示の下,浣腸や座薬などの調整を行う.

#5 尿路感染症を起こすリスクがある

〈短期目標〉

　排尿のリズムができ尿路感染症を起こさない.

〈看護計画〉

- 発熱の有無，排尿回数・量・色・におい，尿意・失禁の状況，排尿パターンを把握する.
- 時間を決めてトイレ誘導するよう家族に説明する.
- 夜間はテープ式おむつとパットを使用し，起床時に妻が紙パンツと交換する.
- 入浴できない日は，訪問看護師または家族が陰部洗浄を行う.

#6　自分でできることをしたい，カラオケをしたいという意欲を活かし，実現する

〈短期目標〉

　意欲を維持でき，自分でできることが増え，カラオケを楽しむことができる.

〈看護計画〉

- 楽しみや希望はあるか，したいこと，できるようになりたいことを本人と妻に話し合ってもらう.
- 自分でできることが増え，カラオケを楽しむことができるよう，本人がリハビリテーションを継続できる.
- 自分でできることやカラオケができるように，方法を本人と一緒に考え，行う.

#7　家族の介護意欲を活かし，家族の介護力を維持・促進する

〈短期目標〉

　家族が介護に対する思いを表出でき，介護負担感が軽減する.

〈看護計画〉

- 妻の腰痛の有無の確認，睡眠時間が取れているのかの確認を行う.
- 妻や孫の妻の介護の疲労度や表情を観察する.
- 孫の妻に家事，育児の両立ができているのかを尋ね，思いを表出してもらう.
- 家族の希望や介護状況に合わせてサービス内容を検討し，関係機関との連携により，現状に適した介護体制を作る.

D.　実施の経過と半年後の評価

#1　誤嚥性肺炎を起こすリスクがある

　姿勢を整え，少量ずつ食べるように繰り返し声をかけることにより，小スプーンでむせずにゆっくり食べることができるようになった. 水分もとろみをつけると嫌がるが，こぼれないマグコップで少しずつ飲むようになり，発熱もない. 食事形態のレベルを上げる時には嚥下状態を確認し，パンやおにぎりも食べられるようになった. デイサービスでも口腔体操を行っている. 現在までに誤嚥性肺炎は起こしておらず，何でも食べられるようになってきており，とろみをつけないこともあり，今後，誤嚥性肺炎を起こす可能性もある. 再梗塞予防と合わせて計画は継続していく.

#2　再梗塞を起こすリスクがある

　妻が薬を飲ませることを忘れるようになったため，訪問看護師が薬カレンダーを目立つ

場所に設置し，朝夕1回分ずつをセットし，孫の妻にも内服確認をしてもらった．確実に内服できるようになり，発熱や血圧上昇はなく経過した．計画は継続していく．

#3　移乗動作時に転倒するリスクがある

　排泄の自立に向けて日中はポータブルトイレや車椅子でトイレに行くようにしていたが，夜間はおむつを使用していた．数回，自分でベッドからポータブルトイレに移ろうとして転倒したことがあったが，けがはなかった．尿器を使用することはできず，作業療法士と共にポータブルトイレでの排泄練習を行った．ベッドサイドで介助バーを持ちながらの立位訓練や機能訓練を行い，介助での移乗は安定してきた．転倒予防のためにも下肢筋力増強運動も取り入れた．車椅子に座る時間を延ばし，カラオケも行い気分転換を図った．結果，介助は必要だが，夜間もポータブルトイレで排泄できるようになり，本人家族共にとても喜んだ．ポータブルトイレに座っても排尿がないこともあるが，日中は時間を見計らって妻が排泄誘導している．

　現在，血圧120〜135/70〜82mmHgで安定しているが，右上肢・下肢MMT5，左上肢・下肢MMT2，左半身麻痺があり，バランス感覚障害もあるため，一人での起き上がり，立ち上がりは転倒の危険性がある．しかし，Kさんは妻に迷惑をかけずに排泄したいという思いがあり，機能回復が進んだことで，一人でポータブルトイレに移乗しようとして転倒・骨折する危険性が高まっている．計画を見直す．

#4　便秘がある

　食事もよく噛んで食べるように説明した．当初は摘便が必要なこともあったが，排便状況を確認し，緩下薬の調節も行ったことにより，週3日以上の排便があり，腹部症状は出現していない．計画は終了とする．

#5　尿路感染症を起こすリスクがある

　排尿も定期的にトイレに座ることにより，トイレで排尿があることが多くなり，尿失禁の回数が減り，尿路感染症を起こしていない．計画は終了とする．

#6　自分でできることをしたい，カラオケをしたいという意欲を活かし，実現する

　Kさんの楽しみ・希望について話を聞くと，「自宅で暮らし，家族といられることがうれしい．家族にあまり迷惑をかけないよう，自分でできることは自分でしたい．」と意欲がとてもあった．食事や排泄なども自分から積極的に行おうとし，リハビリテーションにも積極的に取り組んだ．車椅子に移乗し，カラオケをすることもできるようになった．計画は継続していく．

#7　家族の介護意欲を活かし，家族による介護力を維持・促進する

　孫の妻が身体的介護を担う予定だったが，育児と家事の両立で忙しく，妻が介護全般をするようになった．歯科受診も妻がKさんを車に乗せて連れていった．夜間，排泄のために起こされることもあり十分な睡眠がとれていない．腰痛が増強し，寝込むこともあった．一方で，Kさんは妻と出かけて外食したいという思いがあり，妻もKさんの希望をかなえ一緒に出かけたいという思いがある．妻の介護負担の軽減を図りながら，Kさん夫婦を支えていくことが大切である．妻の介護負担が軽減するように計画を見直す．

E. 看護課題の見直しと看護計画の修正

1 ● K さんと家族の状況を踏まえたサービス担当者会議の開催

　　K さんは毎日のスケジュールをこなし，再梗塞や誤嚥性肺炎を起こすことなく，穏やかにいきいきと在宅生活を送ることができていた．便秘や尿路感染症も起こしていない．長谷川式スケールも 29 点で認知機能は保たれている．一方で，孫の妻は家事と育児で忙しく介護まではできず，妻の介護負担が高まっていた．そこで，ケアマネジャーや通所介護職員と共にサービス担当者会議を開き，介護サービスの見直しを行った．K さんが外出を希望していることと，妻の介護負担の軽減を目的に，月 1 回のショートステイと通所介護の回数を週 3 回に増やすことになった．ADL の訓練はデイサービスで行うこととし，作業療法士による訪問看護は終了した．訪問看護は週 1 回に減らし，健康管理と緊急時の対応を行うことにした．

2 ● 看護課題・長期目標の見直し・修正

　　半年間の看護の実施と評価を踏まえて開催したサービス担当者会議を経て，訪問看護師は，K さんの排泄自立に向けた移乗動作による転倒の危険性を一番に考え，看護課題と看護計画を以下のように修正した．

K さんの看護課題

- ＃1　移乗動作時に転倒するリスクが高い
- ＃2　誤嚥性肺炎，再梗塞のリスクが高い
- ＃3　意欲を維持・促進し，楽しみ・希望を実現する
- ＃4　家族の介護意欲を活かし，家族の介護を維持・促進する

K さんの長期目標

　　転倒せずに移乗動作ができるようになり，妻と外出を楽しみながら在宅療養生活を送ることができる．

3 ● 短期目標・看護計画の見直し・修正

＃1　**移乗動作時に転倒するリスクが高い**

〈短期目標〉

　　ポータブルトイレに一人で安全に移乗することができる．

- 転倒の危険性を理解し，必要に応じて介助を求める．
- 安全に排泄動作ができる．

〈看護計画〉

- 排泄パターンを把握し，何時ごろにトイレに誘導するか，本人・妻と相談する．
- ポータブルトイレの移乗動作を見守り，必要時介助する．
- 移乗時の姿勢の確認を行う．
- 一人で動かず，介護者を呼んでから移乗するよう説明する．

- 日常生活に立位訓練や筋力増強運動を取り入れる.
- トイレでの排泄動作などの状況を,通所介護職員と情報収集する.

＃2　誤嚥性肺炎,再梗塞のリスクが高い

〈短期目標〉

誤嚥性肺炎,再梗塞を起こさない.

〈看護計画〉

- バイタルサイン,一般状態,頭痛・眩暈の有無,麻痺の状態を観察する.
- 呼吸状態（発熱の有無,副雑音,痰の有無,酸素飽和度,活気,表情,顔色など）の確認をする.
- 食事・水分摂取状況（食形態,量,むせの有無,水分にはちみつ状のとろみをつけているか,飲み込み時の姿勢）の観察をする.
- 訪問看護師がKさんに嗜好を確認する.本人と妻に外食時の食事内容や注意点を確認する.
- 内服状況を確認する.1週間分の薬を服薬カレンダーにセットし,妻が内服介助できているか,残薬がないかの確認をする.
- 口腔ケアができているか,口臭がないかの確認をする.
- 痰や咳の量が増える,発熱があるときは主治医に連絡し対応する.

＃3　意欲を維持・促進し,楽しみ・希望を実現する

〈短期目標〉

意欲を維持でき,楽しみ・希望を実現することができる.

〈看護計画〉

- デイサービスでしたいことができるように調整する.
- 外出ができるように,生活リハビリテーションを継続する.
- 外出ができる方法を一緒に考え,行う.

＃4　家族の介護意欲を活かし,家族の介護を維持・促進する

〈短期目標〉

妻が夫と共に生活を楽しみながら介護を続けることができる.

〈看護計画〉

- 妻の腰痛の状態の確認,睡眠時間が取れているのかの確認を行う.
- 妻や孫の妻の介護の疲労度や表情を観察する.
- 介護状況について関係機関と連携を図り,妻の介護負担が増強していないかの把握をする.
- 妻の外出状況を把握し,気分転換ができているか確認する.

第IV章

事例でみる
暮らしの場における
看護の実際

学習目標

1. 事例を通して，さまざまな障害や疾病を有し地域・在宅で生活する療養者への看護の実際を理解する.
2. 在宅療養者の抱える障害，疾病や，とりまく地域・家族の状況などにより生じるさまざまな課題を理解し，それらの課題に対しどのような看護や支援が考えられるかを学ぶ.

1 独居高齢者で要支援1のAさんの療養環境の調整

療養者：Aさん，84歳，女性．要支援1　日常生活自立度（寝たきり度：J2，認知症の状況：自立）

疾　患：抑うつ状態・不眠（治療中），高血圧症（治療中），脂質異常症（治療中），変形性膝関節症（以前に膝痛でかかりつけ医以外を受診し，変形性膝関節症と言われたことがあるが，遠いため通院しておらず，市販の湿布薬を使用している．）

既往歴：とくに大きな病気はない．

家族構成：独居（1年前に夫が死去）．息子家族（息子夫婦，孫2人）が県外で暮らしているため，ときどき電話で近況を話し合う程度で日常的に会うような交流は少ないが，毎年正月とお盆には家族で帰省している．

生活歴：元々人と交流することが好きで，地域の公民館で行われているサロンで体操をしたり，近所の友人と自宅の行き来をしたりしていた．数年前に夫が脳梗塞で倒れ，在宅介護をするようになってからは，サロンに行くのをやめ，友人宅との行き来もほとんどなくなっていたため，県外に住む息子が心配して，デイサービス利用を目的に介護保険を申請した．要支援1の認定がついたが，本人は夫の介護が忙しいとデイサービスの利用に消極的で，何も使わないままとなっている（以後，更新申請は行っており，認定は要支援1のまま継続している）．1年前に夫が亡くなって以来，気分の落ち込みが続き，閉じこもりがちな生活を送っている．

嗜　好：甘い菓子パンが好きで間食として食べることが多い．最近は食事を作る意欲がわかず，菓子パンばかり食べている（1日に1〜2個）．

現状（初回訪問まで）：Aさんは身の回りのことは自立しており，膝に痛みはあるものの大きな病気もなく暮らしていた．1年前に介護をしていた夫が亡くなってから，閉じこもりがちになっている．夫がデイサービスに行っていた時には，家の周りを散歩しているのを近隣の知人が見ていたが，夫が亡くなってからは姿をあまり見なくなったと心配して町の民生委員に相談した．民生委員が訪問したところ，以前よりやつれて元気のない様子であり，あまり眠れていないことを把握し，Aさんの了承を得て民生委員から地域包括支援センターに相談があり，地域包括支援センター保健師が訪問したところ，健康状態が不良であった．Aさんは介護保険サービスの利用に否定的であったが，「夫が世話になっていた訪問看護ステーションなら利用してもいい」と話したため，地域包括支援センター保健師が介護予防サービス計画（ケアプラン）原案を作成し，サービス担当者会議を開催することになった．

家族の状況：1年前に夫が死去してからは独居で暮らしている．県外（車で2時間程）には息子家族（妻，孫家族とひ孫）がおり，お盆と正月には毎年帰省している．息子は夫が亡くなった当時は心配してよく訪れていたが，現在は仕事が忙しく，時折電話で近況報告をする程度となっている．

経済状況：一戸建ての持家である．Ａさんは専業主婦だったため，国民年金は少額であるが，夫が公務員で定年まで勤めていたため，遺族年金は多く，貯蓄もあるため，経済的な心配はない．

処方内容：

①ブロチゾラム錠　0.25 mg/睡眠薬　就寝前1錠

②エチゾラム錠　1 mg/抗不安薬　就寝前1錠

③ロスバスタチン錠　2.5 mg/脂質異常症治療薬　朝食後1錠

④アムロジピン錠　2.5 mg/降圧薬　朝食後1錠

⑤カンデサルタン シレキセチル錠　4 mg/降圧薬　朝食後1錠

医師の指示内容：体調管理，栄養改善，リハビリテーションによる体力の向上と転倒予防

A. 初回面接・訪問・情報収集

　Ａさんのケアマネジャーである地域包括支援センター保健師から，うつ状態のアセスメントや，健康管理を目的とした介護予防訪問看護の利用について相談があり，初回面接として，地域包括支援センターが主催するサービス担当者会議に訪問看護師が出席することとなった．なお，事前に保健師から主治医に対して介護予防訪問看護の利用について相談がされており，すでに訪問看護指示書を得ている．地域包括支援センターからは，古い家屋で廊下が長く，段差もあるが手すりはないことや，歩行が不安定であることについて情報提供を受けていたため，家屋調査のため所属する作業療法士を同行することとした．参加者はＡさん，Ａさんの息子，地域包括支援センター，作業療法士（訪問看護師と同事業所），訪問看護師であった．

　サービス担当者会議では，地域包括支援センターが把握したADLやIADL，基本チェックリストの結果（「運動器機能の低下」，「低栄養」，「閉じこもり」，「うつ」の項目に該当）などについて，情報共有がなされ，ケアプラン原案について検討を行った．

　当初，ケアプラン原案では，体調不良や低栄養といった課題に対して介護予防訪問看護による支援が位置づけられているのみだったが，同行した作業療法士による家屋調査の結果や，トイレまでの廊下が長く，急ぐと転びそうになることなどの情報から，介護予防福祉用具貸与（屋内移動のための歩行器）の必要性について訪問看護師が提案し，Ａさんの同意を得てケアプラン原案に追加することになった．

　また，閉じこもり解消と日中の活動量の増加といった課題に対して，介護予防通所リハビリテーション等の通所系サービスの利用が望ましいと考えられたが，Ａさんは通所系サービスの利用には否定的であった．そこで，Ａさんの友人も通っている地域サロン等のインフォーマル（非公的）な資源の活用について提案したところ，本人からは「以前のように近所の友人とは交流したい」という発言が聞かれたため，地域サロンへの参加について，地域包括支援センターが支援することになり，インフォーマルサービスとしてケアプラン原案に追加されることになった．

　サービス担当者会議終了後，訪問看護師と作業療法士はＡさん宅に残り，重要事項説明書による説明と契約を行うとともに，介護予防訪問看護計画を作成するため，改めて

ⓒⓞⓛ コラム
ケアマネジメントとサービス担当者会議

疾病や生活全般について，専門職が単独でアセスメントし，ケアプランを作成するのは容易ではない．そのため，作成したケアプラン原案をたたき台として，多職種から意見をもらい，よりよいものとする場が「サービス担当者会議」である．しかし，ケアプラン原案の修正がまったくされなかったり，ただの契約締結の場となってしまったりと，サービス担当者会議における多職種協働が十分に機能していない[i]といった指摘もある．対象者の疾病のみならず，生活全般をアセスメントすることができる専門職として，看護師はサービス担当者会議を通じて，ケアマネジメントに積極的に参画することが求められる．

引用文献
i）厚生労働省：介護支援専門員（ケアマネジャー）の資質向上と今後のあり方に関する検討会における議論の中間的な整理，p.14, 2013年1月14日，
〔https://www.mhlw.go.jp/stf/shingi/2r9852000002s7f7-att/2r9852000002s7go.pdf〕（最終確認：2023年12月15日）

Aさんの病状，心身の状況，その置かれている環境等，日常生活全般の把握を行った．Aさんの表情は明るいとは言えなかったが，久しぶりに息子と会えたことや人と話をできたことは嬉しかったようで，口数は多かった．夫を看取ったことへのねぎらいとともに現在の気持ちについても傾聴したところ，次第に夫が亡くなってからの寂しさや，徐々に体力が落ちていることへの不安，県外で暮らす息子に迷惑をかけたくないことなどを話し始めた．体重はこの1年間で6kg減少しており，夜もあまり眠れておらず，日中は傾眠傾向なこともあって，外出もあまりしなくなったとのことだった．

地域包括支援センター保健師が作成したケアプランやサービス担当者会議（初回訪問）で得られた情報を基に，支援開始時の身体，心理，生活，介護，家族の状況についてアセスメントした結果を**表Ⅳ-1-1**に示した．**図Ⅳ-1-1**はサービス利用後のエコマップである．

B. アセスメント

得られた情報から，看護課題につながることをラベル化し，望みや思い，強みを意識し，看護課題とラベルの関連性を矢印（→）で**図Ⅳ-1-2**の関連図に示した．

夫の死から1年経過しているが，悲嘆反応が遅延していると考えられる．それによって引き起こされる「食欲の低下」，「意欲の低下」は，「生活」全体に影響を与えており，「活動量の低下」や「低栄養」による「体重減少（筋肉の萎縮）」は，「歩行」や「入浴」・「調理」動作の支障につながり，「膝痛」の要因ともなっている．さらに，これらが一層の活動量の低下などにつながるといった負のスパイラルに陥っていると考えられる．うつ状態*がさまざまな課題の起点となっていることや，うつ病を早期に発見するためにも，積

*悲嘆反応とうつ病：死別後に一時的にうつ状態となることは自然なことで，「悲嘆反応」と呼んでうつ病とは区別されている．そのような場合には，頻繁に訪問して患者を支えることが大切である．うつ病を疑われた場合には受診を勧奨することが望ましい．
［厚生労働省：うつ予防・支援マニュアル（改訂版），p.53, 2009年3月，
〔https://www.mhlw.go.jp/topics/2009/05/dl/tp0501-1i.pdf〕（最終確認：2023年12月15日）］

表Ⅳ-1-1　Ａさんの情報とアセスメント

項　目		情　報	アセスメント
身体的状況	疾患・病状治療	・抑うつ状態・不眠：夜眠れないことがあり，かかりつけ医から処方を受けている ・膝痛：以前に両側変形性膝関節症と診断を受けた（かかりつけ医以外の整形外科）が，治療はしていない．最近痛みが増悪している．痛み止めなどは内服していない（市販の湿布薬を使用） ・高血圧・脂質異常症：かかりつけ医で治療中．最近は内服はしたりしなかったりの状況となっている	・内服管理が十分にされていない．認知機能低下はないことから，飲み忘れというより，意欲の低下や不規則な食生活，本人の治療に対する意識が低いことが考えられる．内服の必要性について説明し，確実な内服ができるようにする必要がある ・転倒の原因について，眠剤の内服，膝の痛みや下肢筋力の低下，降圧薬の影響が考えられる ・変形性膝関節症による痛みの増悪が，調理などの生活行為の困難さや，活動量の減少低下につながっている可能性がある ・夜間不眠について，夫の死による抑うつ状態の影響のほか，閉じこもりによる活動量の低下と，それに伴う午睡の増加も影響していると考えられる
	・呼吸状態 ・循環状態 ・消化と代謝状態 ・意識状態 ・筋骨格系の状態 ・感覚機能の状態	・呼吸は平静であり，これまでに誤嚥性肺炎等を起こしたことはない ・以前，しっかり内服がされていたころは血圧130/70 mmHgくらいであった．初回訪問時は160/80 mmHg，脈拍68～80回/分であった．ここ数日は内服していないとのこと ・排尿回数8回/日，排便回数1回/日　尿意・便意ともにある ・身長154 cm，体重60 kg※夫が亡くなってから1年間で6 kg程体重が減少した．なお，若いころの体重は54 kgであった	・内服が再開されることで，血圧が安定する可能性が高い ・BMIは25.3と肥満であり，膝の負担を考慮すると適正体重に近づけることが望ましい．一方で，食事量の減少と体重減少が見られていることから，低栄養が懸念される．歩行状態も不安定になっており，ここ1年で6 kgの体重減少については，体脂肪ではなく筋肉の萎縮による部分が大きいと考えられる ・栄養状態を改善し筋力を向上させつつも，体重が増えすぎないようにする必要がある
心理的状況	疾患に対する理解	・膝の痛みについては，「年だから仕方ない」と話す ・高血圧や脂質異常症については，「とくに症状がないから大丈夫」と気にしておらず，内服を忘れることもある	・内服が十分にされていない．基本チェックリストでも物忘れには該当していないことから，認知機能の低下による内服忘れというより，持病に対する意識の低さが原因であると考えられる
	楽しみ・よろこび・希望	・近所に知人がおり，よく行き来をしていたが，2年前に夫が脳梗塞で要介護となってからは，介護のため疎遠になっている．夫が1年前に亡くなり，それ以降は出かける意欲が湧かず，閉じこもり気味になっている．また以前のように友人と交流したいという思いはあるが，サロンに出かける気力が湧かない ・県外に息子家族が住んでおり，正月に規制する際，孫を連れてくるのが楽しみ ・息子には心配をかけたくないと考えている	・友人との交流を再開したいという希望はあるものの，サロンに行く気力が湧かない要因として，夫が亡くなったことによる悲観反応が続いていることが考えられる．また，低栄養状態や下肢筋力の低下とそれに伴う膝痛の悪化も外出意欲の低下に影響していると考えられる．過去には友人の行き来があったことから，友人に訪問して交流してもらうことも検討していく ・息子に心配をかけたくないという気持ちがあり，寂しさを訴えられない状況にあるが，家族関係は良好であり，積極的な関わりを求めていくことが必要である

（次頁に続く）

表Ⅳ-1-1　続き

項　目		情　報	アセスメント
生活状況	食　事	・1年前に夫が亡くなってから食事を作ることがおっくうになり，膝も痛いことから調理をあまりしなくなった．食欲も湧かず，食事量が減っている．最近は近所のスーパー（歩いて行ける距離）で菓子パンを買って食べることが多い	・抑うつに加え，活動量が減っていることも食欲の低下につながっていると考えられる ・膝痛や筋力の低下により，調理動作に負担を感じ，調理が困難になってきている．そのため，菓子パン中心の食事となっており，栄養の偏りにつながっている
	排　泄	・朝，トイレに行く際に転んだ経験があり，それ以降，水分摂取を控えめにしてトイレに行く回数を減らしている	・排尿回数や排便回数を見る限り正常範囲内であり，排泄には問題はなさそうである．脱水の危険性もあるため，水分摂取の必要性について指導するとともに，トイレまでの移動動作の確認や，トイレ近くへの自室の移動など，環境整備も必要である
	清　潔	・身だしなみは整っている ・以前は入浴していたが，浴槽の出入りが辛くなってきたため，現在はシャワー浴が中心となっている．入浴したいという希望はある	・筋力が低下していることから，入浴動作に支障が出ていると考えられる．入浴動作の工程分析を行い，リハビリテーションや福祉用具などにより，自立した入浴できるよう支援していく
	移動・活動	・膝の痛みがあり，歩行は不安定．気をつけて歩いているが，トイレに急いでいる際に転んだことがある ・屋内は壁を伝いながら歩き，屋外歩行時は杖歩行（杖は自費で購入） ・近所のスーパーまで杖歩行で行くことができるが，重いものは持って帰ることが難しい	・膝痛の増悪や筋力の低下により，歩行が不安定になっている．福祉用具貸与等を活用しながら，安全な移動のための助言を行っていく ・歩行の不安定さにより，重いものを運べないことが，菓子パンばかり購入する要因となっている可能性がある．スーパー内や自宅とスーパーとの行き来など，買い物動作全体について，支障となっている部分を確認し，安全かつ自立して行えるように支援をしていく必要がある
	環　境	・一戸建て持家である ・古く，長い廊下のある大きな家で，段差も多いが手すりなどは設置されていない ・トイレと自室が離れている	・歩行が不安定になっており，とくにトイレに行く時など，急いで歩く際に転倒のリスクが高い
介護状況	介護状況	・身の回りのことは自分でしているが，膝の痛みがあり，歩行は不安定 ・以前に，家族がデイサービスの利用をさせようと介護認定申請を行い，要支援1の認定となったが，本人が利用を嫌がり，サービスを利用しないままとなっている．更新申請は行っており，現在も要支援1の認定がついている ・夫が亡くなってからは，家に閉じこもりがちになっている ・最近，浴槽の出入りがつらくなってきたのでシャワー浴中心となっている	・生活はほぼ自立しているものの，入浴が難しくなってきており，動作のどの工程が阻害されているか確認する必要がある

（次頁に続く）

表Ⅳ-1-1　続き

項　目		情　報	アセスメント
	サービス利用等	・利用なし ・デイサービスは夫が通っていたが，状態のわるい高齢者が多く，自分には合わないと考えている ・訪問看護は夫が世話になり，顔なじみでもあるため，利用には前向き	・要介護状態であった夫が通っていた通所介護と比べ,要支援高齢者の通所介護（第1号通所サービス）は自立した人が多く，実際にはAさんの考えているようなものとは異なるが，Aさんの通所サービスに対する印象がよくないようである．無理にすすめることで支援自体を拒否する可能性もある ・夫の介護をする中で，訪問看護師との信頼関係はできており，訪問看護を活用した栄養改善指導やリハビリテーションの実施はスムーズにいくと考えられる
家族の状況	身体的状況 心理的状況 生活状況 希望	・夫が亡くなった直後は心配でよく訪れていたが，仕事が忙しくなり，ときどき電話で状況確認する程度となっていた．電話でも「心配しなくていい．大丈夫」というので，安心していた ・地域包括支援センターから連絡があり，やせているのを見て驚いている ・息子は仕事が忙しいが，週末なら訪れることは可能．電話による安否確認は毎日でもできる ・孫とAさんとの関係は昔から良好で，何か力になりたいと言っている ・とにかく元気に暮らしてくれればと考えている	・仕事の都合などにより，頻回な訪問は難しいが，家族関係は良好で，息子家族も支援意欲が高いため，毎日の電話連絡は依頼できそうである．とくに抑うつ状態が続いているうちは，体調確認や見守りのため，頻回な連絡が必要であり，家族や地域の力を活用していくことが必要である

極的な支援が必要であり，支援の優先順位は高い．

　筋力がかなり低下しており，歩行状態は不安定である．また，降圧薬，睡眠薬等の内服や，玄関の段差や手すりのない長い廊下といった環境も転倒リスクを高めている．転倒・骨折することで急激に要介護度が悪化してしまうため，環境調整やリハビリテーションによる歩行状態の改善によりリスクを低減することが重要である．

　BMIが25.3と肥満傾向にある一方，食欲の低下による体重減少も見られており，活動・食事を包括的に見直し，フレイルを予防していく必要がある．

　膝痛や下肢筋力の低下によって日常生活動作（ADL）に支援が必要な状態となっており，

コラム

日常生活動作（ADL）の掘り下げ

　要支援高齢者では，そのADLのすべてではなく，一部について支援が必要になっていることが多い．たとえば，「入浴」という動作を考えた場合，それを行うためには，浴室までの移動，脱衣，浴槽の跨ぎ，浴槽内での立ち座り，洗身，身体を拭く，着衣等，多くの工程があるが，この中のどれか1つでもできなくなると，「入浴」という動作自体が難しくなる．そのため，入浴が難しいからといって，安易に「デイサービスで入浴する」といった支援は，本人ができている工程の自立も奪ってしまうことにつながるため，留意が必要である．

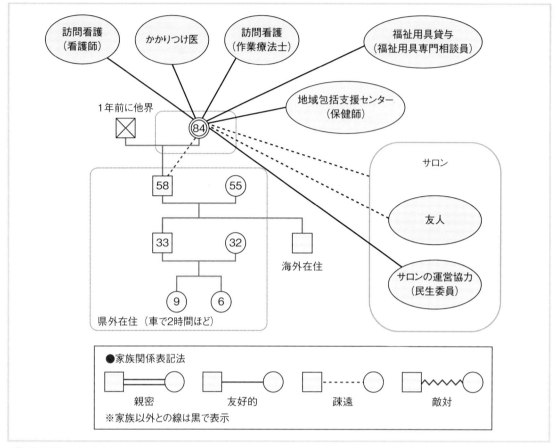

図Ⅳ-1-1　Aさんのエコマップ

　各動作のどの工程に問題があるのか確認しリハビリテーションによる筋力の向上や動作訓練，動作の工夫により，現在より負担なく行えるよう，本人の意欲を引き出し，自信を高めながら，段階的に支援していく必要がある．

　内服がしっかりされておらず，血圧が 160 mmHg を超えているものの認知機能の低下は見られないことから，内服忘れというより，うつ状態による，疾病に対する関心の低下や，夫が亡くなったことによる生活リズムの変化が影響していると考えられる．体調を確認するとともに，疾病の悪化予防や内服の重要性について再度伝え，確実に内服がされるよう支援する必要がある．

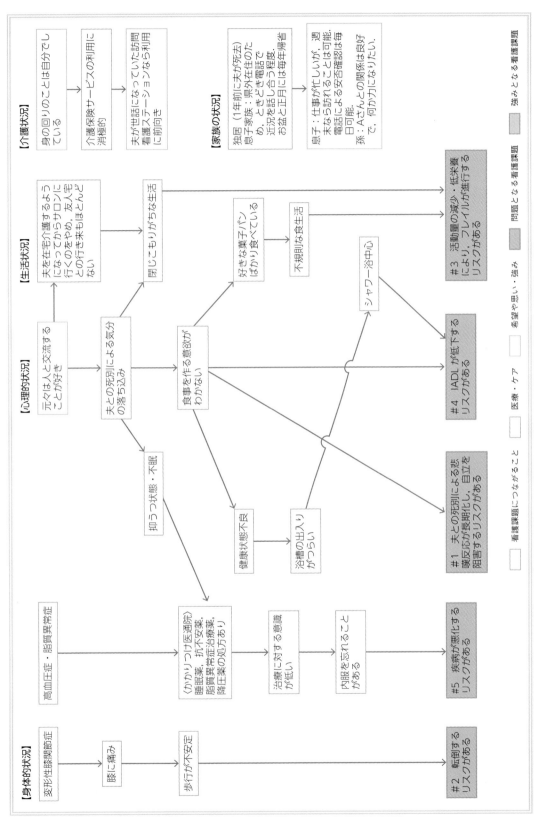

図Ⅳ-1-2　Aさん（84歳女性，要支援1）の関連図

C. 看護課題の明確化と計画立案

1 ● 看護課題と長期目標

A さんの看護課題

＃1　夫との死別による悲嘆反応が長期化し，自立を阻害するリスクがある
＃2　転倒するリスクがある
＃3　活動量の減少・低栄養により，フレイルが進行するリスクがある
＃4　IADL が低下するリスクがある
＃5　疾病が悪化するリスクがある

A さんの長期目標

　気分転換を図り，閉じこもりの軽減を図りながら活動量・食生活を整え，自らが楽しいと思える新たなライフスタイルを確立することができる．

2 ● 短期目標と看護計画

＃1　夫との死別による悲嘆反応が長期化し，自立を阻害するリスクがある

〈短期目標〉

　うつ状態が悪化せず，独居後の新たなライフスタイルを確立することができる．

〈看護計画〉

- アセスメント（抑うつ気分，興味・喜びの消失，生活リズムの障害，自殺念慮の有無）の確認と対応（信頼関係の構築，受診の必要性の見極め）を行う．
- 息子家族に電話による毎日の安否や体調を確認してもらう．また，何か気づいた点があれば連絡してもらい，訪問するよう地域包括支援センターに依頼する．
- 民生委員に，日中の見守りをしてもらうよう依頼する．
- 地域包括支援センターと連携し，A さんが友人と交流を再開できるよう調整する．
- 地域包括支援センターやサロンの運営協力をしている民生委員と連携し，付き添い支援など，A さんがサロンに参加しやすいよう調整する．

＃2　転倒するリスクがある

〈短期目標〉

　転倒を起こさず生活ができる．

〈看護計画〉

- 生活における動線と転倒しやすい箇所の確認，および，それに対する福祉用具利用や住宅改修等の介護保険サービスの利用や，そのほかの工夫（居室の変更等）の提案を行う．
- 症状の観察（膝関節痛・ほかの部位の疼痛・頭痛・悪心・嘔吐など）
- 内服による眩暈（めまい）やふらつきなどの症状がないか確認し，影響があるようであれば，かかりつけ医に相談する．
- 独歩，福祉用具利用時における歩行（移動や方向転換）動作の確認と転倒予防の指導を行う．

- 下肢筋力の向上のためのリハビリテーションを行う.

#3　フレイル（活動量の減少・低栄養）が進行するリスクがある

〈短期目標〉

　栄養・活動量の面におけるフレイルを改善できる

〈看護計画〉

- 毎日の食事の量や内容を把握し，栄養価の高い食事を摂れるよう助言を行う.
- 毎日の体重を記録してもらい，訪問時に確認する.
- 作業療法士と連携し，屋外歩行の耐久性や歩行補助具の必要性を確認し，まずは短距離の散歩から再開してもらい，サロン再開に向けた段階的な外出機会の増加を促す.
- 作業療法士と連携し，自宅でできる体操の指導*を行い，実施と記録を促す.
- 地域包括支援センターや民生委員（サロンの運営協力をしている），サロンに参加しているAさんの友人と連携し，Aさんが地域サロンへまた参加できるよう支援する.

#4　IADLが低下するリスクがある

〈短期目標〉

　シャワー浴ではなく浴槽に入ることができる. 調理を再開することができる.

〈看護計画〉

- 動作を細分化（浴室の移動動作，浴槽の出入り動作，洗身・洗髪動作など）しながら模擬的に動作確認を行い，どの動作に不安があるかアセスメントを行う.
- アセスメントの結果，手すりやグリップなどの福祉用具の利用により改善が見込まれる点について，環境調整を行う.
- 動作の反復訓練により改善が見込まれるようであれば，Aさんの同意の下，実際の入浴場面での動作指導を行う.
- 立位の耐久性や巧緻性，食材の運搬動作が課題となっている可能性があり，動作を細分化してアセスメントを行う.
- 抑うつ状態といった心理的要因が強いようであれば，簡便に作れそうな一品などを本人と相談し，何を買うかなども含めた計画を作り，丁寧に支援する.

#5　服薬忘れによる体調管理不良のリスクがある

〈短期目標〉

　内服を確実に行い，体調が悪化しない.

〈看護計画〉

- 訪問時にバイタルサインの測定（体温・血圧・脈拍・呼吸数・体重など）を行う.
- 症状を観察する（頭痛・悪心・呼吸状態・胸部苦痛・倦怠感・口渇・皮膚乾燥・ふらつき感・打撲痕・排尿・便の回数）.
- 急激な体重減少について，背景に他の疾病がないか受診をすすめる.
- バイタルサイン異常値・症状が見られた場合，かかりつけ医への受診をすすめる.

---

*訪問看護と訪問リハビリテーション：介護保険における訪問看護と訪問リハビリテーションは別のサービスだが，訪問看護ステーションに配置された理学療法士，作業療法士または言語聴覚士が看護職員の代わりに訪問し，訪問看護として，リハビリテーションを行うこともできる. なお，あくまでも「訪問看護」の提供であるため，看護職員が定期的に訪問し（おおむね3ヵ月に1回程度），利用者の状態の適切な評価を行う必要がある. また，介護報酬においても，看護師が訪問看護を提供する場合と，リハビリテーション専門職が訪問看護（リハビリテーション）を提供する場合で異なる.

- アドヒアランス向上のため，薬の飲み忘れ，栄養・水分摂取不足による身体への影響を説明していく
- 内服薬の服薬状況（飲み忘れがないか・残薬）を確認する．
- 食後の内服ができるように生活リズムを整える．
- 内服薬カレンダーなどを利用し，内服忘れがないか確認し，飲み忘れが続くようであれば，状況を確認しながら継続できる方法を本人と考えていく．
- 痛みの程度と薬効を確認し，必要時かかりつけ医に相談する．
- 食事内容・摂取状況・水分摂取状況を確認し，十分に摂取できていない場合，理由を確認し調理方法の変更や食べやすいものの提案をする．
- 睡眠状況（就寝時間・熟睡感・眠剤服用時間・起床時間など）や日々の活動の確認を行い，必要に応じてかかりつけ医に受診をすすめる．

D.　実施の経過と半年後の評価

＃1　夫との死別による悲嘆反応が長期化し，自立を阻害するリスクがある

　息子家族の協力の下，毎日の安否確認や緊急時に連絡体制を整えていたが，緊急的な支援が必要な状況はなかった．また，週に1回の訪問看護（リハビリテーション）の際，抑うつ状態の増悪について確認を続けたが，とくに悪化の兆候は見られなかった．地域包括支援センター保健師が，サロンを訪れ，サロンの運営協力をしている民生委員と，サロンに参加している友人に声をかけたところ，サロンの日にAさんを誘ってくれるようになり，現在では週1回サロンに参加するようになった．友人との交流も再開し，時折行き来している．支援当初と比べ，笑顔が増えており，今後の悪化の可能性は低い．

＃2　転倒するリスクがある

　当初，屋内歩行の際，介護予防福祉用具貸与による歩行器を利用していたが，外出の際，玄関の段差で転びそうになったことから，息子家族に相談．介護予防住宅改修を利用し，玄関と廊下，トイレに手すりを設置することになり，その設置位置などについて助言を行った．自室もトイレに近い部屋に移動し，新たな動線における危険箇所と動作確認を行った．その後の転倒は発生していない．栄養状態の改善や活動量の増加から歩行状態も安定してきており，転倒リスクはかなり減少している．

＃3　活動量の減少・低栄養により，フレイルが進行するリスクがある

　支援当初は，一時的な配食サービスの利用も検討したが，本人が拒否したため，見送った．歩行が不安定のため，買い物後に荷物を持って移動できるかが課題であったが，スーパーマーケット内ではカートを使い，行き来は屋内で使っていた歩行器で荷物を運べることを確認し，動作時の留意点について助言を行った．食事の内容についても，菓子パン以外に高タンパクのものを選ぶように指導し，本人の好きな食べ物を確認しながら，スーパーマーケットのチラシを見ながら栄養価の高い食材やおかずについて具体的に助言した．調理について，長時間の立位が膝痛の要因となっていたことから，椅子に座っての調理を提案し，少しずつ行うことができるようになっていった．

　週1回の訪問看護（リハビリテーション）では，膝回りの筋力を中心にリハビリテーショ

表Ⅳ-1-2　　（介護予防）福祉用具貸与と特定（介護予防）福祉用具購入

● （介護予防）福祉用具貸与

- 手すり※
- スロープ※
- 歩行器※
- 歩行補助杖※
- 車椅子
- 車椅子付属品
- 特殊寝台
- 特殊寝台付属品
- 床ずれ防止用具
- 体位変換機
- 認知症老人徘徊感知器
- 移動用リフト（つり具を除く）
- 自動排泄処理装置（要介護4・5）

（要支援1・2および要介護1の方は※の項目のみ対象）

● 特定（介護予防）福祉用具購入

- 腰掛便座
- 入浴補助用具
- 自動排泄処理装置の交換可能部品
- 簡易浴槽
- 移動用リフトのつり具

福祉用具を利用できる介護保険サービスには，「福祉用具貸与」，「特定福祉用具購入」があり，それぞれ対象項目が決まっている．

ンを行い，訪問看護がない日でもできるような体操を指導した．サロンへの参加や友人との交流も増えたことで，活動量自体が増加し，栄養状態も改善したことで，下肢筋力がつき，歩行状態は当初よりかなり安定した．体重は半年で1kg増加したが，もともと肥満傾向であることから，菓子パンなどは控え，バランスのよい食事を継続するよう促した．

#4　IADLが低下するリスクがある

　入浴動作について，浴槽から出る際のまたぎ動作が難しくなっていたため，ケアマネジャーである地域包括支援センター保健師に相談したところ，福祉用具事業者に連絡してくれ，浴槽用の手すりをお試しで利用したところ，使いやすいとのことで，特定介護予防福祉用具販売を利用し購入することになった（表Ⅳ-1-2）．また，浴槽で立ち上がる際，浴槽の床が滑って立ち上がりにくいという訴えがあったため，浴槽用の滑り止めマット（特定介護予防福祉用具購入対象外）を紹介し，自費で購入してもらうこととなった．現在は，シャワー浴だけではなく，浴槽での入浴が可能となっている．調理動作について，長時間立位でいることにより膝痛が悪化することを確認した．そこで，椅子に座りながら調理することを提案した．現在は，栄養状態が改善され，筋力も向上したことで，以前のように立位のまま調理をすることが可能となっている．

#5　疾病が悪化するリスクがある

　訪問時の血圧が160mmHgを超えていたが，治療に対する意識が低かったため，内服治療の大切さについて伝えた．内服忘れについては，朝食の時間が遅くなることが多く，内服すればよいのか迷うこともあるとのことだったので，遅い朝食であっても内服するよう助言した．当初，内服カレンダーを使い，週1回の訪問時に確認していたが，起床時間や食生活が整ってくると内服忘れがなくなり，血圧も130mmHg程度に安定したため，内服カレンダーによる支援を終了し，Aさんの自己管理に任せることとした．Aさん自身が血圧計を購入したため，毎日の血圧を管理できるよう血圧手帳を渡し，記録を促したところ，現在は日々の活動や感想も含め，日記のように活用している．膝の痛みについて

は，かかりつけ医を受診し，疼痛時の非ステロイド抗炎症薬（NSAIDs）が胃薬とともに処方され，軽減している．

E. 看護課題の見直しと看護計画の修正

1 ● Aさんと家族の状況を踏まえたサービス担当者会議の開催

半年間の支援の結果，Aさんの悲嘆反応は改善し，サロンへの参加や友人との交流も再開された．食生活の改善やリハビリテーションの実施，活動量の増加に伴い，徐々に筋力も向上し，入浴や調理動作もほぼ支障がなくなっている．午睡も減ったことで，不眠も改善し，また内服忘れもなくなって血圧も安定したため，訪問看護は終了することとなった．歩行状態が安定したことに加え，自室をトイレ近くに移動したため，歩行器の福祉用具貸与も不要となった．介護保険サービスの利用がなくなったため，介護予防ケアマネジメントは終了し，訪問看護ステーションの関わりは終了したが，地域包括支援センターの保健師が定期的に訪問を継続していくことになった．

2 ● 看護課題・看護計画の振り返り

高齢者のみの世帯が増える中，今回のように，高齢夫婦の一方が亡くなった後，人知れず健康状態が悪化していく事例も増えていくと考えられる．地域で暮らす高齢者の最期をケアする機会の多い訪問看護師にとって，残された配偶者に対するケアも大切であり，そのためにはケアマネジャーや地域包括支援センターなどの専門職のみならず，民生委員等の地域の力と連携していくことが重要であると再確認した．

デイサービスを活用しながら，日中の意識状態の改善を目指すBさんへの支援

事例 ②

療養者：Bさん，83歳，女性．要介護1　日常生活自立度（寝たきり度：A2，認知症の状況：IIa）

疾　患：アルツハイマー型認知症

既往歴：60歳代〜高血圧（内服治療中），変形性膝関節症．2年前〜腰椎圧迫骨折，逆流性食道炎

家族構成：夫とは10年前に死別し，現在は50歳代の息子夫婦と3人暮らし．息子夫婦はともに日中仕事をしており，Bさんは日中独居の状態である．車で20分ほどの場所に孫夫婦が住んでおり，月に1〜2度訪問あり．

生活歴：20歳代前半で結婚するまでは，洋裁師として働き，結婚後は趣味で洋裁や編み物をしていた．また，数年前までは近所のスポーツジムに通っていたが，膝を痛めたため通うのをやめた．日中は掃除，裁縫，料理などの家事を行い，近所の友人宅などに外出するなどしていたが，数ヵ月前に道に迷ったことをきっかけに外出が減り，1人で過ごすことが多くなった．高血圧，逆流性食道炎があり，10年来2ヵ月に1度かかりつけ医を受診している．

嗜　好：寒い地方の出身であり，濃い味付けのものを好む．1日を通して日本茶を飲む習慣がある．

現状（初回訪問まで）：息子夫婦は，Bさんが2年ほど前より物忘れが目立つようになったように感じていた．しかし，Bさんは身の回りのことを自分で行い，日中は家事をしたり近所の友人宅に遊びに行ったり，それまで通りの生活を送っているように見えた．

　数ヵ月前に道に迷ったことをきっかけに徐々に外出の頻度が減り，自室で窓の外を眺めていることが多くなった．また，日中に洗濯することが日課であったが，息子夫婦が仕事から帰宅すると，洗濯機に洗い終わった衣類がそのまま残っていることが度々見られた．

　2ヵ月前からは昼夜逆転が見られ，息子や嫁が仕事から帰宅する時間に眠っていることも多い．近所の友人が日中に訪ねてきても，眠っておりインターホンに気づかないことが多いようである．また，身の回りのものを紛失することも度々あり，夜間に「財布が見つからない．誰かに盗られた」などと息子夫婦を起こしたりするようになった．息子や嫁は夜間の不眠に悩まされ，Bさんにイライラしてしまうことが多くなっていた．また，時折尿失禁の形跡があることに嫁が気づいた．息子夫婦は，近隣の地域包括支援センターにBさんの対応について相談した．地域包括支援センターの保健師のすすめで，もの忘れ外来を受診した結果，アルツハイマー型認知症と診断された．また，同時期に介護保険を申請した結果，要介護1と認定され，デイサービス（週2日）および訪問看護（週1日，1回30分）を利用することとなった．

家族の状況：50歳代の息子夫婦は共働きである．夫婦ともに時折テレワークをしているが，

　　　　基本的に平日の日中は不在のため，Bさんは日中独居の状態である．Bさんと息子夫婦は，
　　　　5年前から同居を始めた．朝食はそれぞれが好きな時間に食べ，夕食はBさんが日中に
　　　　用意したり，息子夫婦が帰宅後に作った食事を3人で一緒に食べている．夕食後に入浴
　　　　した後は，一人で自室で過ごすことが多かった．
　　経済状況：公務員として定年まで働いていた夫の年金収入と貯蓄があり，金銭的に社会資
　　　　源の導入は可能である．
　　処方内容：①ニフェジピン錠　10 mg／降圧薬　朝1錠
　　　　　　　　　②ドネペジル錠　5 mg／抗認知症薬　朝1錠
　　　　　　　　　③オメプラゾール錠　20 mg／胃酸分泌抑制薬　眠前1錠
　　医師の指示内容：昼夜逆転の改善，生活リズムの調整，服薬の徹底，運動による筋力低
　　　　下予防

A. 初回面接・訪問・情報収集

　　　Bさんのかかりつけ医から訪問看護指示書が発行され，ケアマネジャーとともに平日の
午前中に初回訪問を行った．Bさんは眠そうであったが，嫁とともに穏やかな雰囲気でケ
アマネジャー，訪問看護師に対応した．
　　　訪問看護師は，帰り際に，夜間不眠であり息子夫婦ともに身体的につらいと感じている
こと，Bさんが自らの心身の状況の変化について不安を訴えるメモ（時折，自宅までの帰
り道や料理・裁縫の仕方がわからなくなること，この先の不安など）を書いている，との
情報を嫁から得た．Bさんはこれまで自立した生活を送ってきていたため，息子夫婦に干
渉されることを好まない様子であった．
　　　訪問看護師はBさんが血圧の薬を飲み忘れることがあるため，かかりつけ医に頼まれ
て訪問したこと，様子を見るために定期的に訪問したいことを伝え，今後の週1回の訪問
についてBさんの了承を得た．
　　　血圧 164/96 mmHg，脈拍 82 回/分，頭痛そのほかの自覚症状なし．以前は収縮期血圧
140 台 mmHg だった，とのことである．
　　　これまで行っていた洗濯や料理，自室の掃除を息子夫婦が担っていることについては，
「情けない」と話す．今後の意向については，これまで通り自分でできることは自分でし
たい，自宅での生活を継続したい，と話した．息子夫婦は，仕事はやめたくない，Bさん
については可能な範囲で必要な手助けを行いながらともに生活を継続したい，と話した．
　　　ケアマネジャーやデイサービスからの情報，初回訪問で得られた情報を基に，身体，心
理，環境，生活，介護，家族の状況について**表Ⅳ-2-1**にまとめた．**図Ⅳ-2-1**はエコ
マップ，**図Ⅳ-2-2**は家屋の平面図，**図Ⅳ-2-3**は週間スケジュールである．

B. アセスメント

　　　得られた情報から，看護課題につながることをラベル化し，看護課題とラベルの関連性
を矢印（→）で**図Ⅳ-2-4**の関連図に示した．まず，昼夜逆転を改善するために，デイサー

表Ⅳ-2-1　Bさんの情報とアセスメント

項　目		情　報	アセスメント
身体的状況	疾患・病状治療	・アルツハイマー型認知症と診断され，抗認知症薬が処方されている．また，高血圧のため，降圧薬を内服している．処方薬を飲み忘れることが多くなってきた ・2年前に腰椎圧迫骨折の既往あり．当時は1週間ほど臥床していたが，徐々に動けるようになり，現在は腰痛の訴えなし．意識的に身体を動かすことを心がけて生活していたようであるが，ここ数ヵ月は自室で過ごすことが多い	・高血圧による合併症，逆流性食道炎の悪化を予防するため，定期的な服薬を継続できる方法を検討する必要がある ・ここ数ヵ月，活動範囲が狭まっているため，筋力が低下していることが予測される．歩行状況や自宅での生活状況について情報収集・アセスメントを行う必要がある．腰椎圧迫骨折の既往があるため，疼痛の有無や歩行状況を把握し，必要に応じて転倒予防のための環境調整を検討する
	・呼吸状態 ・循環状態 ・消化と代謝状態 ・意識状態 ・筋骨格系の状態 ・感覚機能の状態	・呼吸数16回/分　肺雑音なし ・脈拍80回前後/分，不整なし，血圧140〜150台/70〜80台mmHgで経過していたとのことだが，降圧薬を飲めていない日も多く，初回訪問時は164/96mmHgであった ・尿意・便意ともにあり，排泄は自立している．ほぼ毎日排便あり ・身長150cm前後，体重48kg ・2年前に転倒し，腰椎圧迫骨折の既往あり．やや腰をかがめて歩くようになった ・アルツハイマー型認知症と診断されている．時折記憶障害がみられるが，おおむねコミュニケーションは良好である	・高血圧による合併症，逆流性食道炎の悪化を予防するため，定期的な服薬を継続できる方法を検討する必要がある ・ここ数ヵ月，活動範囲が狭まっているため，筋力が低下していることが予測される．歩行状況や自宅での生活状況について情報収集・アセスメントを行う必要がある．腰椎圧迫骨折の既往があるため，疼痛の有無や歩行状況を把握し，必要に応じて転倒予防のための環境調整を検討する
心理的状況	疾患に対する理解	・ときどきものごとを忘れることがあるように感じる ・息子たちには迷惑をかけずに自宅で生活したい	・認知機能が低下の程度，日常生活に及ぼす影響を観察し，本人が精神的な苦痛が少なく自宅での生活を継続することができるよう支援していく必要がある ・息子夫婦に迷惑をかけたくないという思いが強いため，Bさんが可能な範囲で自立して生活できるよう支援していく必要がある
	楽しみ・よろこび・希望	・裁縫が趣味で，身の回りで使用するものや洋服などをミシンを使用して作成していた．最近は意欲が低下しており，趣味の活動は行っていない ・近所に住む孫夫婦が遊びに来ることを楽しみにしている	・生活リズムを整え，本人の希望に応じて趣味の活動を再開できるとよい．Bさんの趣味，好きな活動について本人より情報収集を行い，生活の中での楽しみをもてるよう働きかけていく ・孫夫婦の来訪を楽しみにしていることを息子夫婦からも孫夫婦に伝えてもらい，交流を継続できるよう働きかける
生活状況	食　事	・3食摂取している．朝食と夕食は息子夫婦が用意したものを食べているが，昼食は余りものなどで簡単に済ませることが多い．間食の習慣はない．昼夜逆転により，昼食を摂取していない日もある．体重減少は見られない ・水分摂取を心がけていたが，以前より水分摂取量が少なくなった印象がある，と息子の嫁より情報あり．詳細な飲水量は把握できていない	・食事・水分ともに摂取量が低下している可能性があり，食事内容を確認していく必要がある．水分摂取量は低下している可能性が高く，脱水の兆候の有無を観察する必要がある

（次頁に続く）

表Ⅳ-2-1　続き

項　目		情　報	アセスメント
	排　泄	・自室近くのトイレを使用している．たまに少量の尿失禁があるようだ，と嫁より情報あり．尿取りパッドやおむつは使用していない． ・腰椎圧迫骨折後に，トイレに手すりを設置した．	・排泄は自立しているが，時折失禁があり，必要に応じて清潔保持のために尿取りパッドの使用をすすめてもよいかもしれない．失禁の状況を観察し，本人の自尊心を傷つけない提案方法を検討する
	清　潔	・ほぼ毎日，夕食後に一人で入浴している．髪の毛がベタベタしており，しばらく洗髪をしていないようだと嫁より情報がある．	・入浴の習慣があり，毎日入浴はしているが洗体・洗髪ができていない可能性がある．デイサービスでの入浴を含め，生活を保持する方法を検討していく
	移動・活動	・歩行時に，やや腰をかがめているが，自宅内は自力で移動可能 ・以前は近所の手芸用品店や友人宅に出かけていたが，ここ数ヵ月は外出せずに自宅で過ごしていることが多い ・以前は日中に洗濯や掃除を行っていたが，最近はできていない	・自宅内の歩行は問題ないが，下肢の筋力が低下している可能性があり，歩行状況を確認し，状態を見ながら下肢の筋力を増強する運動を取り入れていく ・遂行機能障害*が出現している可能性がある．抗認知症薬の服薬状況，睡眠を含む1日の活動状況を見ながら，Bさんが以前と同じように生活できる方法を検討していく
	環　境	・一戸建ての持ち家である ・トイレ・浴室に手すりが設置されており，介助を必要とせずに生活できている．	・環境面は整っていると考える．生活状況を観察し，必要に応じて環境を整えていく支援を行う
介護状況	介護状況	・同居している息子夫婦は共働きであり，日中は仕事に出かけている ・息子，嫁ともに仕事はやめたくない，自分たちでできることはしたい，と言っている．しかし，Bさんは昔から自立心が強く，人を頼ることをしないため，どのように助けを申し出たらよいかわからない，と話す	・Bさんと息子夫婦の仲は良好であるが，Bさんは自立心が強く，息子夫婦に迷惑をかけたくないと思っている．Bさんが自尊心を保ち自立して生活できるよう，息子夫婦とともに介入の程度を検討していく
	サービス利用等	・要介護1 ・訪問看護週1回（服薬管理，生活状況のアセスメント），デイサービス週2回導入となった．	・訪問看護やデイサービスの導入により，昼夜逆転を解消し，生活リズムを整えることができるよう，ケアマネジャーを中心の情報共有を行いながら介入していく
家族の状況	身体的状況 心理的状況 生活状況 希望	・息子，嫁ともに仕事はやめずに，自分たちにできる支援は行いながら，Bさんとの生活を継続したいと考えている ・息子夫婦ともに平日のみの仕事である．	・平日の日中は息子夫婦の介入が難しいため，訪問看護，デイサービスを平日に導入しながらBさんの生活リズムを整えていく ・息子夫婦の睡眠状況も含め，体調を確認していく

*遂行機能障害は実行機能障害ともいう

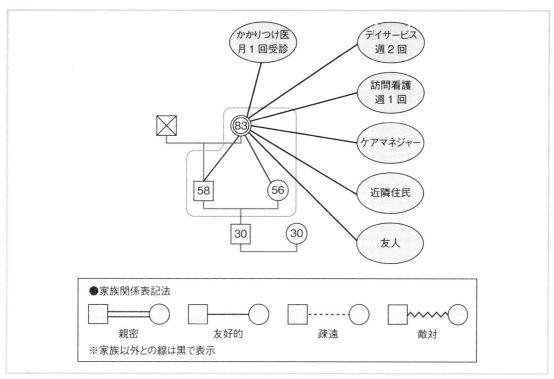

図Ⅳ-2-1　Bさんのエコマップ

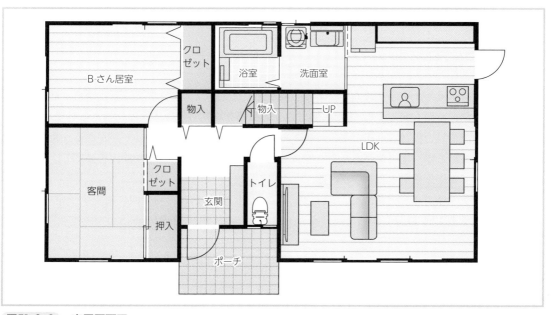

図Ⅳ-2-2　家屋平面図
息子夫婦の居室は2階にある．

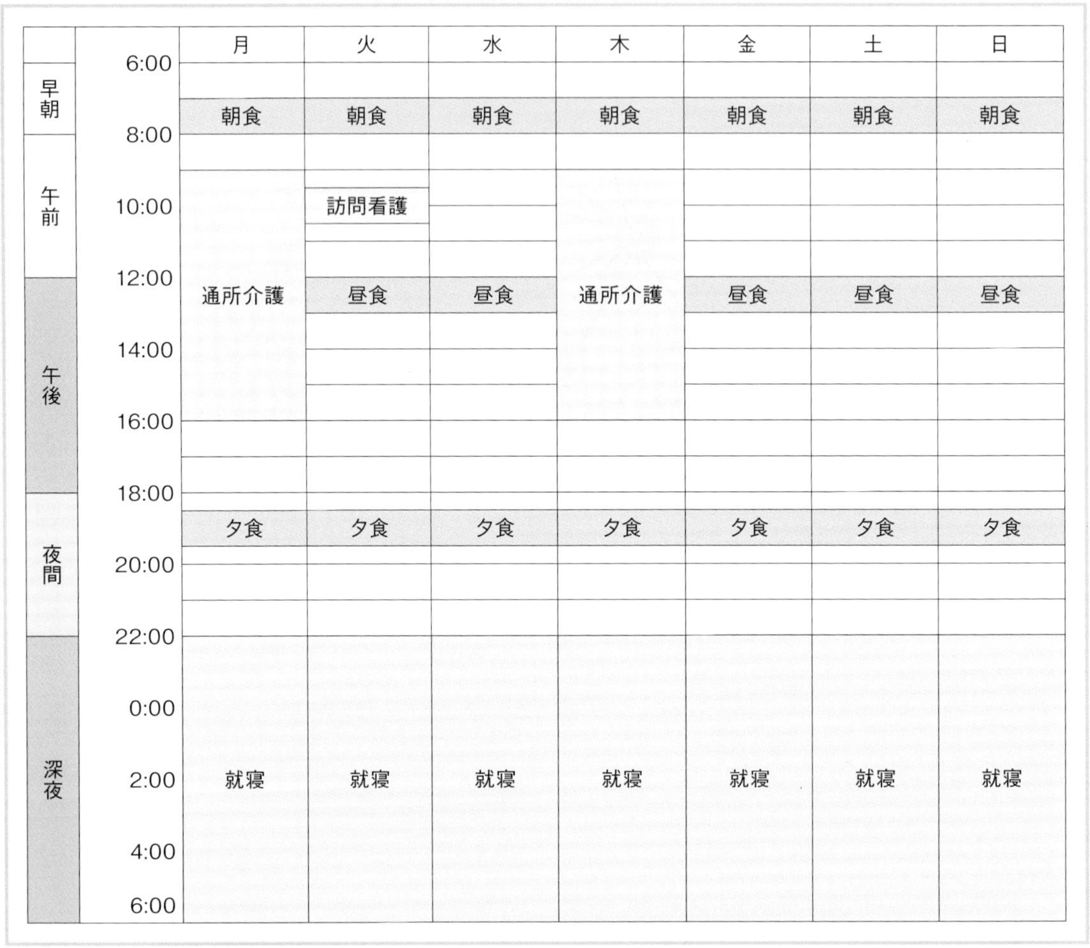

		月	火	水	木	金	土	日
早朝	6:00							
		朝食	朝食	朝食	朝食	朝食	朝食	朝食
	8:00							
午前	10:00		訪問看護					
	12:00	通所介護	昼食	昼食	通所介護	昼食	昼食	昼食
午後	14:00							
	16:00							
	18:00							
夜間		夕食	夕食	夕食	夕食	夕食	夕食	夕食
	20:00							
	22:00							
深夜	0:00							
	2:00	就寝	就寝	就寝	就寝	就寝	就寝	就寝
	4:00							
	6:00							

図Ⅳ-2-3　Bさんの週間スケジュール

ビスを導入し，生活リズムを整える必要がある．生活リズムを整える観点から，訪問看護師の訪問時間も朝とする．また，処方通りの服薬を継続し，身体状況を整える必要がある．短距離の自力歩行は可能だが，時折ふらつくことがあり，転倒のリスクがある．排泄は自立しているが，尿失禁があったと嫁より情報があり，失禁の頻度や原因を確認し，必要に応じて対応を検討する必要がある．

　　ケアマネジャーと相談し，デイサービスを週2回（慣れたら3回に増やす予定），訪問看護を週1回30分（朝に訪問）導入予定となった（**図Ⅳ-2-3**）．

C. 看護課題の明確化と計画立案

　　表Ⅳ-2-1のアセスメント結果から課題を抽出し，長期目標と短期目標を掲げて，訪問看護計画を立案した．短期目標の評価は半年を目安に立案した．

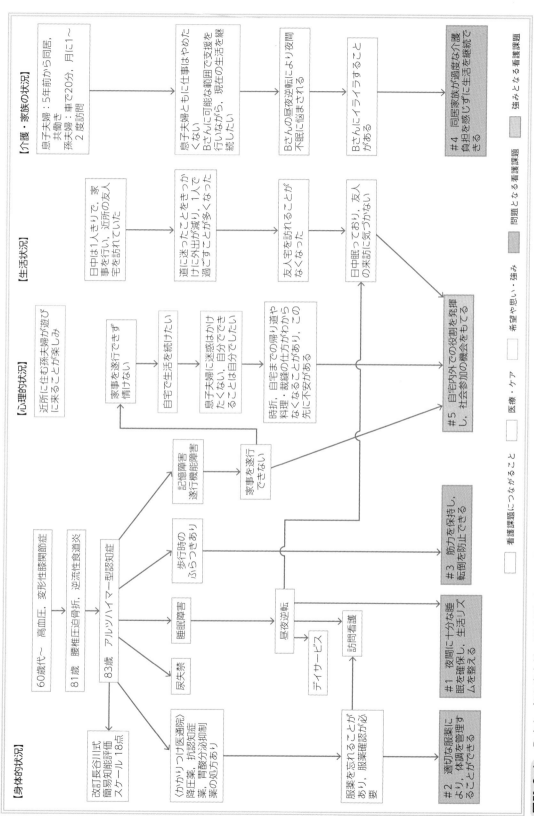

図Ⅳ-2-4　Bさん（83歳女性，要介護1）の関連図

1 ● 看護課題と長期目標

Bさんの看護課題

＃1　夜間に十分な睡眠を確保し，生活リズムを整える
＃2　適切な服薬により，体調を管理することができる
＃3　筋力を保持し，転倒を防止できる
＃4　同居家族が過度な介護負担を感じずに生活を継続できる
＃5　自宅内外での役割を発揮し，社会参加の機会をもてる

Bさんの長期目標

　Bさんの生活リズムを整え，本人・家族ともに安全に穏やかな生活を送ることができる

2 ● 短期目標と看護計画

＃1　夜間に十分な睡眠を確保し，生活リズムを整える

〈短期目標〉

　生活リズムが改善し，夜間に十分な睡眠時間を確保できる．

〈看護計画〉

- 日中の生活状況を把握し，不眠を引き起こす原因についてアセスメントを行う（日中の活動状況，不安やストレスなどの精神的要因，痛みや瘙痒感などの身体的要因，夜間のカフェイン摂取の有無など）．
- デイサービスでの活動状況について，デイサービスのスタッフと情報を共有する．
- 息子夫婦の協力を得て，朝，太陽光を浴び，就寝時刻前は室内照明やテレビの明るさを抑えるよう伝える．
- 日中の活動量を増やすことが夜間の入眠に結び付けることを息子夫婦にも説明し，Bさんの日中の活動を促せるよう働きかけを行う．

＃2　適切な服薬により，体調を管理することができる

〈短期目標〉

　内服薬の飲み忘れを減らし，体調を整えることができる．

〈看護計画〉

- 服薬カレンダーをセットし，訪問時にBさんとともに1週間分の内服薬をセットする．
- 服薬状況の確認を行う．可能な範囲で，息子夫婦にも服薬状況を確認してもらうよう依頼する．
- バイタルサインを測定し，血圧のコントロールについて本人へフィードバックを行う．
- 服薬による認知機能の状況に関する情報を収集し，アセスメントする．

＃3　筋力を保持し，転倒を防止できる

〈短期目標〉

　転倒せずに自力歩行を継続できる．

〈看護計画〉

- 自宅での生活状況・歩行状況の観察，アセスメントを行う．
- デイサービスでの機能訓練状況を把握・情報共有を行う．
- 訪問時に，一人でもできる下肢の体操を行い，習慣化を目指す．

#4　同居家族が過度な介護負担を感じずに生活を継続できる

〈短期目標〉

家族の介護負担が軽減し，Bさんの生活を支援しながら自身の生活を継続できる．

〈看護計画〉

- Bさんの生活状況の把握を行い，息子夫婦への負担をアセスメントする．
- 息子夫婦の睡眠状況を含む心身の状況を観察，アセスメントする．

#5　自宅内外での役割を発揮し，社会参加の機会をもてる

〈短期目標〉

Bさんが自宅での家族役割を発揮し，サービス提供者やデイサービス利用者と交流を図ることができる．

〈看護計画〉

- Bさんが以前行っていた家事を可能な範囲で行うことができるよう，Bさん，息子夫婦とともに方法・手順を検討する．
- Bさんのデイサービスへの参加状況やデイサービスでの様子について，デイサービスのスタッフ，ケアマネジャーと情報共有を行い，他者との交流の機会をもてるように支援する．

D. 実施の経過と半年後の評価

#1　夜間に十分な睡眠を確保し，生活リズムを整える

デイサービスを導入し，日中に活動する習慣がついたことで，徐々に昼夜逆転が改善されている．息子夫婦より，以前と同様に7時には起床しているようだ，と情報あり．導入直後は9時過ぎのデイサービスの送迎時に起床していないこともあったが，導入2ヵ月後より徐々に，デイサービス以外の日も定時に起床することができるようになり，日中自宅内での活動が増えてきた様子である．昼夜逆転が改善されているため，解決とし，計画を終了する．

#2　適切な服薬により，体調を管理することができる

服薬カレンダーを導入することで，服薬したかどうかがわかりやすくなった，と本人が話している．たまに服薬を忘れることがあるが，息子夫婦が購入したスマートスピーカーに服薬時間を知らせてもらったり，息子や嫁がさりげなくBさんに声掛けをし，服薬を促すことができている．血圧は以前と同様に140〜150台/70〜80台mmHgを保つことができ，家事を遂行できるようになっている．今後も継続して服薬支援を行っていく必要あり，計画続行とする．

#3　筋力を保持し，転倒を防止できる

昼夜逆転の改善により，日中の活動量が増え，近所を散歩することも増えてきた．また，

デイサービスの機能訓練にも積極的に参加している様子．時折つまづいたり，ふらつきが見られるが，以前より筋力が増強したと考えられる．優先順位を下げて計画続行とする．

#4　同居家族が過度な介護負担を感じずに生活を継続できる

　Bさんの昼夜逆転の改善により，息子夫婦が夜間の睡眠時間を確保できるようになった．Bさんの認知機能の低下については，仕方ないことと受け止め，Bさんができることを一緒に考えて支援するよう心掛けていると話す．今後，認知症の症状進行により介護負担が増す可能性があるため，計画続行とする．

#5　自宅内外での役割を発揮し，社会参加の機会をもてる

　Bさんと息子夫婦が話し合った結果，Bさんがデイサービスに出かける日以外は洗濯を任せることとなった．洗濯機の利用手順を洗濯機に数字で示し，洗濯機が回り終わる頃にスマートスピーカーが洗濯物を干す時間であることを知らせることで，干し忘れが少なくなったと笑顔で話す．また，デイサービスで顔なじみの利用者が増え，デイサービスに行くことが楽しいと話している．近所の友人との交流も復活し，電話で連絡を取り合ったり，友人がBさん宅を訪れることもある様子である．社会参加はBさんの生活に重要な視点であると考え，計画続行とする．

E.　看護課題の見直しと看護計画の修正

1 ● Bさんと家族の状況を踏まえたサービス担当者会議の開催

　半年後，デイサービスを利用するようになり，夜間の睡眠時間が確保できるようになってきたとのこと．また，生活リズムが整うにつれて失禁もなくなったようだ，と嫁より情報がある．訪問看護師が訪問する時間帯には，朝食を摂取して身なりを整えた状態で待っていてくれるようになった．笑顔が増え，デイサービスがない日の日中は息子夫婦の出勤後に洗濯をし，その後は趣味の裁縫や塗り絵をしたりして過ごしている．また，時折近所の友人の来訪があり，一緒に裁縫をしたりおしゃべりをしたりして過ごすこともある．

　介護保険の更新申請の結果，要支援2と判定された．デイサービスの導入により，介護保険申請前に一番の課題であった生活リズムを整えることができていると考え，デイサービスの利用は継続，訪問看護の利用は週1回から2週間に1回に減らすこととなった．

2 ● 看護課題・長期目標の見直し・修正

Bさんの看護課題

- #1　服薬忘れによる血圧コントロール不良のリスクがある
- #2　筋力低下による転倒のリスクがある
- #3　同居家族が過度な介護負担を感じずに生活を継続できる
- #4　社会とのかかわりをもちながら，意欲的に日々の生活を送ることができる

Bさんの長期目標

　Bさんが心身ともに安定した状態で自宅での生活を意欲的に継続することができる

3 ● 短期目標・看護計画の見直し・修正

＃１　服薬忘れによる血圧コントロール不良のリスクがある

〈短期目標〉

服薬忘れの頻度が減り，血圧が正常範囲内に保たれる．

〈看護計画〉

- 訪問時にＢさんとともに１週間分の内服薬をセットする．
- 服薬状況を観察し，朝食後に忘れずに服薬できるよう，息子夫婦と相談のうえ，服薬カレンダーを食卓付近に設置する．また，服薬時間を知らせるようスマートスピーカーをセットする．
- 訪問時に血圧を測定し，血圧の変動の有無を観察する

＃２　筋力低下による転倒のリスクがある

〈短期目標〉

転倒せず，体力を保ちながら自宅での生活を送ることができる．

〈看護計画〉

- 階段の昇り降りを含む自宅での生活状況を確認する．
- 部屋の入口の段差を解消し，つまづくことを防げる工夫を提案する．
- 訪問時にストレッチ，筋力トレーニングを行い，習慣化できるようにする．
- デイサービスでのトレーニング状況に関する情報を収集する．

＃３　同居家族が過度な介護負担を感じずに生活を送ることができる

〈短期目標〉

家族が自分たちの生活を大事にしながらＢさんの生活を支援できる．

〈看護計画〉

- Ｂさんの生活状況とともに，息子夫婦の生活状況に関する情報を収集しアセスメントする．
- Ｂさんの今後の生活などについて，不安なことがあればいつでも連絡するよう伝える．
- 訪問時になかなか会えない息子夫婦の状況について，ケアマネジャーやデイサービススタッフらと情報共有を行い，必要時に支援できるようにする．

＃４　社会とのかかわりをもちながら，意欲的に日々の生活を送ることができる

〈短期目標〉

Ｂさんが楽しみをもって生活することができる．

〈看護計画〉

- Ｂさんの日々の生活状況を確認し，安全に趣味を継続できる方法をともに検討する．
- デイサービスでの活動状況を確認し，楽しくデイサービスに通えるよう支援する．

3 レビー小体型認知症により，在宅での療養が難しくなったCさんへの支援

事例❸

療養者：Cさん，80歳，男性．要介護2　日常生活自立度（寝たきり度：A1，認知症の状況：ⅡB）

疾　患：レビー小体型認知症（Dementia with Lewy bodies：DLB）

既往歴：大腿骨頸部骨折（5年前，手術で治癒）

家族構成：地方都市で妻（75歳）と二人暮らし．車で1時間程度の隣町に50歳代の長男夫婦が住んでおり，週末に日帰りで来訪あり．50歳代の長女は海外に住んでおり，年に1回，1ヵ月程度帰国する．

生活歴：高等学校を卒業後，日本料理店で修業し，30歳で独立して自分の店をもった．25歳の時に結婚して二人の子どもをもうけ，妻は子育てをしながら夫の店を手伝ってきた．10年前に閉業してからは，夫婦二人で国内旅行やハイキングを楽しむなど活動的に過ごし，町内会や老人クラブの活動にも積極的に参加していた．

嗜　好：和菓子が好きである．機会飲酒，20年前まで喫煙歴あり．

現状（初回訪問まで）：2年前より，歩行障害（小刻み歩行）と幻視が出現した．専門医を受診した結果，1年前にレビー小体型認知症と診断される．歩行障害や認知機能障害の進行が見られ，主治医のすすめもあり訪問看護の導入を希望された．

　　自宅はバリアフリー，玄関や廊下，トイレ，浴室などには手すりが設置されている．小刻み歩行，姿勢反射障害，上下肢の振戦が見られるが，2，3ｍの距離であれば，ふらつきはあるが近くのものにつかまりながら歩行可能，室内は車椅子で移動（足こぎ）可能である．時折，歩行時に床に置いてあるものが見えていてもうまく避けられず踏んでしまうことがある．週2回訪問リハビリテーションを利用している．食事は，セッティングすればフォークとスプーンを使用して自己にて摂取可能だが，振戦のためスプーンですくった食事をこぼしてしまうことがある．また，ときどきむせ込みが見られる．排泄は，一人で車椅子を使ってトイレに行き，介助は不要である．便秘があり，緩下薬を内服している．また，浴室内への移動や洗体に介助が必要となったため，デイサービス利用時（週3回）に入浴を行っている．夏場や汗をかいたときは，自宅で息子の介助の下でシャワー浴を行ったり，妻の介助で清拭を行うこともある．認知機能の変動がみられ，ぼーっとしている時とハッキリしている時の差が見られることがある．服薬管理は基本的に本人が行っているが，飲み忘れてしまうこともあり，妻が服薬確認を行っている．また，就寝前に寝室で幻視が出現することがあり，幻視に対する恐怖心をもっている．

家族の状況：主に妻が介護を行っている．妻は「できる限り自宅で夫の介護を続けたい」と話しているが，「介護を一人で行うのは体力的に心配である」とも話す．隣の市に住む長男夫婦が週末に来訪し，食事を持ってきたり，食事の作り置きをしている．娘は海外で家族と暮らしており，週に1回程度，ビデオ通話で連絡を取り合っている．

経済状況：20年ほど前に購入した分譲マンションに住んでいる．年金，貯蓄があり，経

済的に困っている様子はない.

処方内容：

ドネペジル錠　5 mg/抗認知症薬　朝1錠

レボドパ・カルビドパ配合錠　100 mg/パーキンソン病治療薬　朝・夕1錠ずつ

酸化マグネシウム　200 mg/緩下薬　眠前1錠

医師の指示内容：Cさんが自宅で安全に妻と生活できるよう，身体面のケアに加えて環境面も整えてほしい.

A. 初回面接・訪問・情報収集

訪問看護の開始にあたり契約も兼ねた初回訪問を計画し，ケアマネジャー，訪問看護ステーション所長，担当訪問看護師の3人がCさん宅を訪問した．Cさんはリビングで車椅子に座ってテレビを見ていた．妻とは穏やかに笑顔で会話を交わしており，初対面の訪問看護師とも笑顔で会話した．Cさんは時折上肢の振戦が見られるため書字は難しいと話すが，テーブル上のものを落とさずに取ることができていた．妻と二人で穏やかに暮らしており，今の楽しみは，食べること，週末の息子夫婦の来訪や娘とのビデオ通話，デイサービスに行くことであると話した．訪問看護師がCさん本人に今の生活で困っていることを尋ねると，「夜になると寝室に男の人が現れて怖くて眠れないこと」だと答えた．また，「一人で思うように生活することが難しくなり，生活全般に妻の手助けが必要となったことが悔しい」，「なるべく自分のことは自分で行いたい」と話した．

退室時，玄関の外に見送りに出た妻は，今後，サービスを利用しながらなるべく自分がCさんの手助けをしつつ二人で自宅での生活を継続していきたい，子どもたちの世話にはなりたくない，と話した．その一方で，Cさんの病状進行に伴い介護量が増えると，体力的に心配である，とも話された．

ケアマネジャーやデイサービスからの情報，初回訪問で得られた情報を基に，身体，心理，環境，生活，介護，家族の状況について**表Ⅳ-3-1**にまとめた．**図Ⅳ-3-1**はエコマップ，**図Ⅳ-3-2**は家屋の平面図，**図Ⅳ-3-3**は週間スケジュールである．

B. アセスメント

アセスメント後，看護課題につながることをラベル化し，望みや思い，強みを意識し，看護課題とラベルの関連性を矢印（→）で**図Ⅳ-3-4**の関連図に示した．40年以上の間夫婦で商売を営み，長い時間を二人で過ごしてきた経緯がある．夫婦ともに自宅での生活継続を望んでいるため，Cさんが安全かつ穏やかに希望通り自宅での生活を送ることができるよう，Cさんの心身の変化を捉え予測的に対応する必要がある．

認知機能の低下は軽度であるが，認知機能の変動があり，体調のよいときに合わせてケアを行う必要がある．また，夜になると幻視が見られており，幻視の出現の程度や状況についてアセスメントする必要がある．

現在は室内を自力で移動できているが，歩行障害があり転倒のリスクが高いと考えられ

表Ⅳ-3-1　Cさんの情報とアセスメント

	項目	情報	アセスメント
身体的状況	疾患・病状治療	・レビー小体型認知症と診断され，認知機能の低下，歩行障害，幻視，認知機能の変動が見られている．服薬管理は本人がメインで行っているが，飲み忘れることがあり，妻が都度内服を確認している ・5年前に大腿骨頸部骨折の既往あり，手術にて完治	・出現している症状に対して，妻の支援で服薬が継続できている．状況に応じて，妻の負担にならない服薬支援方法を検討していく ・歩行障害がみられており，転倒のリスクが高い ・嚥下機能の低下が見られ，誤嚥性肺炎のリスクが高い
	・呼吸状態 ・循環状態 ・消化と代謝状態 ・意識状態 ・筋骨格系の状態 ・感覚機能の状態	・呼吸数　18回/分　呼吸音の異常なし ・脈拍　70回前後/分，時折不整脈（期外収縮）が見られるが自覚症状なし ・尿意・便意はあり ・身長165cm，体重50kg．ここ数年2，3kg体重減少あり ・大腿骨頸部骨折の既往あり ・レビー小体型認知症と診断されている	・BMI 18.4であり，やせ型である．体重減少傾向であり，食事摂取量や接種状況を観察する必要がある
心理的状況	疾患に対する理解	・幻視が出現していることへの恐怖心がある ・認知機能が徐々に低下していることは自覚しており，「情けない」と言っている	・本人の疾患の理解度を観察し，疾患を受け止め，不安を軽減できるよう支援する必要がある．また，自分でできることは継続して行うことができるよう，環境整備を含めた支援を行っていく必要がある
	楽しみ・よろこび・希望	・食べることが大好きである ・息子夫婦や娘の来訪を楽しみにしている ・デイサービスの利用者やスタッフと話すことを楽しみにしている ・月に1回程度，老人クラブの友人らの来訪がある	・もともと人との交流を好み，家族だけでなく近所の友人との交流もある．さまざまな人との交流を持ち続けることができるとよいと考える ・もともと食べることが好きであるが，むせ込みが見られており嚥下機能が低下していることが予測される．状況に応じて本人・妻・ケアマネジャーらと訪問栄養食事指導の導入を検討し，経口摂取を継続できるよう支援していく必要がある
生活状況	食事	・妻が用意した食事を，フォークとスプーンを使用して自分で摂取している．時折むせ込みが見られる ・コップに用意された飲み物を自力で摂取できるが，時折むせ込みが見られる	・自力で飲食できているが，むせ込みがみられ，誤嚥性肺炎のリスクが高いと考える．食べることが好き，経口摂取を継続できるよう支援が必要である．必要に応じて，在宅訪問管理栄養士への相談も検討していく
	排泄	・自宅のトイレに車椅子で移動し，介助なしに排泄可能である ・介護保険を使用し，トイレに手すりを設置済 ・パーキンソン病治療薬による便秘が見られていたが，緩下薬の服薬で排便コントロールできている	・現在，排泄は自立している．今後，症状の進行により身体を思うように動かせず，排泄動作に支障をきたす恐れがあり

（次頁に続く）

表Ⅳ-3-1　続き

項　目		情　報	アセスメント
	清　潔	・浴室までの移動，洗髪・洗体が難しいため，週3回のデイサービス利用時に入浴している．夏場は汗をかきやすいため，時折息子の介助で自宅でシャワー浴を行ったり，妻の介助で清拭を行うこともある．浴室にはもともと手すりが設置されている．介護入浴用のシャワーチェアを購入し，使用している	・週3回の入浴に加え，適宜自宅でのシャワー浴や清拭を行うことにより，清潔は保持できていると考える
	移動・活動	・ふらつきが見られるが，短距離であればつかまり歩行が可能である ・ベッドや椅子から車椅子への自力での移動は可能．平らな場所であれば，車椅子を自分で操作して移動することができる．上肢の筋力が低下しているため，車椅子で屋外の傾斜や段差がある場所を自力走行することは難しい	・自力で短距離の歩行，車椅子での室内移動はできている．転倒を予防しながら，自ら移動ができる状況を保持できるよう環境を整えていく．車椅子を操作するためにも，上下肢の筋力保持が必要である
	環　境	・15年ほど前に購入した分譲マンションに住んでいる．バリアフリーで廊下の幅など車椅子での移動に支障はない作りである ・マンション購入時からついていた浴室の手すりに加え，玄関，廊下，トイレ内に手すり設置済	・自宅内はバリアフリーであり，車椅子での移動が可能である
介護状況	介護状況	・主に妻が介護を行っているが，身体的負担が大きいことを自覚している．妻は近所に友人がおり，夫がデイサービスに出かけている間に友人と会い，リフレッシュする時間をもっている ・週末に息子夫婦の来訪があり，食事の差し入れや，自宅の掃除などを行っている	・妻がメインで介護を行っているが，年齢に伴う体力低下もあり，身体的負担が大きくなると考える．心身の負担の程度を観察し，サービスを導入しながら過度の負担がかからずに介護を継続できるよう支援していく必要がある
	サービス利用等	・要介護2 ・デイサービス週3回 ・訪問看護週1回 ・訪問リハビリ週2回	・必要なサービスを導入しながら，妻の介護負担を軽減しつつ，夫婦ともに安定して自宅での生活を継続できるよう支援していく
家族の状況	身体的状況 心理的状況 生活状況 希望	・貯蓄と年金で生活しており，現在は金銭的に困っていない ・夫婦ともに，基本的には前向きで明るい性格である．夫は体力の低下，介護による身体的負担を自覚しつつも，この先も子どもたちの世話にはならず，夫婦での生活を継続したいと考えている．息子夫婦，娘は，可能な限り両親の意向を尊重したいと考えている	・妻の心身の状況も観察し，過度な負担がかからないよう観察を継続しながら，Ｃさん夫婦が望む生活を継続することができるよう支援していく

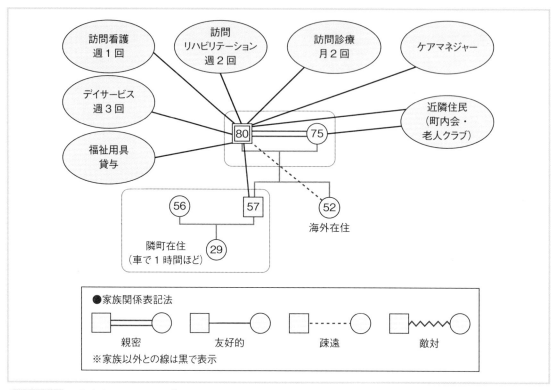

図Ⅳ-3-1　Cさんのエコマップ

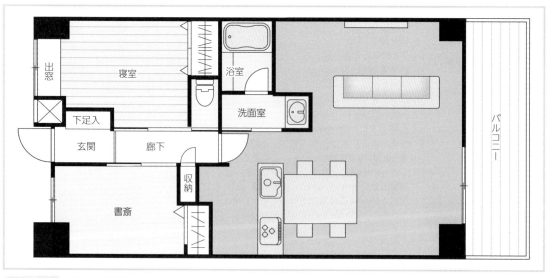

図Ⅳ-3-2　家屋平面図

る．安全に移動できるよう，状況に応じて環境を整えていく．症状の進行に伴い，介護の必要性が高まることが予測されるが，妻に過度の介護負担がかからず二人の生活を継続できるよう支援していく．

		月	火	水	木	金	土	日
早朝	6:00							
		朝食	朝食	朝食	朝食	朝食	朝食	朝食
	8:00							
午前	10:00		訪問看護					
	12:00	通所介護	昼食	通所介護	昼食	通所介護	昼食	昼食
午後	14:00							
	16:00		訪問リハビリテーション		訪問リハビリテーション			
	18:00							
夜間		夕食	夕食	夕食	夕食	夕食	夕食	夕食
	20:00							
	22:00							
	0:00							
深夜	2:00	就寝	就寝	就寝	就寝	就寝	就寝	就寝
	4:00							
	6:00							

図Ⅳ-3-3　Cさんの週間スケジュール

C. 看護課題の明確化と計画立案

1 ● 看護課題と長期目標

Cさんの看護課題

#1 転倒せずに安全に生活を継続できる
#2 幻視に対する恐怖心を軽減し，安心して生活できる
#3 誤嚥のリスクを低減し，経口から水分・栄養摂取を継続する
#4 妻の介護意欲を尊重し，過度な負担がかからずに介護を維持・継続できる
#5 セルフケア不足を解消できる
#6 規則的な排便習慣を確立できる

Cさんの長期目標

転倒せず，精神的にも安定した状態で自宅での生活を継続することができる

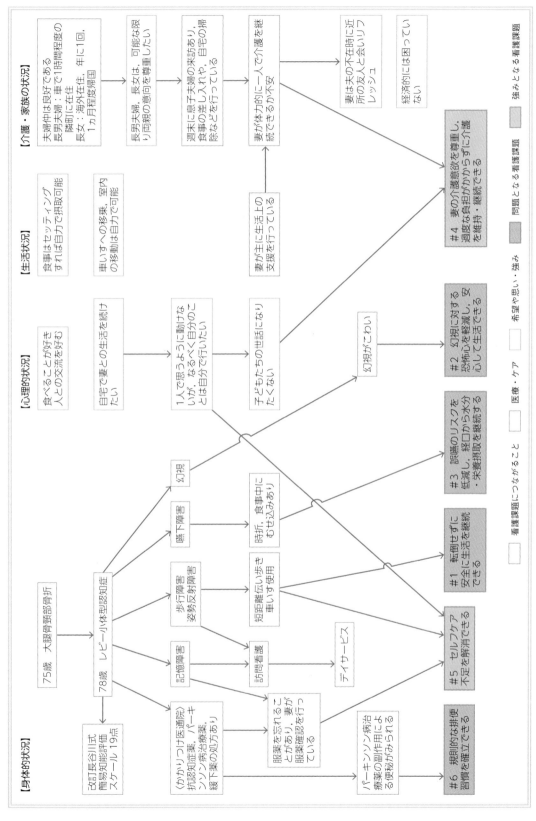

図Ⅳ-3-4 Cさん（80歳男性，要介護2）の関連図

2●短期目標と看護計画

#1　転倒せずに安全に生活を継続できる

〈短期目標〉

転倒せず，安全に自宅での生活を継続することができる．

〈看護計画〉

- Cさんの生活状況の観察および歩行状況，下肢の筋力に関するアセスメントを行う
- 疾患による注意障害，視空間認知障害の有無や程度を観察する．
- 理学療法士と相談しながら，訪問時に普段も取り入れられるストレッチや体操を行い，下肢の筋力低下を防ぐ．
- 転倒の危険性を伝え，転倒しやすい場所を把握し，転倒予防のための注意点をともに確認する．
- 居室やトイレなどの環境を観察し，転倒予防のための環境整備を行う．
- 認知機能の変動の有無を観察し，はっきりしている時に動作を行えるようサポートすることを家族，サービス提供者と申し合わせる．

#2　幻視に対する恐怖心を軽減し，安心して生活できる

〈短期目標〉

Cさんが不安なく，安定した精神状態で日々を過ごすことができる．

〈看護計画〉

- Cさんの身体症状の程度について観察・アセスメントを行う．
- 幻視の出現頻度や出現しやすい場所に関する情報を収集し，幻視を誘発している壁のシミを取り除くなどすることで幻視が出現しにくいよう環境整備を行う．
- 幻視に対する恐怖心の程度を把握し，幻視が実際には存在しないことを理解できるよう働きかける．
- 認知機能障害による不安については，目につきやすい場所にメモを置いておくなど対応を検討する．

#3　誤嚥のリスクを低減し，経口から水分・栄養摂取を継続する

〈短期目標〉

誤嚥性肺炎を起こさず，安全に経口摂取を継続することができる．

〈看護計画〉

- 嚥下機能，食事摂取状況を観察し，嚥下機能低下の状況を確認する．
- 状況に応じて，本人・家族の意向を基に介護保険サービスによる訪問栄養食事指導の導入を検討する．
- 状況に応じて訪問管理栄養士のアドバイスを受けながら，食事形態を検討する．
- 本人の食の好み，経口摂取への思いを確認し，可能な限り意向を尊重できるよう支援方法を検討する．
- 訪問時にバイタルサイン・呼吸音などをチェックし，異常の早期発見に努める．

#4　妻の介護意欲を尊重し，過度な負担がかからずに介護を維持・継続できる

〈短期目標〉

高齢の妻が心身ともに過度の介護負担を抱えることなく，夫の介護をしながら生活を継

続することができる.

〈看護計画〉

- Cさん夫婦および家族との関係性を観察し，状況に応じて介護サービスの介入の程度を判断する.
- 妻の介護に対する思いと現状を情報収集し，身体的，精神的負担の程度をアセスメントする.

#5　セルフケア不足を解消できる

〈短期目標〉

自らが行えることは継続しながら，周囲の助けを得て自宅での生活を安全に継続することができる.

〈看護計画〉

- 生活の中で自らできること・助けが必要な日常生活動作（ADL）を観察しアセスメントする.
- Cさんが自分で行えることについては，今後も自立してその活動を継続する方法を検討する.
- 認知機能の変動の有無を観察し，はっきりしているときに活動できるようサポートすることを家族，サービス提供者と申し合わせる.

#6　規則的な排便習慣を確立できる

〈短期目標〉

便秘が改善され，便秘による症状の悪化が見られない.

〈看護計画〉

- 水分・食事摂取状況，緩下薬服薬状況，排便回数や便の性状に関する情報を本人・家族から収集し，排便状況についてアセスメントを行う.
- 腹部膨満感や食欲低下，悪心など便秘症状の有無を観察する.
- 排便時の体勢を確認し，スムーズに排泄しやすい体勢を保つ方法を検討する.

D. 実施の経過と半年後の評価

#1　転倒せずに安全に生活を継続できる

転倒予防の観点から，床に置いてあるものを減らしたり，ベッドの足元に置いてあった小さなマットを除去するなど，室内の環境整備を行った．歩行状況に大きな変化はなく，つかまり歩きと車椅子移動で室内を移動し，転倒せずに経過している．今後も症状の進行に伴い転倒のリスクは継続していると考える．転倒時，妻一人では起き上がりの介助が困難になることが考えられるため，緊急時の対応を検討していく必要がある．計画を見直すこととする.

#2　幻視に対する恐怖心を軽減し，安心して生活できる

幻視の原因は寝室のコート掛けにかかっている衣類である可能性があると考えられたため，コート掛けを寝室から別の部屋に移動した．その結果，寝室での幻視の出現はなくなった．たまに小さな動物や子どもなどの幻視が時折出現しているが，自分にしか見えていな

いものであることを理解し，以前ほど恐怖心がなくなったと話す．幻視による生活上の不安は軽減したと判断し，計画は終了とする．状況に応じて，引き続き支援を行っていく．

#3　誤嚥のリスクを低減し，経口から水分・栄養摂取を継続する

水分摂取時に時折むせ込みが見られるが，発熱せず，呼吸音の異常も見られずに経過している．訪問管理栄養士の介入もあり，飲み込みやすく柔らかめの食事を取り入れている．この先，症状の進行に伴い誤嚥性肺炎のリスクが高まると考えられるため，引き続き誤嚥性肺炎に注意して経口摂取を継続できるよう支援していく．計画は継続していく．

#4　妻の介護意欲を尊重し，過度な負担がかからずに介護を維持・継続できる

妻は，時折息抜きの時間を持ったり娘や友人と話したりすることでストレスを発散できていると話す．年齢に伴う体力の低下もあり，日々の介護が心身の負担になっている可能性は否めない．Ｃさん夫婦と話し合い，ケアマネジャーに訪問介護の導入を提案することとなった．引き続き妻の心身の状況を観察し，妻に過度な負担がかからずに生活を継続する方法を検討していく必要がある．

#5　セルフケア不足を解消できる

半年間では大きなADLの低下は見られずに経過している．訪問管理栄養士のアドバイスを受けて食事形態やフォーク・スプーンの形状を変更することで，自力で安全に食事を摂取することが可能となった．可能な範囲でＣさんが身の回りのことを自分で行えるよう，状況に応じて引き続き支援していく．計画は継続していく．

#6　規則的な排便習慣を確立できる

排便状況に応じて下剤を調整し，1, 2日ごとに排便がみられている．腹部膨満感もなく，排便コントロール良好であるため，解決とする．今後もパーキンソン病治療薬の服薬継続により便秘になる可能性があるため，状況に応じて，支援を行っていく．

E.　看護課題の見直しと看護計画の修正

1 ● Ｃさんと家族の状況を踏まえたサービス担当者会議の開催

食事摂取中にむせ込むことが多くなり，誤嚥性肺炎の治療のために半年間で２度入院した．嚥下機能の低下に加え，徐々にADLの低下が見られ，車椅子からベッドやトイレなどに移動する際に介助を必要とするようになった．訪問介護を導入し，食事時の車椅子移動や食事の準備などをお願いしている．また，トイレへの移動が間に合わず度々失禁が見られるようになり，Ｃさんが納得したうえでパンツ型の紙おむつを使用することとなった．

Ｃさんは妻とともに自宅での生活を継続することを望んでいたが，妻の身体的負担を心配し，二人での生活は難しいと考えていた．妻も，Ｃさんとの生活を続けたいと考えていたが，これ以上自分一人で介護を継続することは難しいと思い，ケアマネジャーや訪問看護師に相談した．息子や娘も含めて，何度も今後の方向性について話し合った結果，夫婦で近隣のサービス付き高齢者向け住宅に住み替えることとなった．入居後は定期巡回・随時対応型訪問介護看護を利用し，これまでと同じ事業所からの訪問看護と訪問リハビリテーションを継続して利用することとなった．

2 ● 看護課題・長期目標の見直し・修正

Cさんの看護課題

#1　誤嚥のリスクを低減し，経口から水分・栄養摂取を継続する
#2　転倒せずに安全に生活を継続できる
#3　妻の介護意欲を尊重し，過度な負担がかからずに介護を維持・継続できる
#4　セルフケア不足を解消できる
#5　リロケーションダメージ*を予防し，心身ともに安定した生活を送ることができる

Cさんの長期目標

　Cさん夫妻が安全に，また心身ともに安定した状態を保ちながら夫婦での生活を継続することができる．

3 ● 短期目標・看護計画の見直し・修正

#1　誤嚥のリスクを低減し，経口から水分・栄養摂取を継続する

〈短期目標〉

　誤嚥せずに，食事や水分の経口摂取を継続することができる．

〈看護計画〉

・食事・水分の摂取状況を確認し，1日に必要なエネルギー・水分を摂取できているか確認する．
・提供されている食事内容や食事形態，嚥下の状況を確認する．
・食事摂取時の体位を確認し，誤嚥を防ぐ姿勢で食事を摂取できるようにする．
・発熱や咳嗽の有無，呼吸状況を観察し，異常の早期発見に努める．
・毎食後に口腔ケアを行い，口腔内の清潔が保たれるようケアプランを確認する．

#2　転倒せずに安全に生活を継続できる

〈短期目標〉

　転倒を防ぎ，安全に居室内を移動することができる．

〈看護計画〉

・Cさんの歩行状況や車椅子への移乗状況などを把握し，安全に移動できる方法を検討する．
・転倒を防ぐために，動線の確保などの環境整備を行う．
・安全な移乗・介助方法を理学療法士，ホームヘルパーとともに確認する．

#3　妻の介護意欲を尊重し，過度な負担がかからずに介護を維持・継続できる

〈短期目標〉

　妻の介護負担が軽減され，ストレスが軽減された状態で生活を継続することができる．

---

*リロケーションダメージ：住み慣れた自宅から施設に入所するなど，生活環境が変化することにより心身の状況が悪化してしまうこと．

〈看護計画〉

* 妻の睡眠状況を含む生活状況，健康状況を観察する．
* Ｃさんの介護状況を確認し，妻の負担の程度を把握する．
* 妻の負担が少ない介護方法を理学療法士やホームヘルパーとともに検討する．
* 妻に過度なストレスや負担のかかる恐れのある時は，ケアマネジャーと相談してサービスを調整する．

#4　セルフケア不足を解消できる

〈短期目標〉

　Ｃさんが自らできることは継続して行うことができるよう配慮し，必要な支援を行う．

〈看護計画〉

* Ｃさんが生活の中で自らできること・助けが必要な ADL をその都度把握してアセスメントする．
* Ｃさんの自分でできることは自分で行いたいという思いを尊重して関わる．
* Ｃさんが自分で行える ADL については，Ｃさんが自立してその活動を継続する方法を検討する．

#5　リロケーションダメージを予防し，心身ともに安定した生活を送ることができる

〈短期目標〉

　生活環境の変化に伴う混乱が少ない状態で安定した生活を継続することができる．

〈看護計画〉

* Ｃさんの転居に伴う精神状態や生活状況を観察する．
* Ｃさんに施設内でのレクリエーションに参加してもらうなど，入居者など他者との交流の場への参加を促す．
* Ｃさんと妻に，可能な範囲でこれまで使用していた家具や日用品をこれまでと同様の配置にして使用することをすすめる．
* 趣味の話をするなどして不安を打ち明けやすい雰囲気作りを心がける．

COPDにより入退院を繰り返すDさんへの在宅移行支援

事例 ④

療養者：Dさん，70歳，男性．自営業，要支援1，日常生活自立度（寝たきり度：J1，認知症の状況：自立）

疾　患：COPD（慢性閉塞性肺疾患）Ⅱ期

既往歴：64歳でCOPDと診断され，68歳から在宅酸素療法（酸素濃縮器）が開始となった．

家族構成：妻と二人暮らし．娘が一人いるが結婚して同市に別世帯を構えている．

生活歴：市中心部の商店街にあるクリーニング店を継ぐために，18歳から他店舗でクリーニング技術を身につけてきた．その後，結婚して娘が生まれた．30歳で家業を引き継いだ．父親が引退した40歳からは一人で業務と経営を行い，電話対応や窓口業務は妻が手伝っている．最近，クリーニング店の開店時間を短くして，お得意さんの家やお店を回り専門的なクリーニングを請け負うことを中心とした働き方に変えている．クリーニングの作業はすべて一人で行うため，洗濯時の洗浄液や皺を伸ばすためのプレス作業時の蒸気，衣類の繊維というように仕事中の化学物質による曝露は避けられない．

嗜　好：喫煙歴はない．

現状（初回訪問まで）：Dさんはできるだけ在宅酸素療法に頼らないようにしたいという思いから，日常的に在宅酸素療法を使用しない生活をしていた．今回，Dさんが利用していた訪問看護ステーションが閉鎖するため，別の訪問看護ステーションへ引き継ぎの依頼が来た．また，「性格が合わないから」とDさんがケアマネジャーの変更も希望したため，今後，要介護になることを予測して，今回依頼する訪問看護ステーションに併設されている居宅介護支援事業所へケアマネジャーも変更することになった．新しく利用する事業所の訪問看護師とケアマネジャーの初回訪問にあわせてサービス担当者会議を開催するため，今まで利用していた訪問看護ステーションの看護師と地域包括支援センターのケアマネジャーが同席することになった．

家族の状況：妻はクリーニング店を手伝ったり，近所の友人と出かけたり活動的である．妻はDさんについて「しんどくなったら，お店のあちこちに椅子を置いているから，そこで休んでいる．休んでいる時は目をつぶってしんどそうに見えるけど，聞いても大丈夫と言うから，見ているしかない」と話した．在宅酸素療法については，妻は「火に近づけたらダメと聞いている．もともと料理は私がするし，夫が火元に近づくことはないよ」と話しており，火器の管理について理解しているが，使用方法は知らない．妻はDさんのことを「今も仕事ができているし，私が介護することはない」と話し，通院へ付き添うことはない．娘はDさんが仕事を続けていることから，介護が必要な状況とは認識していず，子育てなど自分の家族のことを優先した生活である．

経済状況：クリーニング店を経営しており，経済的な問題はない．

処方内容：
　①チオトロピウム　2.5 μg/気管支拡張薬　朝1回吸入
　②酸化マグネシウム　200 mg/緩下薬　朝・夕各1錠ずつ
医師の指示内容：訪問看護指示書の装置・使用医療機器等に「酸素療法（1 L/min）」，
　留意事項として「①在宅酸素療法は労作時2 L/min．②入浴で浴槽に浸かる時間は5分
　までとする」と記載されている．

A. 初回面接・訪問・情報収集

　新しく利用する事業所と，引き継ぎのためのサービス担当者会議が，Dさんの自宅1階の居間で開催された．今まで担当していた訪問看護師よりDさんの自宅への訪問は週1回30分で，主に全身状態や服薬状況の確認と，在宅酸素機器の管理（フィルターの清掃と動作の点検）をしていたことが報告された．在宅酸素機器事業所は月に1回訪問して，新しいカニューレへの交換と機器のメンテナンス，酸素ボンベの交換を行っていた．訪問看護以外に介護保険での定期的なサービスは利用されておらず，定期受診は毎月，車で5分程度の距離にある病院へ一人で通院していた．

　初回訪問時，Dさんが在宅酸素を使用していなかったことから，新しく利用する訪問看護ステーションの訪問看護師が在宅酸素療法の使用状況について尋ねた．Dさんは在宅酸素機器を1階と2階に設置しており，1階居間の酸素濃縮器と鼻カニューレを見せてくれた．就寝時のみ在宅酸素（1 L/min）を使用，日中は，ほとんど在宅酸素を使用していなかった．訪問看護師がバイタルサインを測定すると，体温36.6℃，血圧124/70 mmHg，脈拍96回/分，SpO_2 92%だった．Dさんが毎日測定しているSpO_2の数値と咳や痰について尋ねると「だいたい92〜95%くらい．このくらいだったら，息苦しくないし，咳もときどき出るくらい．痰はちょっと黄色いのが朝方出るくらいかな」と話した．入浴は医師の指示を守り，浴槽に浸かる時間は5分以内にしていた．

　Dさんは「在宅酸素を使うことで呼吸する力が弱る」という思いがあり，仕事中に息苦しさを感じても深呼吸で改善できると考えていた．室内を案内してもらうと，家の中は掃除が行き届き，片付いていた．1階の店舗は約20畳程度の面積で，店舗の奥に生活空間として居間と風呂，トイレがあった．1階の居間がDさんの日中の休息や食事の場で，2階はDさん夫婦の寝室とキッチンやリビングという間取りだった．1階の在宅酸素機器のチューブは，店舗で作業できるよう15 mの長さにしていた．クリーニングの機械にチューブが引っかからないよう天井に設置したカーテンレールに掛けて，チューブが移動に合わせて動くように改築していた（**図Ⅳ-4-1a**）．2階は主に寝室とリビングで過ごすことができるようにチューブの長さは8 mで，寝室の壁のフックに引っ掛けてあった（**図Ⅳ-4-1b**）．階段は在宅酸素を使用せずに両側の手すりを持ち昇降していた．1階の居間に戻ってくると，Dさんは肩を大きく上下するような呼吸になったので，訪問看護師がSpO_2を測定すると75%だった．Dさんは口をすぼめて長く息を吐くように深呼吸を繰り返されて，5分ほどでSpO_2は95%に回復した．

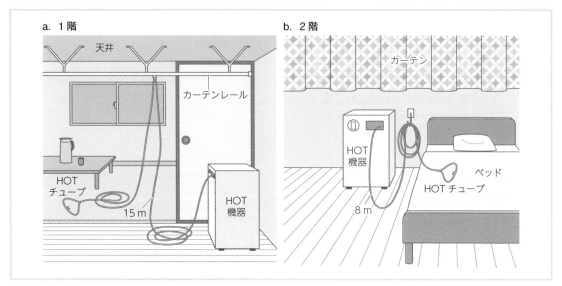

図Ⅳ-4-1　酸素濃縮器周辺の環境

　訪問後，新しいケアマネジャーは訪問看護師にDさんの状況をどのように捉えたか尋ねた．訪問看護師はDさんの体型は痩せ型で胸鎖乳突筋の肥大が見られたことから，日常的に呼吸補助筋を使った呼吸で過ごされているのではないかと話した．そして，Dさんが労作時のSpO2を測定していなかったことから，自分の病期の変化に気づいていないかもしれないと推測したことを伝え，ケアマネジャーはDさんが今の生活を継続していくには限界があるのではないかという見解をもった．初回訪問の状況について訪問看護師から主治医へ報告したところ，病院の地域連携部門を通してファックスで返答が届いた．「Dさんの1秒量（FEV1）は，1年前は70％で今は60％になっている．病状は進行していて，Dさんが今後も仕事を続けるためには，労作時に在宅酸素を使用するように」という内容だった．

　前訪問看護ステーションからの引き継ぎのサマリー，初回訪問で得られた情報を基に，現在の身体，心理，生活，介護，家族の状況についてアセスメントした結果を**表Ⅳ-4-1**に示した．**図Ⅳ-4-2**はエコマップである．

B. アセスメント

　看護課題につながることをラベル化し，望みや思い，強みを意識し，看護課題とラベルの関連性を矢印（→）で**図Ⅳ-4-3**の関連図に示した．問題となる看護課題と，強みとなる看護課題を抽出した．

　Dさんは，6年前にCOPDと診断され，主治医の情報より現在の病状が進行していることがわかる．しかし，就労中で活動量が多い生活のため，肺の過膨張や換気血流量の不均等等が生じやすく，深呼吸で対応する方法だけでは，労作時低酸素血症による慢性呼吸不全などが生じるリスクがある．病状の進行や合併症を予防し，今の生活を継続するために

表Ⅳ-4-1　D さんの情報とアセスメント

	項　目	情　報	アセスメント
身体的状況	疾患・病状治療	・4 年前に COPD（慢性閉塞性肺疾患）の診断を受けて 2 年前から在宅酸素療法を開始する ・喫煙歴はない，クリーニング店を一人で経営しているので，洗浄液や衣類の繊維，プレスするための蒸気など，仕事中の化学物質の曝露がある ・痰は 1 日 1 回黄色のものがある程度，咳もときどきある ・気管支拡張薬の吸入を行っている ・排便時の負担を軽減するため，緩下薬を服用し排便コントロールを行っている ・服薬は自己管理できている ・在宅酸素療法は安静時 1 L/min，労作時 2 L/min であるが，就寝時以外はほとんど使用していない ・酸素濃縮器と携帯用酸素ボンベを使用している ・1 年前の 1 秒量（FEV_1）は 70％，最近の受診時の測定値は 60％だった ・主治医より必ず労作時に在宅酸素を使用するように指示された	・COPD は障害物質の吸入によって引き起こされた炎症に起因する疾患である．A さんの職業の特性から長期的な化学物質や蒸気などの曝露による外因性因子が要因と考えられる．気道では気道の分泌組織が増生して咳や痰をもたらし，末梢では気道内腔の狭窄をもたらす ・気道内腔の狭窄の症状緩和のため，気管支拡張薬を服用する必要がある．自己管理できており，今後も服薬を継続する必要がある ・ガス換気障害に伴い，在宅酸素療法が必要な状況であるが，日中の労作時に使用されないため，呼吸苦などの換気障害が増悪する危険がある ・現在の呼吸機能を維持するために医師の治療方針を確認して，取り組む必要がある
	呼吸状態循環状態消化と代謝状態意識状態筋骨格系の状態感覚機能の状態	・安静時の SpO_2＝92〜95％であり，労作時は 70％台まで低下することがある ・胸鎖乳突筋の肥大を認める ・身長 160 cm，体重 45 kg	・肺胞の破壊消失と気道の拡大を特徴とする気腫病変が起こるため，気流の制限と，ガス交換障害による症状が出現している．日常的に生活や仕事の動作で SpO_2 が 70％台まで低下することから，呼吸アドヒアランスの低下が著しいと考えられ，在宅酸素療法を利用した生活への転換期であると考える ・BMI は 18 と痩せ型で，頸部呼吸補助筋である胸鎖乳突筋の肥大から，日常的に呼吸補助筋が酷使されていると考えられる ・今まで D さんが習得している呼吸法で対応できていたという自負を尊重しながら，呼吸法だけでなく在宅酸素療法を使用できるように関わる必要性がある
心理的状況	疾患に対する理解	・「在宅酸素療法に頼ると呼吸機能が弱る」という思いから，在宅酸素療法にはできるだけ頼りたくないという思いがある ・呼吸苦の出現や SpO_2 低下すると，詩吟で習得した呼吸法を活用すると改善する ・仕事で疲れたらすぐに休めるように仕事場には椅子を設置している	・D さんの病識を確認しながら在宅酸素療法の必要性について理解を促す ・D さんが呼吸法を獲得していることや，すぐ休めるように椅子を設置していることを活かした関わりをすることで，自己効力感を向上しセルフケアを促進する

（次頁に続く）

表Ⅳ-4-1　続き

項　目		情　報	アセスメント
	楽しみ・よろこび・希望	・専門的なクリーニング技術で店を経営していることから，仕事の継続を希望されている ・最近開店時間を変更し，働き方を変えて休憩時間を作るようになった ・「釣りに行くのが趣味，釣りに行った場所で出会える友達もいる」 ・「詩吟の先生として結構有名だった．昔は教室を開いていたけど，もう，しんどくてできない．今は頼まれた人にだけ，短期で指導するくらい」	・Dさんは専門性の高い仕事であることに誇りをもっている．Dさんの仕事を継続したいという思いを活かして，病状のコントロールを行う必要がある ・健康管理を行い，Dさんのもっている社会参加の力を維持促進する
生活状況	食　事	・忙しいと昼食を抜くことが多い ・仕事中は汗をかくことがあるが，トイレに行くと中断するからと仕事中の水分摂取は控えている	・COPDでは気流制限や肺換気の負荷によるエネルギー消費が増大し，体重減少につながる．経口摂取量を確認し，必要なカロリーを摂取できるように促す必要がある ・水分摂取を控えることで，脱水など循環動体に影響し，呼吸状態の悪化につながる．水分を控えることがないように指導していく必要がある
	排　泄	・排尿回数は3〜5回/日 ・排便は毎日あるが，トイレに長時間座っていると努力呼吸が出現する	・飲水を控えることがあるため，排尿回数を確認しながら，水分出納バランスを整える ・排便の動作が呼吸状態に影響するため，緩下薬による排便コントロールが必要である
	清　潔	・毎日，一人で入浴している．入浴時には在宅酸素療法を使用していない ・浴槽につかる時間は5分までと医師より指導されている	・静水圧による負荷を避けるために入浴時間については主治医の指示を守れているが，在宅酸素療法を使用せずに入浴を行なっているため，呼吸状態の悪化が循環動態や浴室での動作に影響を与える危険がある．そのため，入浴中の呼吸状態を評価して，在宅酸素療法の使用をすすめる必要がある．一人で入浴できていることを活かして，セルフケア能力の維持に努める
	移動・活動	・クリーニングの配達に行く際には車を運転している．運転時は在宅酸素を使用していない ・ゆっくり歩くと呼吸苦は出現しにくいが，5分ほど歩くと休息が必要と感じるくらいの息苦しさがある	・運転時の呼吸苦の出現が危険な運転につながる可能性もあるため，運転時の在宅酸素療法の必要性の理解を促す必要がある ・歩行は自分のペースを維持していけるように筋力の維持に努める必要がある

（次頁に続く）

表Ⅳ-4-1　続き

項　目		情　報	アセスメント
	環　境	・クリーニングの作業をすべて一人で行うため，洗濯時の洗浄液や皺を伸ばすためのプレス作業時の蒸気，衣類の繊維というように仕事中の化学物質の曝露がある ・クリーニング機器には蒸気を使うなどボイラーを必要とするものもあるが，ボイラー本体に近づく必要はほとんどない ・1戸建ての持ち家で，駅から徒歩5分の立地である ・1階の一部はクリーニングの店舗になっている．在宅酸素療法のため改築をした ・住まいは市の中心地の商店街にあり，地域とのつながりがある ・かかりつけの病院まで車で5分の距離である	・化学物質の影響は仕事を継続していると避けられない要因のため，定期的に職場内の清掃をするなど，できるだけ刺激を避けれるような環境を作る必要がある ・クリーニングの機器を使用する上で火器のリスクはない ・Dさんは市の中心地の商店街に住居があり，かかりつけ病院も近いため，生活をする上で便利な環境である．クリーニング店を経営していることから，地域とのつながりも強い ・Dさんは，在宅酸素療法のための改築を行うなど，必要な環境を整えることはできる
介護状況	介護状況	・妻は「酸素だから火に近づけたらダメと聞いている．もともと料理は私がするし，夫が火元に近づくことはない」と話されており，火器の管理はできていた ・妻はDさんのことを「なんでも自分でできるし，私が介護することはない」と話していた	・Dさんは仕事を継続しており，服薬や通院も自分で行っており，自立しているため，とくに介護を必要とされていない ・主な介護者である妻も在宅酸素利用における火気の扱いについて理解できているため，今後も火を使う家事などについては妻に担ってもらう必要がある
	サービス利用等	・要支援1 ・かかりつけ医は病院の呼吸器内科で，毎月1回通院している ・在宅酸素療法開始とともに，すすめられて訪問看護を利用していたが，事業所が閉鎖するため訪問看護ステーションを移行する ・本人の希望があり，今後医療依存度が高くなることが想定されることも踏まえて，地域包括支援センターのケアマネジャーから，訪問看護ステーションと併設されている居宅介護支援事業所のケアマネジャーに変更することになった ・月に1回，在宅酸素機器事業所が訪問し，新しいカニューレへの交換，機器のメンテナンスや酸素ボンベの交換を行っていた	・訪問看護ステーションが移行しても看護が継続できるように，各機関との連携を強化する必要がある ・今後医療依存度が高くなることを想定し，要介護になっても継続できるように居宅介護事業所へケアプランも移行した．ケアマネジャーと連携して統一した方針で関わる必要がある
家族の状況	身体的状況 心理的状況 生活状況 希　望	・食事などの家事全般は妻が行っている ・妻は社交的な性格で，近所の友人や娘と出かけることも多い ・妻はDさんについて「しんどくなったら，お店のあちこちに椅子を置いているから，そこで休んでいる．休んでいる時は目をつぶってしんどそうに見えるけど，後から聞いても大丈夫と言うから，見ているしかない」と話した ・同市に娘が結婚して世帯を構えている．娘の家族は夫と子供が3人で子育てが忙しい	・Dさんの妻は社交的な性格で，外出していることも多いが，家事全般を担っており，Dさんと今まで築いてきた夫婦関係を維持できていると思われる ・妻も娘もDさんを見守って，Dさんの自立している生活を尊重しているため，家族の見守り体制を維持していく．今後の病状の進行に合わせて，介護方法を提案して家族を支援していく ・同市に娘家族が住んでいることは強みであるが，娘は自分が関わる状況ではないと思っているため，今後娘の介護への思いを確認する必要がある

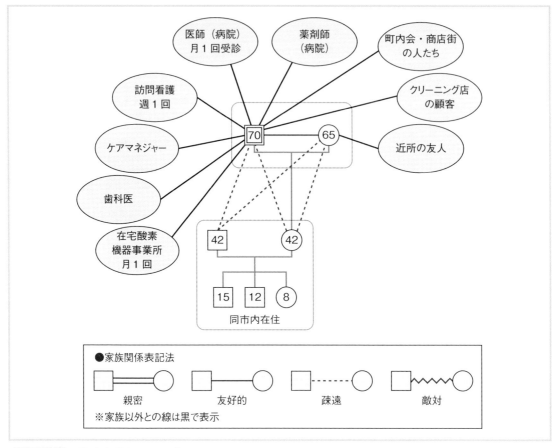

図Ⅳ-4-2　Dさんのエコマップ

は，日中も在宅酸素療法を行う必要がある．Dさんの在宅酸素療法に頼りたくないという思いやクリーニング店として仕事を継続したいという思い，呼吸法など主体的に取り組んできたことを尊重しながら関わることが重要である．

　まずは，労作時に在宅酸素療法を行えるようになることを目指す．Dさんが今まで取り組んでいることを評価し，次の方針を考えた．

①呼吸機能を維持するために，関節可動域訓練（range of motion：ROM）と呼吸筋のリラクセーションを実施する．

②訪問看護時に在宅酸素を使用し，Dさんと一緒に呼吸状態の評価をする．

　この2点から，Dさんが在宅酸素療法の効果・必要性を理解できるように働きかける．以上から，訪問看護のケア内容の変更，今まで30分だった訪問看護の時間を60分に増やすことを調整していくことにした．さらに，病状が進行しているため，在宅酸素療法を継続して行えるようにDさんに関わる医療・福祉の専門職が統一した方針を示し，Dさんの健康管理行動の向上を図ることが重要と考えた．

　また，妻は火気の危険性を理解し，普段の様子を見守ることはできているので，家族がDさんの自立性を損なわないようにしつつ，介護をしていく力を身につけていくことが

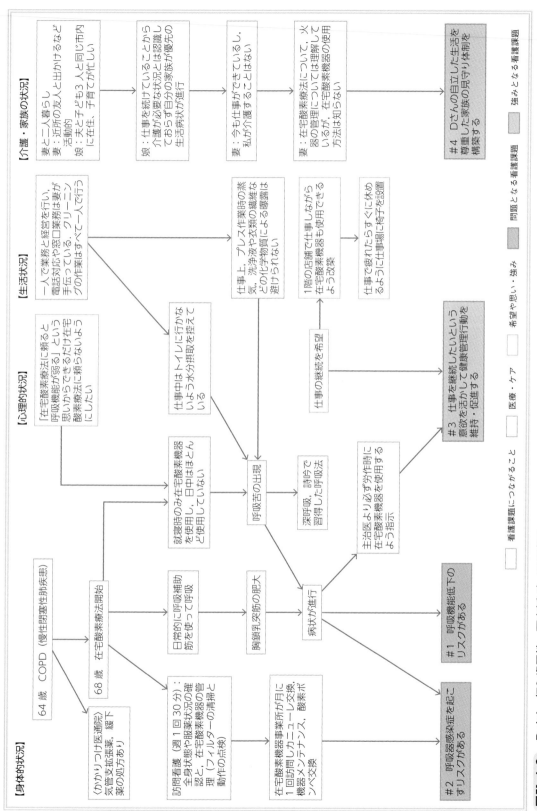

【身体的状況】

64 歳　COPD（慢性閉塞性肺疾患）

〈かかりつけ医通院〉気管支拡張薬，緩下薬の処方あり

68 歳　在宅酸素療法開始

訪問看護（週1回30分）：全身状態や服薬状況の確認と，在宅酸素機器の管理（フィルターの清掃と動作の点検）

在宅酸素機器事業所が月に1回訪問しカニューレ交換，機器メンテナンス，酸素ボンベ交換

日常的に呼吸補助筋を使って呼吸

胸鎖乳突筋の肥大

就寝時のみ在宅酸素機器を使用し，日中はほとんど使用していない

呼吸苦の出現

深呼吸，詩吟で習得した呼吸法

病状が進行

主治医より必ず労作時に在宅酸素機器を使用するよう指示

【心理的状況】

「在宅酸素療法に頼ると呼吸機能が弱る」という思いからできるだけ在宅酸素療法に頼らないようにしたい

仕事中はトイレに行かないよう水分摂取を控えている

【生活状況】

一人で業務と経営を行い，電話対応や窓口業務は妻が手伝っている．クリーニングの作業はすべて二人で行う

仕事上，プレス作業時の蒸気，洗浄液や衣類の繊維などの化学物質による曝露は避けられない

1階の店舗で仕事しながら在宅酸素機器も使用できるよう改築

仕事で疲れたらすぐに休めるように仕事場に椅子を設置

仕事の継続を希望

【介護・家族の状況】

妻と二人暮らし
妻：近所の友人と出かけるなど活動的
娘：夫と子ども3人と同じ市内に在住，子育てが忙しい

娘：仕事を続けていることから介護が必要な状況とは認識しておらず自分の生活病状が優先の生活病状が進行

妻：今も仕事ができているし，私が介護することはない

妻：在宅酸素療法について，機器の管理については理解しているが，火して，在宅酸素機器の使用方法は知らない

#1 呼吸機能低下のリスクがある

#2 呼吸器感染症を起こすリスクがある

#3 仕事を継続したいという意欲を活かして健康管理行動を維持・促進する

#4 Dさんの自立した生活を尊重した家族の見守り体制を構築する

□ 看護課題につながること	□ 希望や思い・強み	▨ 強みとなる看護課題
□ 医療・ケア	▨ 問題となる看護課題	

図Ⅳ-4-3 Dさん（70歳男性，要支援1）の関連図

必要であると考えた.

C. 看護課題の明確化と計画立案

　　アセスメント結果から課題を抽出し，長期目標と短期目標を掲げて，訪問看護計画を立案した．短期目標の評価は半年を目安に立案した．

1 ● 看護課題と長期目標

Dさんの看護課題

＃1　呼吸機能低下のリスクがある

＃2　呼吸器感染症を起こすリスクがある

＃3　仕事を継続したいという意欲を活かして健康管理行動を維持・促進する

＃4　Dさんの自立した生活を尊重した家族の見守り体制を構築する

Dさんの長期目標

　　Dさんが呼吸器感染症を予防し，活動に合わせた呼吸法と在宅酸素療法を行いながら今の生活を継続することができる.

2 ● 短期目標と看護計画

＃1　呼吸機能低下のリスクがある

〈短期目標〉

呼吸機能低下を予防するために労作時に在宅酸素を使用することができる.

〈看護計画〉

- 呼吸状態のアセスメント（呼吸音，痰の有無・性状，SpO_2，呼吸筋・呼吸補助筋の動き，顔色，チアノーゼの有無，修正MRC息切れ質問票スケール［p.73］など）の確認を行う.
- 栄養状態（食事内容と量，体重など）の確認.
- 訪問時に在宅酸素療法を行い，Dさんと一緒に呼吸状態を評価する.
- 呼吸リハビリテーションのコンディショニング（ストレッチ，リラクセーション）を実施する.
- 医師・ケアマネジャーと連携して労作時の在宅酸素療法の使用を促す.
- 労作時の状況を評価できるように，訪問看護の時間を30分から60分に変更することをケアマネジャーと調整する.
- 受診時の状況を聞き，現在の自分の呼吸機能についてどんな時にどのような対応が必要か，どこまで認識しているかを確認する.

＃2　呼吸器感染症を起こすリスクがある

〈短期目標〉

呼吸器感染症を予防するための行動をとることができる.

〈看護計画〉
- バイタルサイン（発熱の有無，痰の有無，副雑音，SpO_2，顔色など）の確認を行う．
- 口腔ケアの実施状況を確認する．
- 肺炎球菌，インフルエンザワクチン接種の状況を確認する．
- 発熱などの自覚症状があれば訪問看護師に連絡するよう指導する．
- 緊急時の連絡体制を確認する．

＃3　仕事を継続したいという意欲を活かして健康管理行動を維持・促進する

〈短期目標〉

　在宅酸素療法や呼吸法を取り入れて自身で生活を調整することができる．

〈看護計画〉
- 生活状況と労作時の変化を確認する．
- 在宅酸素機器の電源・機器の動作確認，フィルターの清掃をする．
- 在宅酸素療法の使用状況を確認し，D さんと一緒に評価し，活動に合わせた在宅酸素療法の使用方法を提案する．
- 療養日誌（SpO_2，仕事の時間，呼吸苦出現の有無など）をつけるよう促す．
- 外出して歩行する時の呼吸状態を確認して，安全に移動できるか定期的に評価する．
- 呼吸苦の出現など不安がある時は，訪問看護師や医師に相談するよう指導する．
- 呼吸苦出現時にパニックコントロールできるように指導する．

＃4　D さんの自立した生活を尊重した家族の見守り体制を構築する

〈短期目標〉

　家族が D さんのことで気づいたことや心配なことを表出できる．

〈看護計画〉
- D さんの病状について，家族の理解を確認する．
- D さんの状態について，D さんと一緒に家族にも説明する．
- 家族の健康状態を確認する．
- 家族の思いを確認する．
- 不安がある時は訪問看護師に相談できることを伝える．

D. 実施の経過と半年後の評価

＃1　呼吸機能低下のリスクがある

　週に1回，30分の訪問看護の時間は，在宅酸素療法をしながら体操や呼吸筋のリラクセーションを行い，日中も在宅酸素療法を行うよう説明を続けた．初回訪問から2ヵ月が経過したとある日の夕方，「息が苦しく，休息しても軽減しない」と電話で相談があった．訪問看護師は D さんの不安を軽減するために，まずは呼吸苦を軽減させることが必要と考え，緊急訪問を提案し，主治医の指示を受けて看護師が到着するまで，在宅酸素を2 L/min に増量して使用することと，深呼吸の実施を促した．訪問すると呼吸状態は落ち着いており，鼻カニューレを装着したまま居間で休息されていた．SpO_2 は94％だった．状況を確認すると「忙しくて昼食を食べずに仕事をしていた」ということであった．D さ

んは，訪問看護師に相談したことで，冷静になることができたと話した．Dさんは，以前よりも仕事の時の息苦しさが増悪したことで，今回のようなパニックにいたったと思われる．「以前だったら，こんな風に誰かに相談しようと思わなかった」と話したことから，訪問看護師はDさんも病状の変化を感じており，在宅酸素療法の使用を強化できるタイミングだと判断した．主治医とケアマネジャーに訪問看護でパニックコントロールを行ったことを報告し，訪問時間を60分に変更したいことを相談した．その後，地域連携部門の看護師から「在宅酸素を労作時に使用することに慣れたら，入院して運動療法を試してみてもいいかもしれない」という主治医の方針について情報提供された．

　Dさんは，訪問看護の時間を60分に変更し，在宅酸素療法を行いながらストレッチやリラクセーションをすると，その後は身体が動かしやすく，夜もよく眠れると評価した．そして，クリーニングのプレス作業のように熱気で鼻カニューレが邪魔という時や，恥ずかしいからと近所の人やお客さんの前に出る時は在宅酸素療法を行わないが，それ以外の時には在宅酸素療法を行うようになった．日中の安静時や睡眠時は1L/minで，入浴時は2L/minで使用している．半年が経過した頃，主治医から運動療法プログラムの参加のための入院をすすめられ，Dさんは入院するかどうか悩んでいる様子だった．訪問看護師は，主治医と連携し包括的な呼吸リハビリテーションの促進を図ることにし，Dさんの思いを聞き心理的なサポートを行った．

#2 呼吸器感染症を起こすリスクがある

　呼吸器感染症を起こさずに経過している．Dさんは「医者から肺炎になりやすいから，風邪に気をつけるように言われている」と話し，手洗いやうがい，部分義歯の清潔ケアや定期的な歯科受診ができていた．また，肺炎球菌とインフルエンザワクチン接種も行われた．Dさんは，呼吸器感染症のリスクを理解し，予防行動をとることができているが，呼吸器感染症による急性増悪のリスクは高いため，計画は継続する．

#3 仕事を継続したいという意欲を活かして健康管理行動を維持・促進する

　訪問看護の時間を60分にしたことでDさんとの会話の時間も増えて，今までの生活や仕事に対する思いを話してくれるようになった．Dさんは「ちょっと触っただけで生地もわかるし，生地に合わせたクリーニングができる．今のクリーニング屋でそこまでできるのは少ないから長年の付き合いのあるお客さんがいるし，頼まれる限りは仕事を続けたい」という思いや，開店時間を短くしても「近所の人は開いている時間に合わせてお店に来てくれる」，「配達で回っていても，仕事を続けてとお得意さんから言われる」ということを話し，仕事に誇りをもっていることが伺えた．このため引き続きDさんが仕事を継続できる方法を提案していくことがDさんの意欲につながると考える．

　Dさんは息苦しい時は使用できるようにと外出時に酸素ボンベを持参するようになったが，配達だけでなく町内会の付き合いなど出かけることが多いため，酸素ボンベが重いことが気になると訪問看護師に相談した．訪問看護師は病院の地域連携部門の看護師を通して主治医に報告し，携帯用酸素濃縮器に変更できた（**図Ⅳ-4-4a**）．Dさんは「軽くて持って行きやすくなった．パッと見ただけでは普通のカバンを持っているように見えるから，酸素ボンベよりこっちの方がいい」と喜んでいた．Dさんは外出時，階段はなるべく避ける道順を考えており，訪問看護師はDさんと一緒に外出して携帯用酸素濃縮器を使用し

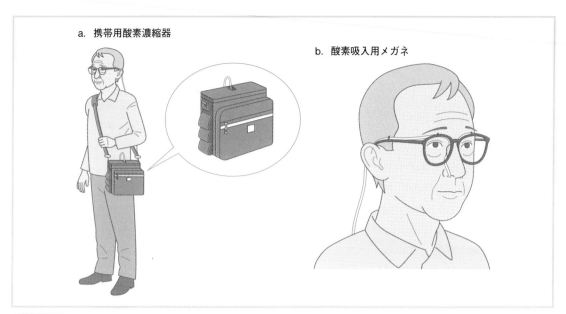

a. 携帯用酸素濃縮器

b. 酸素吸入用メガネ

図Ⅳ-4-4　外出時の D さん

ながら安全に移動できるか確認を行った．また，「近所の人にカニューレをつけているのを見られたくない．何かいい方法はないか」と相談したので，訪問看護師は酸素吸入用メガネ（カニューレ装着加工メガネ）（**図Ⅳ-4-4b**）を紹介した．このように，D さんは生活で気になることを伝え，新たな方法を取り入れることができていた．訪問看護師が何気ない会話の中で，病気への思い，生活のこだわりを聞いて具体的なアドバイスを行った効果と考える．

＃4　D さんの自立した生活を尊重した家族の見守り体制を構築する

　D さんの妻は，訪問看護師と出会った時には，「最近は，仕事中椅子に座って休んでいても，前みたいに目をつぶってしんどそうにしていることはない」，「この間，町内会の集まりからの帰りが遅くて心配した」というように，D さんの様子で感じたことを表出されるようになった．訪問看護師が家族の心理的負担を傾聴し，不安の軽減を図るとともに，D さんを見守るための観察のポイントについて指導を進めていく．

E.　看護課題の見直しと看護計画の修正

1 ● D さんと家族の状況を踏まえたサービス担当者会議の開催

　D さんは病院へ入院し，3 週間の運動療法プログラムを行った．D さんは「しんどかったわ～」と話したが，効果は感じたようだった．カンファレンスには D さん，主治医，地域連携部門の看護師，理学療法士，栄養士，薬剤師，訪問看護師とケアマネジャーが参加した．

　主治医より，次の2点について説明があった．①現在の1秒量（FEV_1）が60％と今の訪問看護ステーションに変わってからの半年間は呼吸機能が維持できている．②今回の評

価から，定期的に運動療法プログラムを実施することで呼吸機能が維持できる．

　理学療法士は，運動療法プログラムでは酸素流量を 4 L/min でトレーニングを行ったことを報告し，退院後も在宅酸素療法を行いながら週に 2〜3 回の 10 分程度の歩行練習を継続することを提案した．栄養士は体力維持のためのカロリー摂取の必要性と，仕事が忙しい時でも市販のカロリー補給食品なら簡単に食べることができると説明した．訪問看護師は指導されたことを生活の中で継続できるように支援すると伝えた．カンファレンスの結果，安定期を少しでも長く維持するために今後も定期的に入院をして呼吸機能を評価しながら運動プログラムを行う方針となった．

　地域連携部門の看護師から，災害時の対応について災害時要援護者として名簿登録する（『NiCE 地域・在宅看護Ⅰ』第Ⅹ章第 5 節参照）ことをすすめられた．D さんの住居はハザードマップでは洪水や土砂災害の危険は低い．また，D さんは商店街で行われている防災訓練に参加している．ケアマネジャーから D さんの住居から避難所まで徒歩 5 分であり，非常時の電源確保もできるという情報が提示された．訪問看護師が，大規模災害に備えて外部バッテリーを用意しておくのはどうかと提案したところ，D さんも同意した．

2 ● 看護課題・長期目標の見直し・修正

D さんの看護課題

#1　仕事を継続したい意欲を活かしたセルフマネジメント能力を維持・向上する
#2　呼吸機能の低下のリスクがある
#3　呼吸器感染症を起こすリスクがある
#4　D さんの自立した生活を尊重した家族の見守り体制を維持する
#5　行政・医療・商店街のつながりを活かして災害時の体制を整える

D さんの長期目標

　D さん自身が包括的呼吸リハビリテーションで身につけたことを生活に取り入れながら QOL を維持する．

3 ● 短期目標・看護計画の見直し・修正

#1　仕事を継続したい意欲を活かしたセルフマネジメント能力を維持・向上する

〈短期目標〉

　在宅酸素療法や呼吸リハビリテーションなど今の生活に必要な行動を選択することができる．

〈看護計画〉

・生活の状況を確認する．
・在宅酸素機器の電源・機器の動作確認，フィルターの清掃をする．
・在宅酸素療法の使用状況を確認し，D さんと一緒に評価し，活動に合わせた在宅酸素療法の使用方法を提案する．
・療養日誌（SpO_2，仕事の時間，呼吸苦出現の有無など）をつけるよう促す．

- 外出して歩行する時の呼吸状態を確認して，安全に移動できるか定期的に評価する．
- 呼吸苦の出現など不安がある時は，訪問看護師や医師に相談するよう指導する．
- 呼吸苦出現時にパニックコントロールできるように指導する．
- 理学療法士から指導された呼吸リハビリテーションの実施（週2～3回，散歩10分）状況を確認する．
- D さんが必要な支援を考えることができるように，生活状況に合わせて利用できる社会資源を紹介する．

#2　呼吸機能低下のリスクがある

〈短期目標〉

呼吸機能低下を予防するための行動をとることができる．

〈看護計画〉

- 呼吸状態のアセスメント（呼吸音，痰の有無・性状，SpO$_2$，呼吸筋・呼吸補助筋の動き，顔色，チアノーゼの有無，MRC の息切れスケールによる評価など）の確認を行う．
- 栄養状態（食事内容と量，体重など）の確認
- 呼吸リハビリテーションのコンディショニング（ストレッチ，リラクセーション）を実施する．
- 受診時の状況を聞き，現在の自分の呼吸機能について，どんな時にどのような対応が必要か，どこまで認識しているのかを確認する．

#3　呼吸器感染症を起こすリスクがある

〈短期目標〉

呼吸器感染症を予防するための行動をとることができる．

〈看護計画〉

- バイタルサイン（発熱の有無，痰の有無，副雑音，SpO$_2$，顔色など）の確認を行う．
- 口腔ケアの実施状況を確認する．
- 歯科受診の状況と，受診時の医師の説明について確認する．
- 肺炎球菌，インフルエンザワクチン接種の状況を確認する．
- 発熱などの自覚症状があれば訪問看護師に連絡するよう指導する．
- 緊急時の連絡体制を確認する．

#4　D さんの自立した生活を尊重した家族の見守り体制を維持する

〈短期目標〉

家族が D さんのことで気づいたことや心配なことを表出できる．

〈看護計画〉

- D さんの病状について，家族の理解を確認する．
- D さんの状態について，D さんと一緒に家族にも説明する．
- 家族の健康状態を確認する．
- 家族の思いを確認する．
- 不安がある時は訪問看護師に相談できることを伝える．

#5　行政・医療・商店街のつながりを活かして災害時の体制を整える

〈短期目標〉

　災害時の避難行動の方法や在宅酸素療法の対応について理解できる.

〈看護計画〉

- 災害時の連携について行政,医師,ケアマネジャー,在宅酸素機器事業所との連絡体制を整える.
- Dさんに確認しながら定期的に行政に災害対策のための情報提供を行う.
- 外部バッテリーの定期点検をする（月1回）.
- 避難所までの道順を定期的に一緒に歩いて確認する.
- 商店街で行われる防災訓練の参加状況を確認する.

5 糖尿病の血糖コントロール不良が心配されるEさんへの支援

事例⑤

療養者：Eさん，66歳，男性．要介護2　日常生活自立度（寝たきり度：A1，認知症の状況：自立）

疾　患：2型糖尿病，左脳梗塞（右上下肢軽度麻痺）．

既往歴：55歳　職場の健診で糖尿病を指摘，内服治療，教育入院を2度経験するが自己流で管理，血糖コントロール不良のため60歳からインスリン注射を開始する．

　66歳　左脳梗塞を発症し，入院治療．経過は良好でリハビリテーション目的で転院し，2ヵ月後自宅へ退院となる．右上下肢に軽度麻痺が残存，ADLは，ゆっくりと手すりなどにつかまればほぼ自立．右手の細かな作業には困難感がある．

家族構成：妻（64歳），長男（38歳）と3人暮らし，敷地の横の一軒家に次男夫婦と孫2人が居住している．

生活歴：地元の農協職員，管理職を60歳で定年，2年間の再雇用を経て現在は無職．

嗜　好：若いころから飲酒が好きで，日本酒1.5合もしくはビール中瓶1本／ほぼ毎日，付き合いで飲みに行くと何軒もはしご酒を楽しむ．喫煙歴はなし．趣味はカラオケ，ゴルフ，晩酌をしながら，プロ野球中継を観ること．

現状（初回訪問まで）:

　糖尿病と診断されてから，サプリメントや糖質制限など自分が糖尿病に対してよいと思ったことは積極的に取り入れる一方で，教育入院時から看護師の指導などにはほとんど耳を貸さず「俺は俺のやり方でやる」と自己流で管理をして過ごしていた．妻も「この人は頑固で，一度自分がこうだと思ったら聞かない．好きにすればよい」という様子であった．教育入院時に，妻は栄養指導をEさんと一緒に受けていた．これまで朝・昼は主に外食で，夕食も偏食，飲酒もあり，血糖コントロールがうまくいかず，5年後には内服治療から1日1回／朝のインスリン注射へ変更となった．負けず嫌い，几帳面な性格ゆえに，自己血糖測定とインスリン注射の手技はマスターし，毎朝実施できていた．しかし食事療法は相変わらず自己流で行い，極端な糖質制限や偏食，過度のアルコール摂取を繰り返していた．運動も嫌いで，散歩を促しても本人は「インスリン注射をしているので大丈夫」という認識であり，HbA1cは7.0〜8.0％とコントロール不良が続いていた．定期受診でも「自分は大丈夫」，「男は豪快に好きなものを食べて，お酒を飲んで，それで死ねたら本望」と言って看護師の指導は適当に受け流していた．

　今回，左脳梗塞を発症し，幸い軽度であったが利き手の右手に麻痺が残存した．意欲的にリハビリテーションを行い，左手でほとんどの動作は代替可能となる．しかし，これまで自分で行っていた血糖測定やインスリンの注射は一人では難しくなってしまった．そこで，入院中に介護申請をして，退院に備えることになった．

　退院前カンファレンスでは本人と妻，ケアマネジャー同席の上，今後のインスリン注射をどうするかを中心に話し合った．その際，妻に目盛り合わせと空打ちなどの補助を

提案すると顔色が一変し「怖いし，できない．これまで好き勝手をしてきた人なので，今更関わりたくない」と強く拒否してしまった．挙句，「注射を手伝えというのなら，施設を探してください」と言い始めた．Eさんは，「自分は若い時からお酒と食べることが楽しみ．お酒が飲めず，自分で食べれなくなったら人生終わりと思っている．これまで何でも自分で決めてきたので，死ぬまで自分のことは自分で決めたい」言う．さらに「妻や子供たちは好きなように生きればよいと思っているし，自分には干渉してほしくない」と発言した．

　そこで，当面は訪問看護の導入，看護師が介入できる病院併設のデイケアサービスの利用，次男の嫁の協力を得ることにして，インスリン注射のサポートを行うことになった．そのほか，自宅の玄関と廊下，トイレと浴室に段差解消や手すりの住宅改修，ベッドと浴室の福祉用具（椅子，手すり）の導入を準備して退院となった．

家族の状況：妻（64歳）は元音楽教師，結婚を機に退職し主婦となる．子育てが一段落後，自宅でピアノ教室を開き現在も週3回レッスンがある．町内や音楽仲間などとの交友が広く，社交的で家には不在がち．高血圧と脂質異常症にて内服中．長男（38歳）は，県外の大学を卒業後就職したが，人間関係で悩んで退職し，地元に戻る．その後は知人と共同で立ち上げたインターネット販売の仕事をしており，ほとんど自室で過ごす．地元の友人などとの交友関係はほとんどない．弟夫婦との関係は良好で，甥や姪の面倒は快く引き受ける．

　次男（35歳）は公立高校の教師，嫁（33歳）は保育士で近くの保育所で勤務，孫は，男7歳小学生，女5歳幼稚園児である．現在，第3子を妊娠中である（妊娠6ヵ月）．Eさんは「ふたりの孫はとても可愛い．成長を楽しみにしている」と笑顔で話す．

経済状況：一戸建て，持ち家，Eさんと妻は年金生活，先祖から受け継いだ農地を大規模農家に預けており，借地料を得ている．経済的余裕はある．居室は1階の居間，その隣の部屋が夫婦の寝室である．トイレは居間と寝室から出た廊下を歩いて5メートル先にある．

処方内容：
　インスリン グラルギン注ソロスター　15単位／朝（自己注射）
　グリメピリド錠　3 mg／糖尿病治療薬　朝・昼・夕食後1錠ずつ
　アスピリン腸溶錠　100 mg／抗血小板薬　朝食後1錠
　クロピドグレル錠　75 mg／抗血小板薬　朝食後1錠
　アムロジピン錠　2.5 mg／降圧薬　朝食後1錠
　酸化マグネシウム錠　330 mg／緩下薬　寝る前1錠

医師の指示内容：血糖管理，血糖値測定と自己注射の手技確認，状態観察，食事療法，運動療法などの確認，リハビリテーション

A. 初回面接・訪問・情報収集

　退院前カンファレンスの結果，自己血糖測定とインスリン注射のサポートは妻ではなく，週3回は訪問看護師（1回30分／月・水・金，9時），週2回（火・木）は病院併設型のデイケアセンター（通所リハビリテーション）でサポートをして，それ以外の土曜，日曜日は隣に住む次男の嫁にサポートを依頼することになった．次男の嫁は，この提案を

快く引き受け，退院前に病棟の看護師から自己血糖測定の方法，インスリン自己注射の手技と注意点について指導を受け，理解力も良好であった．E さんは入院中に自己注射の練習をしようと促しても，「脳梗塞になるとは思わなかったが，大した麻痺が残らなくてよかった」，「これまで通り生活できるはずと思っている．家に行けば自分でできる」と言い張り，入院中は血糖測定やインスリン注射は看護師に任せっきりであった．食事の準備，排泄や入浴などの生活上のサポートに関しては，妻は協力的であり不安な発言は聞かれなかった．退院前に，デイケアセンター併設の病院看護師と自己血糖測定とインスリン注射のサポートの調整を済ませて退院となった．

　退院翌日 9 時に初回訪問，E さんは自己血糖測定と注射の準備をして居間の椅子に座って待っていた．やや不機嫌に「わしは糖尿病 10 年選手のベテランだ．こんなもん，一人でできるのに……．皆でできない，できないと決めつけて．やってみるので見ててくれ！！」と言い，自己血糖測定を始めた．左手で頑張ってやろうとするが，右手でうまく血糖測定器を支えられず，妻に血糖測定チップの「袋を切れ！！」，「ここに差し込め」と指示を出している．ゴミなどは横で妻が回収している．次に，インスリン自己注射は，ペンを右手でうまく支えられないため針先が不潔になりがちで，上に向けての空打ちも上手くできずイライラした様子であった．訪問看護師は，焦らないように声掛けをし，本人のできているところを活かしながら，できないところを中心にサポートし，インスリンの自己注射を終えた．E さんは無言になり，妻は「ほら，やっぱりできないのに．意地を張るから」と言い残し，隣の台所へ消えた．E さんはその後，黙って朝食を摂取し始める．E さんに，妻と少しお話をしてくる許可を取り，妻と台所で話をする．妻は，「この前は施設に入ればよいと言ってしまったけど……，本当は，このまま家で穏やかに暮らせればよいと思っていますよ．別に夫の面倒を見たくないわけじゃないんです．あの頑固な性格を何とかしてもらわないと……八つ当たりされるだけで，こちらが辛くなる．時には甘えればよいのに……」と涙ぐむ．「注射はね……，私，子供の時から注射が嫌いで．もう，人に注射を刺すなんて，怖いのよ」と言う．さらに，トイレ介助や洗面などは，E さんが自分でやろうとしてくれるので見守り程度で済むのでよかったが，何でも慌てて行動しようとするので，転倒しないか心配と言う．

　居間に戻り，食事の後の E さんと妻に今後の訪問看護の予定や契約に関することについて説明をする．その後，今後のサポートの方向性について E さんに希望を伺う．最初黙っていた E さんだったが，ポツリと「少し慣れたら血糖測定も注射も上手くできるようになるだろうから，少しだけ手伝ってくれればいい」と呟いた．食事に関しては，「こんな状況じゃ，外出もできん．母さんに出してもらう食事を食べるしかない．つまらない人生になった」と言い，そのほかにはとくに心配事はないとのことであった．

　退院前カンファレンスや初回訪問で得られた情報を基に，退院直後の身体，心理，生活，介護，家族の状況についてアセスメントした結果を表Ⅳ-5-1 に示した．図Ⅳ-5-1 はエコマップである．

表Ⅳ-5-1　Eさんの情報とアセスメント

項　目		情　報	アセスメント
身体的状況	疾患・病状治療	・55歳で糖尿病を発症，内服治療，教育入院を2度経験するが自己流で管理 ・血糖コントロール不良のため60歳からインスリン注射を開始 ・HbA1cは7.0〜8.0%で経過 ・66歳で左脳梗塞を発症し，入院治療．経過は良好でリハビリテーション目的で転院し，2ヵ月後自宅へ退院となる．右上下肢に軽度麻痺が残存，ADLは，ゆっくりと手すりなどにつかまればほぼ自立．右手の細かな作業には困難感がある． 【注射】インスリン　グラルギン注ソロスター15単位/朝（自己注射） 【内服薬】自己管理 グリメピリド錠　3mg/日　朝・昼・夕食後1錠ずつ アスピリン腸溶錠　100mg/日　朝食後1錠ずつ クロピドグレル硫酸塩錠　75mg/日　朝食後1錠ずつ アムロジピン錠　2.5mg/日　朝食後1錠ずつ 酸化マグネシウム錠　330mg　寝る前1錠	・長年の自己流の食事療法（極端な糖質制限や偏食），過度のアルコール摂取を繰り返し，運動不足もあり，HbA1cは7.0〜8.0%と血糖コントロールが不良 ・内服管理とインスリン自己注射はできていたが，「インスリン注射をしているので（食べても）大丈夫」という誤った認識がある ・脳梗塞再発予防薬が追加された内服管理とインスリン自己注射が引き続き必要である ・左脳梗塞後の左上下肢麻痺は軽度で，リハビリテーションを進めることで日常生活の自立は十分可能である ・右手の麻痺により，インスリン自己注射（自己血糖測定）の手技ができない部分が生じているが，本人はその自覚がない ・持続型インスリンを自己注射中，血糖降下内服中であり，低血糖出現の可能性がある
	呼吸状態 循環状態 消化と代謝状態 意識状態 筋骨格系の状態 感覚機能の状態	・発熱なし　呼吸は平静 ・脈拍66〜78回/分　血圧130〜140/70〜80mmHg ・排尿回数は10回/日，頻尿気味，うち夜中に1回 ・排便は，緩下薬を調整し1回/1〜2日，普通便 ・身長164cm，体重68kg ・日常生活自立度（寝たきり度）A1 ・認知機能低下はなし ・聴力に異常なし ・老眼あり老眼鏡を使用 ・糖尿病性網膜症はSDR（単純糖尿病網膜症）の状態で経過観察中 ・感覚神経障害の症状あり，主に足の裏がジンジンしている ・足に傷病変はないが，両足に白癬あり軟膏にて治療	・呼吸状態，循環状態は安定している ・脳梗塞の再発予防のため，血圧のコントロールが必要である ・糖尿病の影響で頻尿状態であるが，夜間は1回程度に収まっている．夜間や起き上がり時に左上下肢麻痺の影響を受ける可能性がある ・脳梗塞の再発予防のためにも，スムーズな排便が望まれる．緩下薬を調整し，現在排便コントロールは良好な様子 ・BMI29，肥満（1度），これまでと違う日常生活，食事療法，運動不足によって体重増加の可能性があり注意が必要 ・現在，日常生活自立度A1で一人で外出はできないが，今後のリハビリテーションによっては改善の可能性がある ・認知機能に問題はない ・単純糖尿病網膜症の状態で経過観察中であり，血糖コントロールのいかんで進行する可能性がある ・両下肢に糖尿病性神経障害の感覚神経障害があり，脳梗塞後遺症の右上下肢麻痺と併せて転倒等の危険リスクがある ・両足に白癬があり，清潔保持と軟膏塗布，経過観察が必要である

（次頁に続く）

表Ⅳ-5-1　続き

項　目		情　報	アセスメント
心理的状況	疾患に対する理解	・俺は俺のやり方でやる ・自分は糖尿病に関してはベテランなので，自分の身体のことは自分が1番わかっている ・脳梗塞になるとは思わなかったが，大した麻痺が残らなくてよかった．これまで通り生活できるはずと思っている ・退院時は，糖尿病10年選手のベテランなので，自己血糖測定もインスリン自己注射も一人でできると思っている	・糖尿病に対する病識はあるが，自己流で管理してきており，脳梗塞発症後もその認識に変化が見られない ・大した麻痺でないという認識で，これまで通りの生活に戻れると信じている ・自己血糖測定もインスリン自己注射も一人でできると思っている ・糖尿病（患者）のベテラン，これまでやってきたという自信，自負心が強い ・糖尿病の治療，自己管理に対する意欲は継続している
	楽しみ・よろこび・希望	・若い時からお酒と食べることが楽しみ．お酒が飲めず，自分で食べられなくなったら人生終わりと思っている ・退院後，「こんな状況じゃ，外出もできん．母さんに出してもらう食事を食べるしかない．つまらん人生になった」と言う ・これまで何でも自分で決めてきたので，死ぬまで自分のことは自分で決めたいと思っている ・妻や子供たちは好きなように生きればよいと思っているし，自分には干渉してほしくない ・二人の孫はとても可愛い．成長を楽しみにしている ・趣味はカラオケ・ゴルフ・晩酌をしながら，プロ野球中継を観る	・自分で食べれなくなったら人生終わりと思っている．つまらない人生になったとの発言から今後の意欲喪失・自暴自棄になる可能性が否定できない ・死ぬまで自分のことは自分で決めたい，干渉してほしくないという，しっかりとした意思を表明している ・妻や子供たちの生き方に寛容 ・孫が生きがい ・趣味がある
生活状況	食　事	・これまでは，朝食は自己血糖測定とインスリン注射後に，歩いて5分の喫茶店でモーニングサービスを摂取することが日課であった．昼食は蕎麦屋かラーメン屋での外食かコンビニのお弁当が多かった．蕎麦屋では飲酒をすることもあった．夕食は主に妻の作った食事で，魚や肉のおかず中心で，炭水化物は食べずに晩酌をしていた．妻に促されて，しぶしぶ野菜サラダを食べる毎日であった ・飲酒が好きで，日本酒1.5合もしくはビール中瓶1本/ほぼ毎日 ・退院後は，3食とも妻が食事を準備することになった．妻は食事療法の知識がある．1日1,500 kcal以内，18単位/1日を目指すと意気込んでいる	・自己流での管理が長かったため，これまでの食生活からの変換を強いられ，ストレスが募る可能性がある ・飲酒が好きであり，退院後の生活の中でどの程度の飲酒量になるのか，制限が守れるか不明であり状況の把握が必要 ・妻に食事療法の知識と意欲がある ・頑固な方なので，妻の作る食事で食事制限が守られていくのかはわからないので観察が必要である
	排　泄	・排尿・排便動作は，ほぼ自立も，夜中や起き上がりに身体が動きにくく，見守りが必要 ・トイレ内の左側に手すり設置，トイレットペーパーは，1回分ずつ切って準備，左側に設置	・右上下肢の麻痺が残存してが，トイレ内の手すり使用とトイレットペーパーの準備によって排泄は自立 ・夜間の移動時，起き上がり等での見守りと環境整備，転倒予防が必要

（次頁に続く）

表Ⅳ-5-1　続き

項　目		情　報	アセスメント
	清　潔	・これまで毎日入浴 ・退院後はデイケアサービスで入浴予定（週2回），そのほか土日に入浴予定 ・洗身・洗髪一部介助 ・衣類の着脱は時間はかかるが自立 ・シャワーチェアー，浴槽移動はバスボードと手すりを準備（見守り予定）	・これまでの毎日入浴していたことから，自宅での入浴・シャワー浴の回数を増やす調整が必要 ・右上下肢の麻痺が残存しているので，見守り，一部介助が必要 ・入浴時の転倒予防が必要 ・衣類の着脱はできる
	移動・活動	・軽い右上下肢の麻痺があるが，左側手すりなどにつかまりながらゆっくりと歩行可能 ・家の中，庭，家の周囲は一人で歩けるが，公共交通機関を使った外出は一人ではできない ・利き手の右手の細かな動作は難しいが，意欲的にリハビリテーションを行い，左手でほとんどの動作は代替可能となる ・自己血糖測定とインスリン注射は一人では困難な状態 ・初回訪問時に自己血糖測定とインスリン注射を確認するも，一人ではできず妻に言葉を荒げたり，イライラした言動があり	・右上下肢の麻痺が残存しているので，段差や廊下における転倒予防は必要 ・一人ではまだ外出ができないので，閉鎖的な生活におけるストレスの増強や抑うつ状態など精神的な影響の出現の可能性がある ・意欲的にリハビリテーションを行っている ・日常生活上，左手でほとんどの動作は代替可能である ・自己血糖測定とインスリン注射は，細かな作業においてサポートが必要．時間をかけて麻痺側の右手の固定などを工夫をしていくことができれば，一人でも可能になる可能性はある
	環　境	・一戸建て，持ち家，Eさんと妻は年金生活，先祖から受け継いだ農地を大規模農家に預けており，借地料を得ている．経済的余裕はある ・居室は1階の居間，その隣の部屋を寝室とする．トイレは居間と寝室から出た廊下を歩いて5ｍ先にある ・自宅の玄関と廊下，トイレと浴室に段差解消や手すりの住宅改修，ベットと浴室の福祉用具の導入を準備して退院となった	・経済的な余裕がある，社会資源の導入が可能である ・主に1階で生活しているので，日常生活で階段昇降に不安が少ない ・トイレまでに5ｍの廊下があり，転倒のリスク，寒暖差の心配がある ・住宅改修が済んでいる
介護状況	介護状況	・妻はインスリン自己注射のサポートは強く拒否する．子どもの時から注射が嫌いで，刺すのが怖いと認識 ・夫の面倒を見たくないわけではなく，頑固な性格を何とかしてもらわないと思っている．八つ当たりされるとつらい，時には甘えればよいのにと思っている ・妻は，トイレ介助や洗面などは，Eさんが自分でやろうとしてくれるので見守り程度で済むのでよかったが，なんでも慌てて行動しようとするので，転倒しないか心配と思っている ・次男の嫁は，退院前に病棟の看護師から自己血糖測定の方法，インスリン自己注射の手技と注意点について指導を受け，理解力も良好	・妻は注射自体に苦手意識があり，刺すのが怖いと思っているので，夫に協力したくないわけではない． ・妻は夫に対して面倒を見たくないわけではなく，もう少し素直になって欲しい，頼ってほしいと思っている ・Eさんは，トイレ介助や洗面などは自分でやろうとしており，自立への意欲が強い ・自立心が強いことは強みだが，焦って動くために転倒のリスクが高い ・自己血糖測定とインスリン自己注射は次男の嫁の協力が得られる．しかし現在妊娠6ヵ月であり，半年後の状況次第では他者やサービス利用などのサポートが必要になる可能性がある

（次頁に続く）

表Ⅳ-5-1　続き

項　目		情　報	アセスメント
	サービス利用など	・要介護２ ・訪問看護週３回／午前／月・水・金 ・病院併設型のデイケアサービス（入浴）週２回／火・木 ・訪問リハビリテーション週２回／午後／月・金	・要介護認定を受けており，必要なサービスが利用できる ・経済的な余裕があり，介護保険限度額以上の介護サービスの利用が可能である
家族の状況	身体的状況 心理的状況 生活状況 希望	・妻（64歳），長男（38歳）と３人暮らし ・妻は，施設に入ればよいと言ったが，本心はこのまま家で穏やかに暮らせればよいと思っている ・長男（38歳）は自宅でインターネット販売の仕事をしており，ほとんど自室で過ごす．弟夫婦との関係は良好 ・敷地の横に次男夫婦と孫２人が居住 ・次男（35歳），嫁（33歳）は，サポートに協力的．嫁は現在，第３子を妊娠中である（妊娠６ヵ月）	・妻に介護意欲がある ・隣に次男夫婦が住んでおり，協力が得られる ・長男も自宅にいるので，場合によってはサポートが期待できると考えられるが，現状は長男の認識，協力の意思や程度が不明 ・Ｅさん，妻，長男，次男夫婦，孫との家族関係は良好の様子である

B. アセスメント

　得られた情報から看護課題につながることをラベル化し，望みや思い，強みを意識し看護課題とラベルの関連性を矢印（→）で図Ⅳ-5-2の関連図に示した．問題となる看護課題と，強みとなる看護課題が抽出された．

　Ｅさんは糖尿病歴が長く，自己流で療養を続けてきたが，今回脳梗塞を発症し，左上下肢に軽度麻痺を残すことになった．このことから，これまでの療養生活の見直しを行い，残存能力を維持向上させながら新しいライフスタイル，生活と療養の折り合いの取れた行動を獲得しなければならない．とくに，インスリン自己注射の確実な施行の継続は，治療の要であり，血糖コントロールと共に重要となる．しかし長年，自分なりに頑張って療養をしてきた，自己注射はできるという自負心も強く，このＥさんの気持ちを肯定的に支えつつ，自立を支援しながら誤った認識や行動については修正を促す必要がある．妻とはまだ，本音で話し合えてはいないが，妻を含め家族は在宅療養を継続することに協力的であることがＥさんの強みである．家族と共に訪問サービスの看護師・理学療法士・作業療法士，デイケアサービスの看護師・理学療法士・作業療法士，ケアマネジャー等の多職種との情報共有を密にし，支援の方向性を一致させながら異常の早期発見と糖尿病自己管理・生活の自立に向けた支援が望ましい．

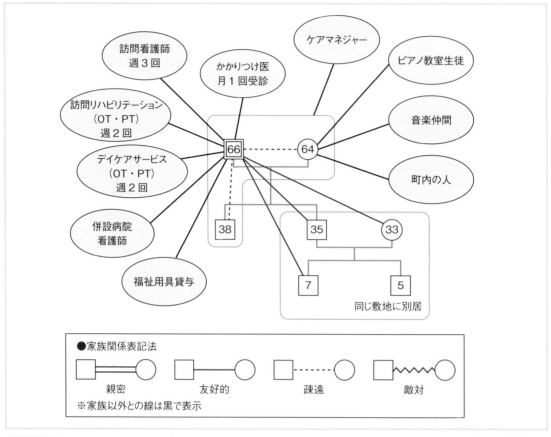

図Ⅳ-5-1　Eさんのエコマップ

C. 看護課題の明確化と計画立案

1 ● 看護課題と長期目標

Eさんの看護課題

#1　自己血糖測定・インスリン自己注射が自力ではできない
#2　血糖コントロールと糖尿病合併症予防の必要性がある
#3　脳梗塞再発のリスクがある
#4　（リハビリテーション・行動を無理にすることによる）転倒のリスクがある
#5　認識を変換したり，希望と療養の折り合いをつけて生活したりすることによる
　　　心理的ストレスがある
#6　主介護者の妻と本音で話し合えていない
#7　家族の協力や社会資源のサポートを得て療養生活を継続する

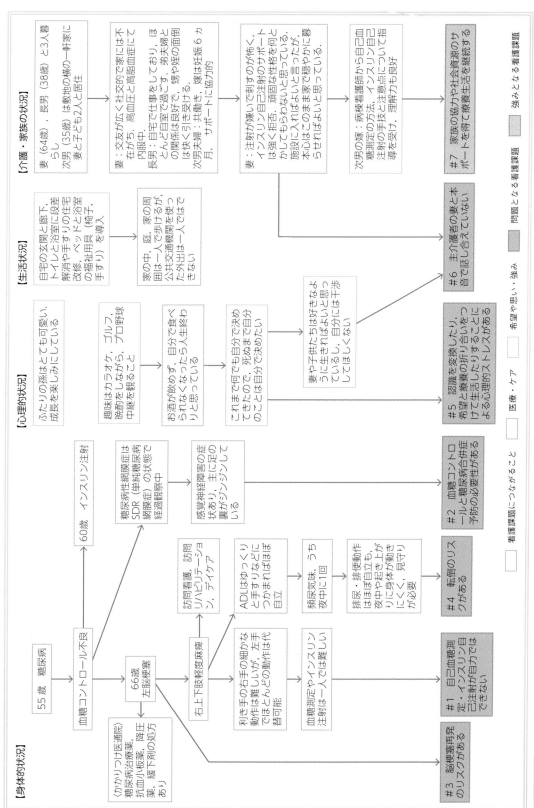

図Ⅳ-5-2　E さん（66 歳男性，要介護 2）の関連図

> **Eさんの長期目標**
>
> 　療養に対する前向きな気持ちと持てる力を活用し，合併症や危険を予防し，家族の協力を得ながらできるだけ自立した穏やかな生活が送れる

2 ● 短期目標と看護計画

#1　自己血糖測定・インスリン自己注射が自力ではできない

〈短期目標〉

　サポートを得てインスリン自己注射・自己血糖測定が毎朝施行できる．

〈看護計画〉

- 自己注射・自己血糖測定に対する意欲・自己注射・自己血糖測定の実施状況（できているところ，サポートが必要なところ）を観察する．
- 自己注射・自己血糖測定ができているところは継続し，サポートが必要な部分に対して，本人と話し合いながら工夫して，少しでも本人ができるように支援する．
- 次男の嫁の自己注射・自己血糖測定の手技，意欲，実施状況を確認し，指導するとともに不安の解消に努め継続を支援する．
- 訪問看護師・デイケアサービスの看護師・ケアマネジャーと情報共有し，本人の自立に向けた支援の方向性を一致させ，連携して支援する．
- 妻に対して，できそうな部分のサポートを依頼し，一緒に取り組む．

#2　血糖コントロールと糖尿病合併症予防の必要性がある

〈短期目標〉

　血糖コントロールが悪化しない．

〈看護計画〉

- 血糖のコントロール状態（朝食線前血糖値，HBA1c），体重，血液データを確認する．
- 食事摂取状況（摂取量，摂取単位，食品内容，食事時間，外食の有無・内容等）を確認する．
- 飲酒摂取状況（摂取量，摂取内容，食事時間等）を把握する．
- 低血糖出現の状況・程度・パターン等を把握する．
- 合併症の有無・進行・程度（眼底所見，足病変，白癬の状態等）を把握する．
- 内服管理状況を把握する．
- 糖尿病や血糖値に対する認識・発言を聴取する．
- 糖尿病歴が長く，ベテラン患者であるという自負心を否定せず，本人の意思を尊重する姿勢で関わる．
- 現在身体に起こっている事実や経年的な変化について根気強く説明し，これまでの認識とは変更していかなければならない点について理解を促す．
- 本人が納得した目標を設定できるように関わる．
- 妻に食事療法の支援を中心にサポートを依頼し，一緒に取り組む．

#3　脳梗塞再発のリスクがある

〈短期目標〉

　再梗塞を起こさない.

〈看護計画〉

- バイタルサイン, 血圧コントロール状態を観察する.
- 出血傾向の有無を観察する.
- 排便状況（緩下薬によるコントロール状況）を観察する.
- 再梗塞の徴候の有無・程度を観察する.
- 食事内容・塩分の摂取状況, 禁忌食品の摂取有無, 水分摂取量を確認する.
- 内服管理状況を確認する.
- 再梗塞の予防に対する認識・発言を聴取する.
- 確実に服薬するように支援する.
- 服薬時の禁忌食品や出血傾向に関する理解を促す.
- 排便コントロールの必要性に応じて支援する.
- 再梗塞の予防に関する説明（再梗塞の徴候・食事の注意点等）を行い, 理解を促す.
- 訪問サービスの看護師・理学療法士・作業療法士, デイケアサービスの看護師・理学療法士・作業療法士, ケアマネジャーとの情報共有を密にし, 異常の早期発見と対応に努める.
- 妻や家族にも異常の早期発見に関する知識をもってもらい, 一緒に見守る.

＃4　（リハビリテーション・行動を無理にすることによる）転倒のリスクがある

〈短期目標〉

　転倒せずに無理のないリハビリテーションを継続する.

〈看護計画〉

- 右上下肢の麻痺の有無・程度, 日常生活動作の状況・日内変動の有無, 活動状況・歩き方・起き上がりの状況を観察する.
- リハビリテーションの状況, 活動時焦りはないか, 慌てていないか, 本人の日常生活行動の認識に過信はないかを観察する.
- 手すりや段差解消の使用時の様子（不足はないか）, 居室, 周囲, 廊下等の状況を確認し, 必要があれば環境整備をする.
- トイレや入浴, 動きにくい状況時にサポートが必要な場合は, 動き方をともに検討・工夫して安全に動けるようにする.
- 自分でできる生活行動を促進する.
- 本人の意欲を支援しながら, 安全に留意する点を伝える.
- 訪問サービスの看護師・理学療法士・作業療法士, デイケアサービスの看護師・理学療法士・作業療法士, ケアマネジャーとの情報共有を密にし, 本人と共に自立に向けた支援の方向性を一致させて支援する.
- 妻や家族に転倒リスクに関する知識をもってもらい, 一緒に見守る.

＃5　認識を変換したり, 希望と療養の折り合いをつけて生活したりすることによる心理的ストレスがある

〈短期目標〉

　　現在の身体の状態を理解でき，新たな生活スタイルを楽しめる．

〈看護計画〉

- 糖尿病や血糖値に対する認識・発言を聴取する．
- 脳梗塞・右上下肢麻痺に対する認識・発言を聴取する．
- つらい気持ちや否定的な気持ちの有無を聴取する．
- 生き方，意思，信念に関する発言とその内容を把握する．
- できるという自負心を否定せず，本人の思いを尊重する姿勢で関わる．
- 糖尿病と脳梗塞に関連して身体に起こっている事実や経年的な変化について根気強く説明し，これまでの認識とは変更していかなければならない点について理解を促す．
- 本人が納得した目標を設定できるように関わる．
- 上手くできていることは，積極的に肯定的な評価を返す．
- リハビリテーションを安全に進め，できることが増えるように支援する．
- 自分の思いや考えを表出できる環境を作り，押し殺した気持ちがないように声かけする．
- 楽しみ，生きがいを尊重して生活できるように支援する．
- 本人や家族，関わる人々の信頼関係の構築に努める．
- 家族や訪問サービスの看護師・理学療法士・作業療法士，デイケアサービスの看護師・理学療法士・作業療法士，ケアマネジャーとの情報共有を密にし，本人の気持ちの変化や心の揺らぎなどに早く気づき連携して支援につなげる．

＃6　主介護者の妻と本音で話し合えていない

〈短期目標〉

　　Eさんと妻がお互いの思いを表出し，話し合える．

〈看護計画〉

- 夫の思い，妻に対する気持ち，協力してほしい思いの有無や内容を聴取する．
- 妻の思い，夫に対する気持ち，協力したいこと希望の内容を聴取する．
- 夫婦のこれまでの夫婦関係，歴史，大事にしてきたことの振り返りや再構築を促す．
- 長男や次男家族への希望や思いを聴取する．
- お互いの思いを自然に表出し，話し合えるように，ケア時などに声かけをする．
- 本人が伝えにくい思いや希望は，了解を得たうえで，伝える仲介をする．
- 夫婦が伝えにくい思いや希望は，長男や次男，次男の嫁，孫の協力も得て伝えていけるように支援する．
- 訪問サービスの看護師・理学療法士・作業療法士，デイケアサービスの看護師・理学療法士・作業療法士，ケアマネジャーとの情報共有を密にし，どこにお互いの本音が潜んでいるのか，話し合い，連携しながら慎重に支援する．

＃7　家族の協力や社会資源のサポートを得て療養生活を継続する

〈短期目標〉

　　家族の負担が重くならず，在宅療養を継続できる．

〈看護計画〉

- 本人の家族に対する思い，協力への満足度，追加の希望の有無や内容を聴取する．
- 本人の介護サービスに対する思い，利用の満足度，追加の希望の有無や内容を聴取する．
- 妻の介護負担の有無（健康状態・表情・発言など）を把握する．
- 次男と次男の嫁の介護負担（健康状態・表情・発言など）を把握する．
- 家族内の協力体制を把握する．
- 長男の介護への認識と協力度を把握する．
- 介護サービスの利用状況を確認し，介護サービスの充足度，不足の有無，内容を聴取する．
- 本人・家族やケアマネジャー・多職種との情報共有を密にし，家族の必要なサービス体制が整っているか，話し合い，連携しながら支援する．

D. 実施の経過と半年後の評価

#1　自己血糖測定・インスリン自己注射が自力ではできない

　自己血糖測定とインスリン注射のサポートは，週3回は訪問看護師（1回30分/月・水・金，9時），週2回（火・木）は病院併設型のデイケアセンターの看護師，土曜，日曜日は隣に住む次男の嫁にサポートを継続している．見守りやごみの片づけは妻が行っている．リハビリテーションに励んでいるが右指の巧緻性はまだ改善の余地がある．自己血糖測定はほぼ自力でできるようになったが，インスリン注射は針先の清潔保持と空打ちに少しサポートが必要な状態が続いているため，援助計画は他の課題と統合して支援を継続する．

#2　血糖コントロールと糖尿病合併症予防の必要性がある

　空腹時血糖は130〜140 mg/dLで経過．HbA1cは6.8〜7.3%と改善してきている．家族以外と外食に出かけることはなく，妻の作る3食を摂取している．飲酒は1日おきに，妻から出されたお酒1合程度（ときどきビール）を飲んで過ごし，それ以上を要求することはない．しかし，お酒を飲まない分，アイスクリームを毎日食べるようになり，時には昼・夕食後にも食べてしまうため，妻が心配と言っている．調整して購入しているが，冷凍庫にアイスクリームがないと機嫌がわるくなり，時には孫に買いに行かせてこっそり食べている．内服管理はできている．合併症（眼底所見，足病変，白癬の状態など）の進行はない．アイスクリームの過剰摂取については注意を促しながら，活動量の多い時間に食べる工夫などを提案し，良好な血糖コントロールに向けて引き続き援助計画を続行する．

#3　脳梗塞再発のリスクがある

　血圧は130〜140/85〜95 mmHgで経過．内服薬は確実に服用しており，Eさんも妻も禁忌食品などの理解もあり問題は起きていない．引き続き援助計画はほかの課題と統合して支援を継続する．

#4　（リハビリテーション・行動を無理することによる）転倒のリスクがある

　デイケアサービス週2回/火・木と訪問サービスのリハビリテーションを週2回/午後

／月・金で，リハビリテーションに励んでいる．Eさんは意欲的で，「早く一人で外出できるようになりたい」と言っている．相変わらずせっかちに動き出すと，妻は心配している．右指の巧緻性はまだ改善の余地があり作業療法に励んでいるが，ときどきイライラした言動がある．意欲をもち続けながら，安全にリハビリテーションが続けられるように援助計画はほかの課題と統合して支援を続行する．

#5　認識を変換したり，希望と療養の折り合いをつけて生活したりすることによる心理的ストレスがある

　退院直後は，自己注射ができない現実を自覚せざるを得ない状況に，すこし落ち込む様子が見られたが，リハビリテーションに励み，日常生活でできることが増えていることを実感する日々を送っている．「今回は相当ショックだった」，「これ以上わるくなりたくない」と，糖尿病と脳梗塞の関係や，予防に関する話に耳を傾けるようになり，つらい気持ちも表出できている．「一人で出かけたい」，「孫と旅行に行きたい」という発言も見られる．しかし，ときどき「好きな物も食べれない」，「こんな生活は籠の中の鳥」，「自由がない」とつぶやく．デイケアサービス以外はほとんど自宅で過ごしているので，運動療法を兼ねて妻や家族との散歩をすすめ，気分転換や楽しみを提案していく．少しずつ，安全に行動範囲を拡げ，生きがいや楽しみにつなげていけるように援助計画を修正して支援を続行する．

#6　主介護者の妻と本音で話し合えていない

　退院直後は，お互いに遠慮がちであったが2ヵ月を過ぎるころから小さな喧嘩がみられるようになった．訪問時も口を利かない様子や，妻が不在にすることが多くなってきたため，ケアマネジャーを中心にサービス担当者間で情報共有し，支援してきた．Eさんと妻を個別に面談すると，お互いに思いやっている言動が見られた．Eさんは「長年，一緒に過ごしてきたから……照れ臭くてなかなか感謝は言えないけど妻には本当に感謝している」，「男たるもの，妻に助けてなんて弱音は吐けない．そこを察して欲しい」と言う．この言葉を妻に伝えると「たしかにあの人が助けてなんて，言うわけない．もう仕方がないわ」と笑っていた．外出を増やしているのは，本人に自立を促すためということもわかった．その後，口喧嘩はあるが，穏やかに過ごしている．引き続き，双方がストレスをため込まないように声かけをするなど援助計画をほかの課題と統合して支援を続行する．

#7　家族の協力や社会資源のサポートを得て療養生活を継続する

　現状，家族や訪問看護，デイケアサービス，訪問リハビリテーションのサポートを受ける生活で安定している．デイケアサービス以外の日に，妻や次男の援助でシャワー浴・入浴も可能となっているため，サービスを増やす希望も出ていない．ただ，これまでインスリン自己注射をサポートしていた次男の嫁が出産のため孫とともに実家に戻る日が近づいているため，検討が必要となっている．修正して支援を継続する．

E.　看護課題の見直しと看護計画の修正

1●Eさんの家族の状況を踏まえたサービス担当者会議の開催

　次男の嫁の出産予定日1ヵ月前が迫ってきた．次男の嫁のサポートが得られなくなる状

況を踏まえて，インスリン自己注射の継続に向けた支援・自立に向けた支援の拡大に関するサービス担当者会議を開催した．Ｅさんはリハビリテーションに励み，自己血糖測定はほぼ自力でできるようになったが，インスリン注射は針先の清潔保持と空打ちに少しサポートが必要な状態あった．施行時の見守りやごみの片づけは妻が行っていた．次男の嫁が不在となるため，土日のインスリン注射の施行をどうしていくかについて，自宅でサービス担当者会議が開催された．訪問看護師は２日前にたまたま玄関で出会った長男にも，この日にサービス担当者会議があることを知らせていた．

　サービス担当者会議には，ケアマネジャー，訪問看護師，訪問リハビリテーションスタッフ，妻，長男，次男が参加した．会議の場で次男は，妻の出産予定の前後２ヵ月の間，土日は研修のため県外に行く予定があることを告げた．妻は知らなかった様子で「あてにしていたのに……．注射はもう私がするしかないのよね」と発言した．次男は申し訳なさそうだった．Ｅさんは「もう大丈夫！！できる，できる．心配しなくていい」とやや怒り口調になった．

　そのとき，隣の台所に居た長男が「自分がやりますよ」と会議に入って来た．妻は驚いた表情であったが「お兄ちゃんがやってくれるなら，安心だわ」とうれしそうな顔をした．次男も「兄貴すまないな．頼むよ」と言い，土日のサポートは長男が行う計画に変更となった．併せて長男から，「父さん，最近好きな喫茶店も行けていないから……俺が一緒に行くよ」と提案してくれた．Ｅさんは「そうだな」と少し笑顔を見せた．

　長男は翌朝から，訪問看護師に自己血糖測定とインスリン注射の指導を受けた．また，訪問看護師が来る日はなるべく早く起きて，インスリン注射の後に散歩を兼ねて喫茶店のモーニングサービスを食べにいくようになった．妻はその日は二人分の朝食を作る手間が省けて，楽になったと喜んでいる．

　後日妻から「長男にはいろいろあって……引きこもりがちだったので，私たちもどう接してよいかわからなかった．でも，自分から父親の介護に参加してくれると言ってくれてうれしかった」，「あの子なりに父親を心配していたことがわかりました．実は主人も，あの後涙を流してよろんでいたんですよ」と話した．長男も訪問看護師が一人の時に「長男なので，自分も何かしないと，と思っていたんですよ．これまで甘えていたので……なかなかきっかけがつかめなかったのですが，会議の予定を伝えていただいていたので，ちょうど会議に入れてよかったです．ありがとうございました」と話していた．

2● 看護課題・長期目標の見直し・修正

　サービス担当者会議を経て，Ｅさんの認識がよい方向へ変化し，家族の介護体制にも変化が認められた．血糖コントロールは改善してきてはいるものの，飲酒の問題からアイスクリームの過剰摂取に問題が変化している．インスリン注射の見守りもまだ必要である．しかし，次男の嫁に代わり同居の長男がサポートに参加してくれることになり，本人や妻にとっても好ましい状況になっている．家族全員の協力を得て，インスリン注射の実施や療養生活の継続を支援しながら，生きがいや楽しみというQOLの向上を目指す段階，活動範囲を広げていく段階となってきたため，看護課題と看護計画を以下のように修正した．

Eさんの看護課題

- ＃1　家族の協力や社会資源のサポートを受けて，療養生活を継続する
- ＃2　血糖コントロールと糖尿病合併症予防，脳梗塞再発予防の必要性がある
- ＃3　リハビリテーションを継続し，活動範囲の拡大を図る必要がある
- ＃4　希望と現実との差による不安や焦り，心理的ストレスの出現の可能性がある

Eさんの長期目標

　家族全員の協力を得て，血糖コントロールや合併症や危険を予防しながら，日常生活行動を拡大し，生きがいや楽しみがもてる生活が送れる．

3● 短期目標・看護計画の見直し・修正

＃1　家族の協力や社会資源のサポートを受けて，療養生活を継続する

〈短期目標〉

　家族全員の協力や社会資源のサポートを受けて療養生活が継続でき，家族の負担も増大しない．

〈看護計画〉

- 自己注射・自己血糖測定の実施状況（できているところ，サポートが必要なところ）を観察する．
- 自己注射・自己血糖測定ができているところは継続し，サポートが必要な部分に対して，本人と話し合いながら工夫して，少しでも本人ができるように支援する．
- 長男の自己注射・自己血糖測定の手技，意欲，実施状況を確認し，指導するとともに不安の解消に努め継続を支援する．
- 訪問サービスの看護師・デイケアサービスの看護師・ケアマネジャーと情報共有し，本人の自立に向けた支援の方向性を一致させ，連携して支援する．
- 妻にできそうな部分のサポートを依頼し，一緒に取り組む．
- 本人の家族に対する思い，協力への満足度，追加の希望の有無や内容．
- 本人の介護サービスに対する思い，利用の満足度，追加の希望の有無や内容．
- 家族の介護負担の有無（健康状態・表情・発言など）や家族内の協力体制を把握し，負担の軽減に向けて支援する．
- 介護サービスの充足度，不足の有無，内容を把握し，不足があれば調整を図る．
- 長男との散歩や外出の様子，サポートの状況などを確認し，長男の負担が過多にならないように支援する．
- 本人・家族やケアマネジャー・多職種との情報共有を密にし，家族の必要なサービス体制が整っているか，話し合い，連携しながら支援する．

＃2　血糖コントロールと糖尿病合併症予防，脳梗塞再発予防の必要性がある

〈短期目標〉

　血糖コントロールを改善し，糖尿病合併症の出現や悪化・脳梗塞再発を起こさない．

〈看護計画〉

- 血糖のコントロール状態（朝食線前血糖値，HBA1c），体重，血液データを把握する．
- 食事摂取状況（摂取量，摂取単位，食品内容，食事時間，外食の有無・内容など），アイスクリームの摂取状況（摂取量，摂取内容，食事時間など）を把握する．
- 低血糖出現の状況・程度・パターン等を把握する．
- 合併症の有無・進行・程度（眼底所見，足病変，白癬の状態等）を観察する．
- バイタルサイン，血圧コントロール状態，・出血傾向の有無を観察する・食事内容・塩分の摂取状況，水分摂取量，禁忌食品の摂取有無を把握する．
- 内服管理状況を観察する．
- 排便状況（緩下薬によるコントロール状況）を観察する．
- 再梗塞の徴候の有無・程度を観察する．
- 糖尿病や血糖値・再梗塞の予防に対する認識・発言を聴取する．
- アイスクリームは夜ではなく日中に摂取する，小さく個装したものを準備し，満足感を得ながら量を調整するなどの工夫を促す．
- 本人が納得した目標を設定できるように関わる．
- 自負心を否定せず，本人の意思を尊重する姿勢で関わる．
- 妻や家族全員に食事療法の支援を中心にサポートを依頼し，一緒に取り組む．
- 訪問サービスの看護師・理学療法士・作業療法士，デイケアサービスの看護師・理学療法士・作業療法士，ケアマネジャーとの情報共有を密にし，異常の早期発見と対応に努める．
- 妻や家族全員にも異常の早期発見に関する知識をもってもらい，一緒に見守る．

#3 リハビリテーションを継続し，活動範囲の拡大を図る必要がある

〈短期目標〉

リハビリテーションを継続し，安全に活動範囲の拡大が図れる．

〈看護計画〉

- 右上下肢の麻痺の有無・程度，ADLの状況を観察する．
- リハビリテーションの状況，活動時焦りはないか，慌てていないか，本人のADLの認識に過信はないかを確認する．
- 手すりや段差解消の使用時の様子（不足はないか），居室，周囲，廊下等の状況を確認し，必要があれば環境整備をする・本人の意欲を支援しながら，安全に留意する点を伝える．
- 妻や家族全員に転倒リスクに関する知識をもってもらい，一緒に見守る．
- 行きたいところややってみたいことなどの希望が，焦らず，安全に実現できるように計画的に支援する．
- 訪問サービスの看護師・理学療法士・作業療法士，デイケアサービスの看護師・理学療法士・作業療法士，ケアマネジャーとの情報共有を密にし，本人とともに希望の実現に向けて支援する．

#4 希望と現実との差による不安や焦り，心理的ストレスの出現の可能性がある

〈短期目標〉

　療養生活における心理的ストレスを抱えず，生きがいや楽しみがもてる.

〈看護計画〉

- 生き方，意思に関する発言とその内容を把握する.
- 妻やそのほかの家族とコミュニケーションの様子を観察する.
- 上手くできていることは，積極的に肯定的な評価を返し，生活の満足度が高まるように支援する.
- リハビリテーションを安全に進め，できることが増えるように支援する.
- 運動療法を兼ねて，外出の機会を増やしていくように働きかける.
- 行きたいところに行く，旅行や，趣味のカラオケなど家族とともに行動範囲を広げていく.
- 楽しみ，生きがいなどの目標を家族で話し合う機会を設け，希望が安全に実現できるように，また前向きな気持ちで生活が継続できるように支援する.
- 訪問サービスの看護師・理学療法士・作業療法士，デイケアサービスの看護師・理学療法士・作業療法士，ケアマネジャーは情報共有を密にし，本人とご家族の希望の実現に向けて支援する.

難病を患うFさんの意思表示に戸惑う家族への支援

事例⑥

療養者：Fさん，67歳，女性．要介護5　日常生活自立度（寝たきり度：C2，認知症の状況：自立）　趣味は家庭菜園，料理

疾　患：ALS（筋萎縮性側索硬化症）

既往歴：50歳　子宮筋腫にて開腹手術，55歳　変形性膝関節症，高血圧症

家族構成：夫（80歳代），長男夫婦，孫（高校生）との5人暮らし．長女家族が他区在住，長女は月数回の来訪がある．

生活歴：家主，専業主婦として夫とともに子ども二人を育ててきた．

嗜　好：飲酒は付き合い程度．喫煙歴なし．

現状（初回訪問まで）：62歳時，Fさん自身がろれつの回りにくさに気づく．B脳外科で，脳梗塞を疑われて頭部MRIを施行したが異常はみつからなかった．さらに症状が進行，4つ目の病院でALSと診断された．夫は病状説明の時の精神的なショックから付き添うことができなくなり，代わりに長男が付き添うようになった．嚥下障害は進行し，体重減少が著しくなる．

　1年後，発熱で入院．胃瘻造設を強くすすめられたが，決心がつかなかった．

　1年半後，ますます経口摂取が困難になり，病院看護師から何度も強く胃瘻を勧められ，ようやくFさんは決心した．

　2年後，胃瘻造設をして退院．唾液の嚥下ができないため吸引器を購入，医療的処置が必要になり週2回で訪問看護が開始された．

　退院して9ヵ月後（65歳），痰詰まりによる呼吸困難で緊急入院．家族の強い希望でFさんも決心し気管切開と人工呼吸器を装着した．以後，在宅診療を受けるために，退院前のカンファレンスを病院で行い，在宅生活の環境を調整した．訪問看護，訪問介護が毎日入ることになった．

家族の状況：夫は高血圧，狭心症，不整脈，膝・腰痛があり自分の健康管理で精一杯であり介護できる状況ではない．主介護者は長男夫婦である．夫婦で協力しながら介護をしている．夫，長男夫婦ともに「決めるのは本人であり，そのためにできることは何でもしてあげたい．笑顔でいられる生活を送らせてあげたい」と話している．

経済状況：一戸建て持ち家．駐車場など土地持ちで家賃収入がある．経済的には裕福である．身体障害者手帳1級．国民年金，障害年金，特別障害手当あり．心身障害者医療費助成*（都の制度），特定疾患（難病）の医療費助成あり．

処方内容：

①リルゾール錠　50 mg/ALS治療薬　朝・夕1錠ずつ

---

*心身障害者医療費助成：身体手帳者手帳1級・2級（内部障がい者は3級まで）および愛の手帳1度・2度の人が医療機関で診察受けたとき，窓口で支払うことになっている保険の自己負担分の一部（診療・投薬・補装具）を東京都が助成する．

②ブチルスコポラミン臭化物 10 mg/鎮痙薬　朝・昼・夕1錠ずつ

③芍薬甘草湯/鎮痙の漢方

④酪酸菌　1.5 g/整腸薬　朝・昼・夕1錠ずつ

⑤酸化マグネシウム　500 mg/緩下薬　朝・夕1錠ずつ

⑥グリセリン浣腸液　60 mg/排便促進薬

⑦ヘパリン類似物質/血行促進・皮膚保湿薬

⑧オイラックスH軟膏/鎮痒・消炎薬

⑨ベタメタゾン吉草酸エステル/鎮痒・消炎薬

⑩ジメチルイソプロピルアズレン/鎮痒・消炎薬

医師の指示内容：呼吸器合併症予防，褥瘡予防，胃瘻管理およびイレウス予防，関節拘縮予防，転倒・転落注意，抑うつ気分へのケア

A. 初回面接・訪問・情報収集

退院前には，在宅での生活環境を整えるために病院でFさん，家族（夫，長男夫婦，長女）を交えて病院関係者（担当医，病棟看護師，理学療法士，作業療法士，言語聴覚士，医療ソーシャルワーカー），在宅ケア関係者（ケアマネジャー，保健師，訪問看護師，作業療法士，介護福祉士，福祉用具専門相談員）とカンファレンスを開催した．痰詰まりや肺炎，イレウス，尿路感染症，褥瘡が発症・再発しやすいことを確認し，ケアのポイントや対処方法を全員で共有した．さらにコミュニケーション手段，緊急時の対応，サポート体制，Fさんと家族の希望や心配事などを聴取し検討した．

初回訪問時は，療養者・家族に関する必要な情報を収集し，総合的なアセスメントを行った．進行性疾患のため筋力や運動機能の低下，可動域の制限があるため，日々の継続的なフィジカルアセスメントが不可欠である．ADLに支障が生じてきているため移乗時の転倒に注意が必要であった．機能障害は進行しているもののFさんや家族は，できることはやっていきたいとの意欲がある．また，痰詰まりやイレウスの防止のためにも身体を動かすことは重要であるため，希望を取り入れながら機能訓練や外出をすすめていくことにした．

現在における身体，心理，生活，介護，家族の状況についてアセスメントした結果を**表Ⅳ-6-1**に示した．**図Ⅳ-6-1**はエコマップである．

B. アセスメント

得られた情報，看護課題につながることをラベル化し，望みや思い，強みを意識し，看護課題とラベルの関連性を矢印（→）で**図Ⅳ-6-2**の関連図に示した．問題となる看護課題と，強みとなる看護課題が抽出された．

痰詰まりや肺炎，イレウス，尿路感染症は発症・再発することが多いため毎日のケアが重要である．Fさんはコミュニケーションの障害が進み，長文で表現しなければならない複雑な意思表示が難しくなってきた．それに加えて，表情筋の上位運動ニューロンの障害

表Ⅳ-6-1 Ｆさんの情報とアセスメント

項 目		情 報	アセスメント
身体的状況	疾患・病状治療	・ALS，変形性膝関節症 ・痰詰まりによる呼吸困難があり人工呼吸器装着になった ・ALSの進行により障害高齢者の日常生活自立度（寝たきり度）C2．認知機能はほぼ正常だが，機能障害および人工呼吸器装着により意思疎通困難 ・服薬（ALS治療薬，鎮痙薬，鎮痙の漢方，整腸薬，緩下薬）を胃瘻から注入している	・気管カニューレ，人工呼吸器，吸引，胃瘻，経管栄養などの医療的ケアが必要であり感染管理や合併症予防に努める ・症状の進行によりケアの方法を変更していく必要がある．支援チームとして課題と目標を共有し，方針を統一しケアに従事する ・緊急時，災害時の対応の体制を整えておく．入院先の医療機関を確保しておく
	呼吸状態 循環状態 消化と代謝状態 意識状態 筋骨格系の状態 感覚機能の状態	・発熱なく，呼吸器感染はない．無気肺はない．吸引は安静時1時間～2時間ごと，夜間は2時間ごとに施行している．痰の性状は白色～透明色 ・血圧 120～130/70～80 mmHg，脈拍 70～80回/分，酸素飽和度97～98% ・1日3回，胃瘻からの経管栄養．浮腫あり．アルブミン2.1 g/dL，総蛋白 5.2 g/dL ・意識清明，認知機能ほぼ正常 ・右手の手指がかろうじて上下に動く．左手は母指が動く程度．下肢は自力では動かせない．両足ともに尖足拘縮，痙縮がある ・便意や尿意はある．自然排尿，自力排便はできない ・強迫笑や強迫泣がある	・呼吸器感染，無気肺なく呼吸状態および循環状態は安定している ・腸閉塞が再発しやすいため排便管理に注意する．消化器症状の観察が必要である ・胆囊炎の既往があることや低栄養による浮腫があるため消化器症状や皮膚状況に注意する．検査データの確認と主治医との連携により対処していく
心理的状況	疾患に対する理解	・医師からの説明を受け，徐々に体が動かなくなっていく病気である．自分で呼吸ができなくなり気管切開し人工呼吸器をつけることになるということは認識されている ・延命治療の選択として，心肺蘇生法（CPR）は行わないことに同意の署名をしている ・呼吸苦や疼痛の緩和を希望している	・症状の緩和ケアにつとめる ・意思疎通の困難さから急を要する苦痛などの訴えはうまく伝わらず不安や不快を感じている．苦痛の時は，単語の文字盤ですぐに対応できるような工夫をしているが，泣いてしまうと伝わらない．機器業者やリハビリテーション専門職と試行を繰り返して対処していく
	楽しみ・よろこび・希望	・花や野菜作りが好きであり，お花見や収穫した野菜を見ること，写真を見ることも楽しみ ・お気に入りの演歌歌手の歌を聞いたり，写真やグッズを部屋に飾ったり話題を盛り上げて楽しんでいる ・友人や孫の来訪を楽しみにしている ・病状の進行について，最後まで治療（呼吸器）してほしい．できるだけ家族と一緒に自宅で過ごしたい	・家族との時間を大切にしてもらうよう外出支援をしていく．そのためにも車椅子乗車時間を保つために安楽に乗車できる方法を検討する ・興味，関心のある話題を提供し，家族と一緒に会話ができる場づくりをする
生活状況	食 事	・1日3回，胃瘻からの経管栄養．家族が実施している ・低栄養，低タンパクであり，栄養補助食品を利用している	・胃瘻からの経管栄養は家族が問題なく実施している．胃瘻周辺の皮膚トラブルもなく手技や予防的ケアは問題ない ・検査データの確認と経管栄養の摂取状況を確認し，主治医と連携していく

（次頁に続く）

表Ⅳ-6-1　続き

項　目		情　報	アセスメント
	排　泄	・尿意あり自然排尿，便意があり床上で便器を用いて排泄している ・自力での排便ができず緩下薬服用のほか，浣腸，摘便を実施している ・テープ式紙オムツと尿取りパットを利用している	・尿意，便意があるため自然排泄を促すとともに，排泄後の処理を速やかに行い皮膚トラブルや感染症を予防していく
	清　潔	・清潔行動は全介助であり，訪問入浴を利用している．入浴以外は陰部洗浄，清拭，洗髪 ・仙骨部や頸部の気管カニューレ固定の紐の刺激で発赤が時折見られる．皮膚が弱い ・義歯なし．口腔ケア3回／日以上，整容は全介助している	・保清はできているが，浮腫もあり殿部などの皮膚トラブルが生じやすいため観察していく．適宜処置方法を検討していく
	移動・活動	・寝たきり度：C2．全介助で車椅子に移乗できる ・右手の手指がかろうじて上下に動くためコール器は第二趾で押す．左手は母指が動く程度 ・下肢は自力では動かせない．両足ともに尖足拘縮 ・昼夜逆転傾向．夜は睡眠薬などの服用で休めているが，中途覚醒があり頻繁なコールになる ・コールはタッチコール器 ・呼吸器装着直後は筆談にて会話ができていた．会話補助装置を購入したができなくなった．現在は右手の指でYES/NOの合図をする．意思伝達装置（パソコン）を利用している	・上下肢の機能障害が進行し拘縮も進んでいるが，希望を取り入れ車椅子乗車や外出を継続していく ・リラクセーションや機能訓練も継続し，安楽な体位を保持していく ・徐々に右手の運動機能の低下もあり，本人の意志が伝わりにくい．意思伝達装置を練習しており，徐々に慣れてきたが時間がかかるため，急を要することはうまく伝わらず，ストレスになっている．感情表出の精神的支援が必要である
	環　境	・屋内は車椅子で移動ができるように住宅改修をしている	・必要な住宅改修はしている．介護者の介護の手技も問題ない．今後も状況に応じていく
介護状況	介護状況	・同居の長男夫婦が介護している．痰吸引や呼吸器回路の交換，アンビューバッグの加圧，気管切開周囲の処置，胃瘻周囲の清潔処置，経管栄養，服薬管理，体位交換，車椅子移乗ができる ・夫は医療・介護には携わっていない．話し相手やコール時に様子を見にいくことで精一杯である ・長男夫婦は，ヘルパーや看護師が居ないときの頻繁なコールや感情失禁・強迫笑・強迫泣への対応が大変だと話している．介護者の精神的負担が大きくなったため，長期入院を希望されている ・本人は家に居たい，と望んでいるため，家族はレスパイト入院の話をすることに躊躇している．入院の話をすると泣くので辛い，と話している	・主介護者である長男夫婦との会話や表情，介護状況を確認しながら介護体制を検討していく ・長男は就労中，妻は家事や学校行事などと介護を両立しており，自身の時間がなくなっている．疲労が蓄積しないようにタイミングを見計らいながら利用できる資源の提案をしていく必要がある

（次頁に続く）

表Ⅳ-6-1　続き

項　目		情　報	アセスメント
	サービス利用等	・要介護5 ・訪問看護，訪問介護：毎日2回，日中と夜間 ・訪問リハビリテーション：週1回 ・訪問入浴：週2回 ・訪問診療：月2回 ・時々緊急一時入院を利用している ・訪問マッサージ：週2回 ・適宜有償ボランティアを利用している ・国民年金，障害年金，特別障害手当，身体障害者手帳1級，難病と心身障害者医療費助成あり	・自立支援費と介護保険，医療保険のサービス以外に自由契約ヘルパーを利用することで夜間の肉体的負担は軽減された（家族談）．レスパイト入院を利用しながら介護ができている．関係者と連携しながらサービス内容などを検討していく
家族の状況	身体的状況 心理的状況 生活状況 希望	・家族全員が「自宅で診ていけるところは，できる限り診ていきたい．本人の意思に任せたい」と話している ・夫は80歳で心臓病があり通院している．腰痛があり介護はできない ・長男夫婦が主な介護者であり，最近夜間の頻繁なコールから不眠，血圧値がやや高めになってきた．介護の大変さを話している ・同居の孫も介護の協力をしている．長女もほぼ毎週来訪があり介護の協力をしている	・意思伝達装置（パソコン）が打てないと泣いてしまうことにストレスは増加傾向にある．家族の休息時間を確保し，思いの表出を促していく ・家族の健康状態を観察し，適宜入院を取り入れるなどの提案をしていく ・関係者で役割分担をしつつ在宅での介護が続けれるように考えていく

により感情とは無関係に突然笑う泣くなどの表情になり家族も困惑気味である．とくに話そうとした時に起こりやすいため，家族は話した内容に対する反応だと思い一喜一憂してしまう．疾病特有の症状であることを説明し，誤解のないよう適宜家族からも意思疎通に関して困っていることはないか，情報収集し関係性をわるくしないような働きかけが必要と思われる．訪問看護ステーションの訪問看護師や作業療法士，理学療法士はＦさんの興味関心ややりたいことを引き出し実現できるような計画をケアマネジャーと連携して立案していくことも大事である．

C. 看護課題の明確化と計画立案

　アセスメント結果から課題を抽出し，長期目標と短期目標を掲げて，訪問看護計画を立案した．短期目標の評価は半年を目安に立案した．

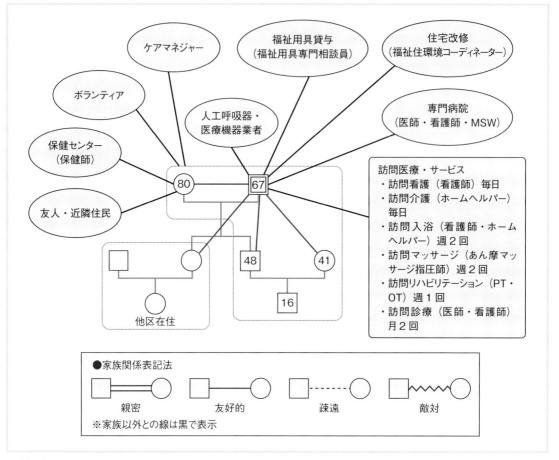

図Ⅳ-6-1　F さんのエコマップ

1 ● 看護課題と長期目標

F さんの看護課題

#1　人工呼吸器装着と慢性気管支炎による合併症（肺炎，無気肺，気胸など）のリスクがある

#2　腸蠕動運動の低下，腹圧の低下によるイレウスのリスクがある

#3　低栄養や活動性の低下による皮膚トラブルが起こりやすい

#4　生活のメリハリをつけるためにも楽しみや希望を実現する

#5　家族の希望や悩みを汲み取り介護力を維持する

F さんの長期目標

　進行する病状と付き合い，生活の目標（季節の花見・散歩）をもちながら，家族との時間を穏やかに過ごすことができる

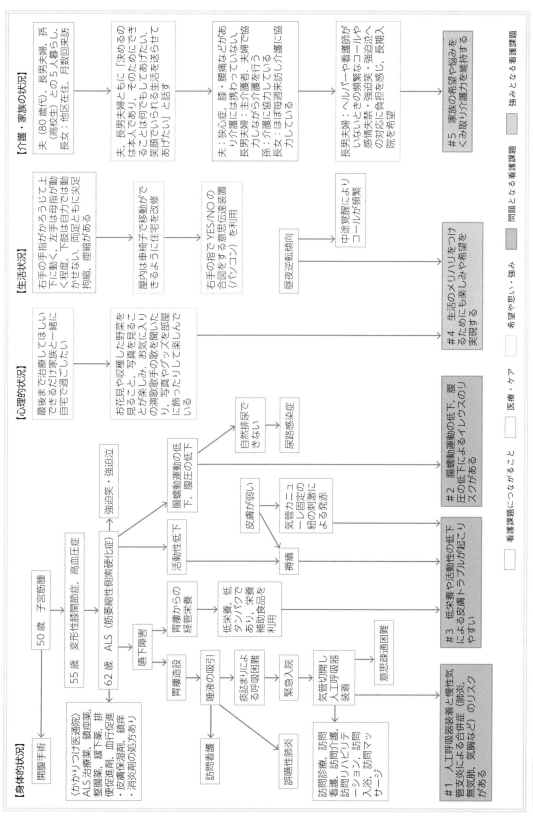

図Ⅳ-6-2　Fさん（67歳女性、要介護5）の関連図

2 ● 短期目標と看護計画

#1　人工呼吸器装着と慢性気管支炎による合併症（肺炎，無気肺，気胸など）のリスクがある

〈短期目標〉

呼吸状態が安定し，呼吸器合併症を起こさない．

〈看護計画〉

• 呼吸状態のアセスメント(副雑音，痰の量，性質，吸引状況，酸素飽和度，活気，表情，顔色など）の確認を行う．

• 訪問時は，呼吸器設定が適切であるか，自発呼吸と人工呼吸器の強制換気の同調性の評価や不具合（アラームの履歴など）の有無を確認する．介護者に人工呼吸器の管理（加湿調整，定期的な回路交換，フィルター交換）を指導する．

• 訪問時に，気管気切部周囲の損傷や壊死がないかなど観察する．介護者に気管気切部周囲の処置（清浄，ガーゼの交換）や，カフ圧の確認と調整を指導する．

• 介護者に人工呼吸器関連肺炎の予防などに対する口腔ケアの重要性を伝え，正しい口腔ケアを指導する．

• 介護者に排痰介助，吸引の手技，口腔低圧持続吸引*を指導する．

• 関連機関と綿密に連絡を取りながら対応し，必要時には主治医に連絡し対応する．人工呼吸器トラブル時はバッグ・バルブ・マスクを使用し，原因究明を行うと同時に，呼吸器会社・主治医に連絡し対応する．

#2　腸蠕動運動の低下，腹圧の低下によるイレウスのリスクがある

〈短期目標〉

定期的に排便がある．

〈看護計画〉

• 排便状況（量，性状，回数)，腹部膨満の程度，排ガスの程度，悪心・嘔吐の有無，腹痛の有無などを確認し，消化器症状を観察する．

• 症状に応じて，腹部マッサージ，定期的な浣腸・摘便，緩下薬・整腸薬の調整により排便管理を行う．必要に応じて主治医と連絡を取り，主治医の指示の下，緩下薬の調整や介護者への指導を行う．

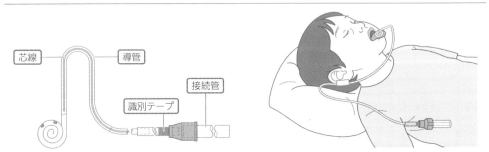

*口腔低圧持続吸引：嚥下機能の低下で，唾液の嚥下ができにくくなったALS，パーキンソン病（Parkinson's disease）などの病気の人が，嚥下障害による唾液の誤嚥予防に口腔低圧持続吸引と唾液持続吸引チューブを使用する．

#3　低栄養や活動性の低下による皮膚トラブルが起こりやすい

〈短期目標〉

皮膚トラブルが生じない．たとえ生じても早期に発見して改善する．

〈看護計画〉

- 栄養状況（摂取量，栄養バランス，検査データなどからのアセスメント），排泄状況の把握，皮膚（浮腫，発赤，潰瘍，乾燥など）を観察する．
- 清潔援助，保湿を確認し処置を行い，適宜介護者にも指導する．軟膏塗布などの処置が必要であれば行い，介護者にも指導する．
- 訪問看護師が全身リンパマッサージを行い，介護者に除圧方法などの確認と指導を行う．ポジショニングの工夫や，除圧用具の導入検討など，医療機関や関係者と情報共有し対応していく．

#4　生活のメリハリをつけるためにも楽しみや希望を実現する

〈短期目標〉

定期的に車椅子に乗り気分転換が図れる．

〈看護計画〉

- ゆっくり時間を設けて，不安，心配事，苦痛や生活上の希望などを傾聴する．
- 要望に合わせて，適宜，福祉用具の検討や，環境整備を提案する．
- 呼吸筋や関節筋のリラクセーションを図り，関節他動運動を行う．不活動性を防ぐため定期的に車椅子に乗車する．
- 庭の花や野菜が見えるように，室内・屋外に車椅子で移動する．
- リラクセーション目的で訪問マッサージの利用を提案する．

#5　家族の希望や悩みを汲み取り介護力を維持する

〈短期目標〉

家族が介護に対する思いを表出でき，介護負担感が緩和する．

〈看護計画〉

- 介護者の睡眠や休息，食欲の確認をする．
- 家族だけで話せる面談時間を設けて，不安，心配事，苦痛や生活上の希望などを傾聴する．
- 会話時の表情，疲労度を観察する．
- 介護者自身の時間がもてているか，余暇活動の有無を確認する．
- 長男夫婦の介護状況に合わせ，サービス内容を検討し，関連機関との連携により，現況に適した介護体制をつくる．
- 必要に応じてボランティアの利用を提案する．

D. 実施の経過と半年後の評価

#1　人工呼吸器装着と慢性気管支炎による合併症（肺炎，無気肺，気胸など）のリスクがある

人工呼吸器の回路交換は，緊急事態を想定し家族ができることが不可欠である．そのた

め，看護師がアンビューバッグを押し，家族が回路交換を実施している．回路の破損があったが，家族が呼吸器会社に連絡し点検が行われ，速やかな対処ができるようになった．

体温調整ができず37℃台の微熱がときどき生じるが，寝具や外気の調整で平熱に戻っていた．痰の性状に変化もなかった．合併症の発症はなかった．計画は継続していく．

＃2　腸蠕動運動の低下，腹圧の低下によるイレウスのリスクがある

緩下薬や浣腸，摘便の実施により3日に1回，排便はあるが，胃瘻注入後に悪心，腹部の不快感と膨満（ぼうまん）が続いたことがあった．腸蠕動音（ちょうぜんどう）が緩慢であったことから腹部マッサージを継続実施することで腸蠕動の活性化と排ガスを促した．さらに制吐薬と整腸薬の服用により，症状は消失していた．今後も起こる可能性が高いため計画は継続する．

＃3　低栄養や活動性の低下による皮膚トラブルが起こりやすい

低栄養状態による浮腫があり，原疾患に関連した代謝異常が原因であることがわかった．対症療法として訪問看護師がリンパマッサージを施行しており，実施後は一時的に軽減した．皮膚損傷しやすい状態であり，ときどき長時間の圧迫部の発赤が見られるが，圧迫解除と軟膏塗布で消失した．今後も起こる可能性があることから，計画は継続していく．

＃4　生活のメリハリをつけるためにも楽しみや希望を実現する

Ｆさんと相談して車椅子への乗車の曜日を決めて実施した．外気温や気候を見ながら外出もした．「短時間でも車椅子に乗ることで（無動による）下肢の痛みは緩和された」，「天気がよい日は散歩したい」，「庭に咲いた花や野菜をみるのが楽しみ」と笑顔を見せることから，目標は達成とした．Ｆさん，家族の希望があるため，外出支援や車椅子乗車は継続していく．

＃5　家族の希望や悩みを汲み取り介護力を維持する

人工呼吸器装着の意思決定については，医師からいずれはそうなると説明されていても，想像できなかった．たとえわかっていても家族は「付けてください」としか言えない．生命に関わることなので，家族からは付ける付けないは言えない．最終的には本人が決断した．苦渋の選択だったと思う，と当時のことを吐露された．本人の望むようにしたいが，意思がわからなくなってきて本人もつらいと思う．泣き顔が多くなってきたがどうしてあげればいいのかわからない．毎日少しでも笑顔を見ると安堵する．今はそれが家族の望みになっていた．

手を動かせなくなり頭でタッチするコール器を使用することになり，夜間でも1～2時間ごとの吸引と頻繁なコール（誤作動も含む）から，「肉体的にも精神的にもきつい」との話があり，介護体制として夜間の泊り込みのホームヘルパー（介護保険外自費サービスの自由契約）と土・日の訪問看護を増やし長時間訪問で入ることにした．2ヵ月が経過し，家族から「コールのセンサー音が頭から離れず，鳴っていないのに音が聞こえる．泣き顔を見るとつらい．マンパワーの増加により肉体的な疲労はなくなったが，気は休まらない」とのことから，定期的な在宅難病患者一時入院（レスパイト入院）を継続していくことをすすめた（第Ⅱ章6節，p.165参照）．

E. 看護課題の見直しと看護計画の修正

1●Ｆさんと家族の状況を踏まえたサービス担当者会議の開催

　　経管栄養後に下腹部の激痛をＦさんが訴えたため，緊急入院した．腹部CTにて腸管拡張と直腸内の多量宿便があり，イレウスと診断された．入院治療にて軽快したが寝たきり状態になった．この時，急変時は積極的加療（心臓マッサージ，昇圧薬など）を行わずDNAR*（Do Not Attempt Resuscitation）であることを書面に残した．指先以外は動かなくなったため，意思伝達装置を使用することになった．今回は退院につき，サービス担当者会議を開き，介護サービスの計画内容の見直しを行い，支援チームとして同じ目標を共有した．

　　イレウスの再発のリスクが高いため主治医と連携し排便コントロールに努めることにした．意思伝達が困難になっておりＦさんと家族がストレスフルな状態のため，タッチコール器の誤作動の改善や意思伝達装置が活用できるようにリハビリテーション専門職や機器業者と残存機能を活かせる工夫を考えていくようにした．家族の休息のためにも在宅難病患者一時入院事業の活用も取り入れていくことにした．

2●看護課題・長期目標の見直し・修正

　　症状発生の原因を踏まえ，看護の実施と評価，計画の修正をすべくサービス担当者会議を経て訪問看護は，イレウス再発の防止の優先度を高くすることを考え，課題と看護計画を以下のように修正した．

Ｆさんの看護課題

＃1　呼吸器合併症のリスクがある
＃2　イレウスの再発のリスクがある
＃3　生活のメリハリをつけるためにも楽しみや希望を実現する
＃4　家族の希望や悩みを汲み取り介護力を維持する
＃5　Ｆさんの意思疎通の困難さから生じるストレスがＦさんと家族にある
＃6　皮膚トラブルが起こりやすい

Ｆさんの長期目標

　　さまざまな合併症対策を図りつつ，楽しみをもちながら家族との時間を穏やかに過ごすことができる

3●短期目標・看護計画の見直し・修正

＃1　呼吸器合併症のリスクがある

---

*DNAR：“Do Not Attempt Resuscitation” の略で，「蘇生措置拒否」と訳される．患者本人または患者の利益にかかわる代理人の意思決定を受けて心肺停止状態になった時に二次心肺蘇生措置を行わないことを意味する．二次心肺蘇生措置とは，具体的には，昇圧薬の投与や，心臓マッサージ，気管挿管，人工呼吸器の装着などによる蘇生措置のこと．

〈短期目標〉

呼吸状態が安定し，呼吸器合併症を起こさない．

〈看護計画〉

- 呼吸状態のアセスメント(副雑音，痰の量，性質，吸引状況，酸素飽和度，活気，表情，顔色など)の確認を行う．
- 訪問時は，呼吸器設定が適切であるか，同調性の評価や不具合(アラームの履歴など)の有無を確認する．介護者に人工呼吸器の管理(加湿調整，定期的な回路交換，フィルター交換)を指導する．
- 訪問時に，気管気切部周囲の損傷や壊死がないかなど観察する．介護者に気管気切部周囲の処置(清浄，ガーゼの交換)や，カフ圧の確認と調整を指導する．
- 介護者に人工呼吸器関連肺炎の予防などに対する口腔ケアの重要性を伝え，正しい口腔ケアを指導する．
- 介護者に排痰介助，吸引の手技，口腔低圧持続吸引を指導する．
- 関連機関と綿密に連絡を取りながら対応し，必要時には主治医に連絡し対応する．人工呼吸器トラブル時はアンビューバッグを使用し，原因究明を行うと同時に，呼吸器会社・主治医に連絡し対応する．

＃2　イレウスの再発のリスクがある

〈短期目標〉

週2回以上の排便があり，腹痛や悪心など消化器症状が起こらない．

〈看護計画〉

- 排便状況(量，性状，回数)，腹部膨満の程度，排ガスの程度，悪心・嘔吐の有無，腹痛の有無などを確認し，消化器症状を観察する．
- 症状に応じて，腹部マッサージ，定期的な浣腸・摘便，緩下薬・整腸薬の調整により排便管理を行う．必要に応じて主治医と連絡を取り，主治医の指示の下，緩下薬の調整や介護者への指導を行う．

＃3　生活のメリハリをつけるためにも楽しみや希望を実現する

〈短期目標〉

定期的に車椅子に乗り気分転換が図れる．

〈看護計画〉

- ゆっくり時間を設けて，不安，心配事，苦痛や生活上の希望などを傾聴する．
- 要望に合わせて，適宜，福祉用具の検討や，環境整備を提案する．
- 呼吸筋や関節筋のリラクセーションを図り，関節他動運動を行う．定期的な車椅子の乗車により不活動性を防ぐ．
- 庭の花や野菜が見えるように室内・屋外に車椅子で移動する．

＃4　家族の希望や悩みを汲み取り介護力を維持する

〈短期目標〉

家族が介護に対する思いを表出でき，介護負担感が緩和する．

〈看護計画〉

- 介護者の睡眠や休息，食欲の確認をする．

- 家族だけで話せる面談時間を設けて，不安，心配事，苦痛や生活上の希望などを傾聴する．
- 会話時の表情，疲労度を観察する．
- 介護者自身の時間がもてているか，余暇活動の有無を確認する．
- 長男夫婦の介護状況に合わせ，サービス内容を検討し，関連機関との連携により，現況に適した介護体制をつくる．適宜レスパイト入院をすすめる．

＃５　Ｆさんの意思疎通の困難さから生じるストレスがＦさんと家族にある

〈短期目標〉

Ｆさん，家族が表出した気持ちの意味をお互いにわかり合える．

〈看護計画〉

- 家族からＦさんとの会話の中で通じ合えなかったこと，困った場面についてのエピソードを聴く．
- 疾病特有の症状である強迫笑・強迫泣*の場合は，家族に感情とは無関係に制御できずに生じている表情であることの説明をする．
- 家族間の関係性の把握に注力する．
- 夜間のコール時の内容を把握する．コール器の誤作動の場合は，原因の把握と対策を考える．
- 意思伝達装置が活用できるように家族とケア職者は，リハビリテーション専門職と機器業者とともに方法を共有する．
- Ｆさん・家族と対話を繰り返し丁寧に聴き，得られた情報から目標と方針を共有し，意思決定を支える．

＃６　皮膚トラブルが起こりやすい

〈短期目標〉

皮膚トラブルが生じても改善する．

〈看護計画〉

- 栄養状況（摂取量，栄養バランス，検査データなどからのアセスメント），排泄状況の把握，皮膚（浮腫，発赤，潰瘍，乾燥など）を観察する．
- 清潔援助，保湿を確認し処置を行い，適宜家族にも指導する．軟膏塗布などの処置が必要であれば行い，家族にも指導する．
- 全身リンパマッサージを行い，除圧方法などの確認と指導を行う．ポジショニングの工夫や，除圧用具の導入検討など，医療機関や関係者と情報共有し対応していく．

---

*強迫笑，強迫泣：「悲しみやおかしさの感情を伴わずに，泣き顔や笑い顔を呈する」状態を言う．「泣きと笑いの間には微妙な移行や類似性があり，表情も声も"泣き"とも"笑い"ともつかない場合が多く，"泣き笑い"と表現するほうが妥当なことが多い」と言われている．病変部位については十分明らかになっていないが，大脳基底核・視床レベルの病変が一般的に疑われている．この病態は多くの疾患で生じることが報告されている．たとえば脳梗塞，頭部外傷，多発性硬化症，ALS，アルツハイマー病，前頭側頭型認知症，脳腫瘍などが挙げられる．

苦痛の訴えが強いがん末期のGさんへの支援

事例⑦

療養者：Gさん，85歳，女性．要介護1　酒屋店主
　　　　　日常生活自立度（寝たきり度：B1，認知症の状況：IIb）

疾　患：胆囊がん，大腿骨骨幹部骨折術後，認知症（HDS-R12点）

既往歴：発症時期不明　高血圧，便秘症　内服治療

家族構成：独居（10年前に夫が死去）．同市内に息子夫婦，隣市に娘夫婦，他県に孫がいる．

生活歴：夫亡き後も家業の酒屋の店主として，車で町中配達に駆け回り，元気に働いていた．明るく穏やかな性格でいつも周りに気を配り，友人も多く，近所との関係も良好である．大腿骨骨幹部骨折後は酒屋の店頭販売のみ継続している．

嗜　好：とくになし

現状（初回訪問まで）：（がん発症前）X-1年7月，自宅で転倒し，左大腿骨骨幹部骨折を受傷．A病院にて髄内釘術施行し，順調に回復したが，入院中にせん妄，認知症状が出現した．MRI検査の結果，陳旧性の脳梗塞の多発があり，それが症状原因の7割と思われるが，3割はアルツハイマー型認知症の可能性があると診断を受けた．Gさんの家族は認知症で一人暮らしが継続できるか心配していた．しかし，Gさんは「家に帰りたい」と強く希望し，ご家族も「母の思いをなんとか叶えてあげたい」と自宅へ退院する決断をした．

　大幅な住宅・店舗の改修工事を行い，生活環境が整ったところで，X-1年10月，A病院にて退院時カンファレンスが実施された．継続的なリハビリテーションと新しい環境での生活動作の確認のため，訪問リハビリテーションが入ることになる．また，便秘症のため排便コントロールや独居認知症のため内服管理や体調管理の目的で訪問看護も入ることになる．また，入院前のように自分で調理をして食事を準備することが困難であろうと考え，昼と夕は配食弁当を注文することにした．訪問看護1回/週と訪問リハビリテーション1回/週に加え，デイサービス2回/週，福祉用具を利用しながらの独居在宅生活が再スタートする．

　「自分の家じゃないみたい」と新しい環境への混乱がみられたが，認知症がありながらも，一人暮らしが継続できるよう，さまざまな工夫が行われた結果，Gさんは少しずつ新しい環境に慣れていった．転倒することなく，日常生活動作（ADL）も安定して行えるようになった．定期的にデイサービスへ行くことで生活リズムも整った．明るく穏やかな性格のGさんは町の人気者で，近所の人や客が代わるがわる訪れていた．散歩や近くの八百屋まで買い物へ出かけ，友人に会いに行くこともできるようになり，日々の楽しみが増えた．新調した家電も使用できるようになり，簡単な調理を行えるようになった．「やっぱり自分の味付けがいい」と満足している．そして，友人に料理を振るまったり，酒の販売もできるようになった．徐々に地域の中での役割を担えるようになってきた．

　（がん発症後）X年3月，生活が安定してきた頃，もともと便秘症ではあったが，今までに増して極度の便秘で，硬便が続くようになった．Gさんも「もともと便秘だけどなんでかな」と気にしており，訪問看護師よりかかりつけ診療所に情報提供を行った．採血を行った結果，大腸がんの腫瘍マーカーが高いことがわかった．紹介受診したB病院で内視鏡検査の結果，大腸癌は否定される．しかし，エコー検査で胆嚢がんが疑われた．精密検査の結果，胆嚢がん，多発リンパ節転移と診断される．Gさんと家族へがんの告知がされた．Gさんは「手術してまで生きようとは思っていない」，「お父さんはあの家で生まれて，あの家で亡くなっていった．私もお父さんのように家で逝きたい」とはっきりと自分の意思を示した．ご家族もここまではっきり言われるため，「母の思いを叶えてあげたい」と積極的な治療は行わず，訪問診療を受けながら，在宅での生活を継続することになった．

　X年4月，娘に「しんどい」と電話連絡が入る．その日はデイサービスへ行く日であったが休み，娘から連絡を受けた訪問看護師が緊急訪問する．黄疸と発熱を認めたため，訪問診療医に連絡する．訪問診療医の診察後に，B病院へ紹介受診，入院となる．胆管狭窄のため胆管ステント留置が行われる．経過は良好で10日間で退院し，在宅での生活を継続した．

　X年6月，食欲が低下，左脇腹から心窩部の辺りをさするしぐさが多くみられるようになる．

　X年7月，嘔吐と発熱あり，B病院へ再入院する．腹水・胸水が貯留し，十二指腸が狭窄していた．B病院からは胃空腸バイパス術を提案される．Gさんは「家に帰りたい」と帰宅願望が強く，せん妄状態になった．手術はリスクを伴い，手術をするべきかどうか家族は悩み，訪問看護師に何度も相談があった．そして，胃空腸バイパス術はせず，十二指腸ステントを留置し，X年8月に退院となった．

家族の状況：家族仲はよく，介護や見守りに協力的である．受診や訪問診療時の付き添いは娘が行っている．基本的に独居だが，日中は近所の友人や幼なじみが訪れ，夜間は息子が泊まるなどして，1日中一人でいることがないように見守りを行っている．Gさんの願いをかなえるため，最期まで自宅での生活，看取りをする意向である．

経済状況：店舗兼住宅の一戸建て持家である．国民年金と遺族年金を受給している．自営業を継続しており，社会資源を導入することは経済的に可能である．

処方内容：病状進行に伴い，処方変更や追加あり．
　①アムロジピン錠　2.5 mg/降圧薬　朝1錠
　②トリクロルメチアジド錠　1 mg/降圧薬　朝1錠
　③アルファカルシドールカプセル　0.5 μg/骨粗鬆症治療薬　朝2カプセル
　④アスピリン腸溶錠　100 mg/抗凝固薬　朝1錠
　⑤酸化マグネシウム　330 mg/緩下薬　朝・昼・夕1錠ずつ

医師の指示内容：全身状態の観察，服薬管理，排便コントロール，転倒予防

A. 初回面接・訪問・情報収集

　X年8月，十二指腸ステントを留置したのち退院し，今後の在宅生活を支えるために，本人，娘，息子，訪問診療医，訪問看護師，ケアマネジャー，訪問薬剤師，福祉用具専門

相談員が集まり，サービス担当者会議が開催された.

この日のGさんは黄疸もなく活気があった. 腰痛と左大腿に痛みはあるが自制内で，歩行器を使用して室内や廊下を移動し，トイレは自立している. 呼吸困難感やふらつきがみられることがある. 入院中は混乱した様子で息子に何度も電話をしていたが，退院後はつじつまの合わない言動はあるものの，認知状態は入院前と大きく変わらない様子であった.

本人からは「今までと変わりない生活を続けたい」，家族からは「本人の希望する生活を続けられるよう，いろんな人の協力を得ながら，寄り添いたい」との希望があった. 訪問診療医は2週に1回定期訪問診療を行い，状態観察と定期処方を行う. 訪問薬剤師は服薬指導や内服薬セット，残薬の確認と調整など訪問薬剤管理指導を行う. 訪問看護は胆嚢がんによる症状観察や不安への対応，排便状況の観察などを行う. 訪問リハビリテーションはADLが保てるよう身体の柔軟性保持と筋力の維持を行う. 福祉用具相談専門員はできるだけ安楽に生活できるよう，用具の提案やレンタルを行う. デイサービスの利用は中止したため，入浴は自宅で訪問看護師が介助することになった. そして，これまで同様，楽しみや役割を持って生活できるよう，近所の友人や幼なじみとの交流を大切にしていくことになった.

食欲低下あり，配食弁当は中止した. 家族が準備した食事を少しずつ食べている. もともと便秘症だが，排便周期が5日前後と長く，本人もそれを気にしている. 徐々に腹部の痛みが増強し，いつも穏やかなGさんが顔をしかめて痛がることがある.

これまでに得られた情報を基に，身体，心理，生活，介護，家族の状況についてアセスメントした結果を，**表Ⅳ-7-1**に示した. **図Ⅳ-7-1**はエコマップである.

B. アセスメント

得られた情報から，看護課題につながることをラベル化し，望みや思い，強みを意識し，看護課題とラベルの関連性を矢印（→）で**図Ⅳ-7-2**の関連図に示した.

がんの進行に伴い，悪心・嘔吐，食欲低下，疼痛など，苦痛症状が増強していくことが予測される. それに加え，認知機能の低下があり，食事や内服，保清などが行えているか確認し，援助する必要がある. また，長年の便秘症で排便困難の訴えがある. 排泄はトイレで行いたい気持ちが強い. 体調に応じて負担の少ない排便ケアが必要である.

病状の進行とともに，徐々に活動量が減少し，それに伴い筋力が低下している. 転倒のリスクは高いが，トイレへの移動などできるだけADLが保てるよう，訪問リハビリテーションの介入が必要がある.

認知症であっても，がんであることは理解しており，亡き夫のように自宅で逝きたいと，はっきりと意思表示している. 最期までGさんらしく生活できるよう，家族，医療者ほか，地域ぐるみでサポートする必要がある.

本人・家族は療養生活上の悩みや病状変化に対する不安を抱えるものであり，揺れ動く気持ちに伴走的に関わる必要がある.

表IV-7-1　G さんの情報とアセスメント

	項　目	情　報	アセスメント
身体的状況	疾患・病状治療	・便秘症状が悪化したころから，消化器の異常に気付き，検査の結果，胆嚢がん，多発リンパ節転移と診断され，本人・家族へ告知される ・手術や化学療法など積極的な治療は望まない ・胸水・腹水の貯留，消化管の通過障害，食欲低下，疼痛あり	・がんの進行に伴い，胸水・腹水の貯留，消化管の通過障害，食欲低下，疼痛が見られる．積極的な治療を望まず，今後病状や症状の悪化が予想される
	呼吸状態 循環状態 消化と代謝状態 意識状態 筋骨格系の状態 感覚機能の状態	・咳や痰はない．胸水の貯留あり，労作時に息切れがある．安静時，Spo₂ は 95〜97% ・脈拍は 70〜85 回/分，血圧は仰臥位で収縮期 110〜120 mmHg であるが，端坐位で一時的に収縮期 60〜70 mmHg に低下する ・胆管，十二指腸ステント留置．腹水貯留し，心窩部や下腹部の張りが強く疼痛あり．腸蠕動弱い ・入院中はせん妄が出現．HDS-R は 12 点 ・大腿骨骨幹部骨折術後で腰部〜左大腿にかけて張りがある ・目のかすみや軽度の難聴あり	・労作時の呼吸困難感や端坐位での血圧低下など，呼吸・循環が不安定な状態である．腫瘍による消化管の狭窄に伴い，悪心や嘔吐，黄疸などの症状の出現に注意が必要である．認知機能の低下はみられるが，自宅ではせん妄症状はなく落ちついている．しかし，今後は症状の悪化に伴い，自宅でもせん妄が出現する可能性がある
心理的状況	疾患に対する理解	・「手術してまで生きようとは思っていない」，「お父さんはこの家で生まれて，この家で逝った．私もお父さんのようにこの家で逝きたい」と発言あり	・がんであることを理解し，積極的な治療は望まず，最期まで自宅で過ごしたいと希望している．G さんの自己決定を支援する必要がある
	楽しみ・よろこび・希望	・近所の友人や小学校からの幼なじみや客との交流ある ・子供や孫を自慢に思っている ・自宅で最期まで生活したい	・親しい人との交流や醤油店店主として役割を持ち続けることで，G さんらしく生活できるよう配慮する必要がある
生活状況	食　事	・がん発症前は，配食弁当や家族や友人の差し入れを食べるだけでなく，自ら簡単な調理を行う ・がん発症後は，柔らかく消化のよい食事を家族が提供 ・「そんなに食べたいと思わない」と空腹感なく，食欲低下あり ・食事時間がわからなくなるため，家族が声をかけ，一緒に食事を摂る	・腫瘍により消化管の通過障害があり，食欲が低下している．家族が柔らかく消化のよい食事を提供するなど，工夫が行われている．認知症があり食事時間がわからなくなる上に，空腹感がないため，声かけを行わないと食事が摂取できない可能性がある
	排　泄	・尿意あり，トイレで排尿している．少量失禁することがあり，紙パンツを使用している ・排泄はトイレで行いたい気持ちが強い ・もともと便秘症で，腸蠕動が弱い ・緩下薬の調整と水溶性食物繊維（サンファイバー）を飲用 ・排便周期は 5〜7 日に 1 回で，ブリストルスケール 4 の普通便をトイレで排泄	・病状の進行に伴い，ADL が低下している．そのため，トイレまでの移動に時間がかかり，間に合わず紙パンツ内に少量失禁してしまうことがある ・トイレで排泄したいという気持ちを尊重したうえで，排泄方法の検討を行う必要がある ・排便周期は 5〜7 日と長めだが，便性はブリストルスケール 4 とよい．下腹部の張りや痛みもあり，状態を見ながら，やさしく撫でるようにマッサージを行うなどして，腸蠕動を促し，気持ちよく排便できるよう援助する

（次頁に続く）

表Ⅳ-7-1　続き

項　目		情　報	アセスメント
	清　潔	・入浴が好き ・週2回デイサービスで入浴していたが，病状の進行に伴い中止 ・訪問看護で入浴介助や清拭・陰部洗浄・足浴などを実施	・訪問看護師の介助の下，清潔保持はできている ・入浴好きなGさんにとって，入浴は清潔保持の目的だけでなく，楽しみやリラクセーションにつながっている．体調に応じて方法を検討し，入浴が継続できるよう支援する
	移動・活動	・歩行器を使用して，自宅内の歩行が可能である．しかし，歩行にて呼吸困難感やふらつきがみられることがある	・疾患の進行に伴い，ADLに変化が生じる可能性が高い．必要に応じた福祉用具の導入時期を見極め，安全安楽にADLが行えるように介入する必要がある
	環　境	・店舗兼住宅の一戸建て持家に住んでいる ・大腿骨骨幹部骨折術後，大幅な住宅・店舗の改修工事を行った．理学療法士が新しい環境での生活動作の確認を行った	・自宅内はバリアフリーで安全に生活できる環境が整っている．疾患の進行に伴い，その都度，環境の調整は必要である
介護状況	介護状況	・家族仲はよく，介護や見守りに協力的である ・受診や訪問診療時の付き添いは長女が行っている ・長女は関係者との連絡調整を行っている ・近くに住む次男が夜間毎日泊まっている ・孫（長女の子）が東京から帰省し，日中Gさん宅で在宅勤務をしながら，見守っている ・日中は近所の友人や幼なじみがGさん宅に訪れ，お茶を飲みながら話をする	・適度な距離感をもって，家族や医療者だけでなく，地域ぐるみでGさんをサポートする体制が整っている．訪問看護師はGさん宅を訪れる近所の友人や幼なじみとも交流し，飲水の促しなど，協力依頼を行う
	サービス利用等	・訪問診療医は2週に1回定期訪問診療を行い，状態観察と定期処方を行う ・訪問薬剤師は服薬指導や内服薬セット，残薬の確認と調整など訪問薬剤管理指導を行う ・訪問看護は胆嚢がんによる症状観察や不安への対応，排便状況の観察などを行う ・訪問リハビリテーションは不定期だが，身体の柔軟性保持とリラックスして過ごせるように介入 ・福祉用具はできるだけ安楽に生活できるよう用具の提案やレンタルを行う ・病状の進行に伴い，デイサービスは中止した	・自宅療養を継続するうえで，介護・医療サービスを適切に組み合わせて利用することが大切である．各サービスが連携を図りながらGさんの在宅生活をサポートしていく．訪問看護師は毎日訪問するため，小さな変化を見逃さず，関係機関との連絡調整役を担う必要がある
家族の状況	身体的状況 心理的状況 生活状況 希　望	・「母の思いを叶えてあげたい」と在宅での看取りを希望している ・長女夫婦，次男夫婦ともに共働きである ・できるだけGさんに長生きしてほしいと願っている	・Gさんを思う気持ちが強い．長女夫婦，次男夫婦ともに共働きであり，病状や症状の進行に伴い介護量が増加する可能性がある．介護疲れが出ないように配慮する必要がある

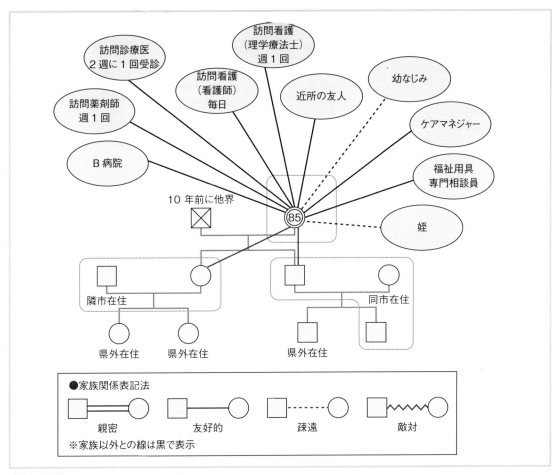

図Ⅳ-7-1　G さんのエコマップ

C.　看護課題の明確化と計画立案

1 ● 看護課題と長期目標

G さんの看護課題

#1　胆嚢がん，周辺臓器に転移があり，進行に伴い，苦痛症状出現の可能性がある
#2　病状の進行や認知機能低下に伴い，ADL に援助が必要である
#3　排便困難感がある
#4　筋力低下や筋緊張により，ADL の低下や転倒のリスクが高い
#5　自分らしい在宅生活が継続できるよう配慮する必要がある
#6　病状変化に対する本人・家族の不安がある

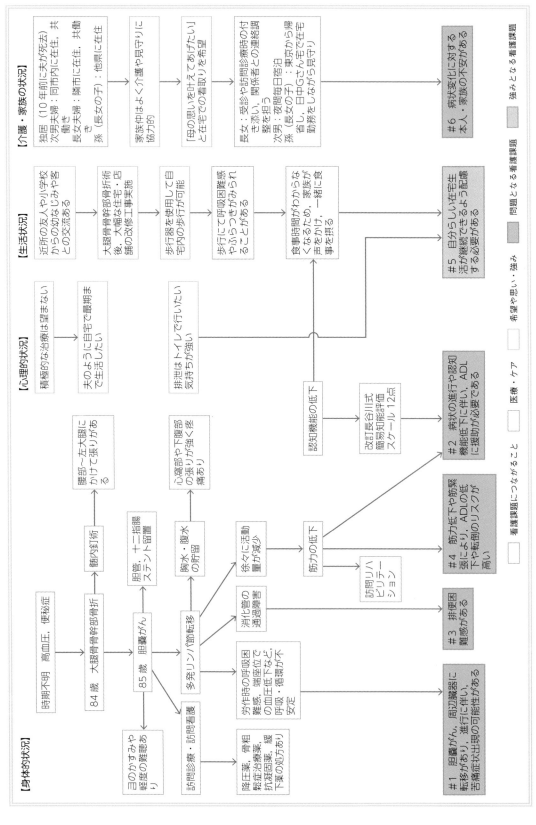

図Ⅳ-7-2　Gさん（85歳女性，要介護1）の関連図

　出現する症状に対応し，地域の方との交流を継続しながら，自分らしく安心して自宅での生活が継続できる

2● 短期目標と看護計画

#1　胆嚢がん，周辺臓器に転移があり，進行に伴い，症状出現の可能性がある

〈短期目標〉

・できるだけ苦痛なく過ごすことができる．

〈看護計画〉

・バイタルサインを測定する．

・一般状態を観察する．

・疼痛を観察（部位や程度）する．

・消化器症状（悪心・嘔吐・げっぷ・腹部の張り感など）を観察する．

・黄疸の有無を観察する．

・症状変化を主治医に報告し，連携して対応する．

・内服状況や管理について，訪問薬剤師と情報共有する．

#2　病状の進行や認知機能低下に伴い，ADLに援助が必要である

〈短期目標〉

・栄養や水分摂取ができる．

・清潔を保つことができる．

・確実に内服できる．

〈看護計画〉

・認知機能の状態を把握する．

・消化吸収のよい食事や栄養補助食品の提案を行う．

・家族の介護記録ノートより食事・水分摂取状況を把握する．

・体調に応じて，保清方法を検討し，実施する．

・内服状況や貼布剤を確認する．

#3　排便困難感がある

〈短期目標〉

・気持ちよく排便できる．

〈看護計画〉

・排便日誌に，日時・量・性状を記録する．

・直腸診や排便日誌の情報から，排便周期を把握する．

・食事・水分摂取状況を確認する．

・腸蠕動音の聴診を行う．

・腹部温罨法やマッサージを行う．

・必要時，坐薬・浣腸の使用，摘便を行う．

#4　筋力低下や筋緊張により，ADL縮小や転倒のリスクが高い

〈短期目標〉

• 筋緊張が和らぎ，リラックスして過ごすことができる．

• 転倒することなく，安全に生活動作を行える．

〈看護計画〉

• マッサージやストレッチを行い，身体の柔軟性を保持する．

• 負担のない範囲で他動運動を行い，筋力の確保をする．

• 安楽な体位の工夫をする．

• 環境調整を行う．

• ADL の状況をケアマネジャーや福祉用具業者へ連絡し，必要な福祉用具を導入する．

＃5　自分らしい在宅生活が継続できるよう配慮する必要がある

〈短期目標〉

• 親しい人との交流を保ち，穏やかに在宅生活を継続できる．

〈看護計画〉

• 親しい人との交流が継続できるよう配慮する．

• 近所の友人や幼なじみに現在の状態をわかりやすく伝え，時には協力を得る．

• 本人を尊重し，必要な援助を行い生活を支える．

＃6　病状変化に対する本人・家族の不安がある

〈短期目標〉

• 不安の軽減に努め，緊急時の対応ができる．

〈看護計画〉

• 本人・家族が苦痛や不安を表出しやすいよう，傾聴的に関わる．

• 家族をねぎらい，揺れ動く気持ちに伴走的に関わる．

• 症状悪化や急変時には，緊急訪問をして対応する．

• 急変時は主治医と連携して対応する．

D. 実施の経過と評価

＃1　胆嚢がん，周辺臓器に転移があり，進行に伴い，症状出現の可能性がある

　体調は日や時間帯によって変動がある．仰臥位での収縮期血圧は 90 mmHg 前後であるが，端坐位で収縮期血圧は 60〜70 mmHg 台に低下する．著明な意識レベルの低下はなく，橈骨動脈は触診できる．坐位時の血圧低下予防に弾性ストッキングを着用したこともあるが，圧迫感があるため，あまり履きたがらない．労作時に息切れはあるが，安静時の SpO_2 は 94〜97％で，ときどき咽頭部で痰がらみはあるが，肺副雑音は聴診されない．倦怠感は持続しているが，発熱や肉眼的に黄疸はみられない．

　食欲低下が進んでいるが，食後に嘔吐することはない．がんによる消化管の通過障害と悪液質によるものと思われる体重減少が著明である．

　心窩部から下腹部の張りが強く，さするしぐさが見られる．徐々に痛みが増強し，アセトアミノフェン（カロナール錠 300 mg）やロキソプロフェン（ロキソニン錠 60 mg）に加え，フェンタニル（フェントステープ）とオキシコドン（オキノーム散）が開始となっ

た．苦痛症状が落ち着いている時は，家族に囲まれ，おおむね穏やかに過ごすことができている．看取り期に向けて，症状や病状の変化を迅速にとらえ，できるだけ苦痛を感じることのないよう，計画内容を見直す．

#2　病状の進行や認知機能低下に伴い，ADLに援助が必要である

食欲はないが，「孫がちゃんと準備してくれるから，食べないとね」と家族が準備したお粥や豆腐などを無理のない範囲で少量ずつ摂取できている．水やスポーツドリンク，栄養補助飲料など1回50 ccくらいずつをこまめに促し，水分は300〜500 mL/日摂取している．

保清は看護師介助で，体調のよい日にはシャワー浴や更衣，ベッド端坐位での足浴，トイレでの陰部洗浄を行い，体調の思わしくない時にはベッド上で全身清拭等を行った．

1週間分の内服薬を服薬カレンダーにセットして管理していたが，一度に2日分内服したことがあり，次男が1日分のみセットする方法に変更した．その後は確実に内服できている．

認知機能低下が進行しており，自身ががんであることや，食事をしたこと，面会した人のことなどを忘れることが多くなった．しかし危険行動はなく，周囲の介護により独居は継続できている．

今後，病状や症状が悪化してくると，食事・飲水量の減少，ADLがますます難しくなるといったことが予測される．引き続き，計画内容を見直し継続する．

#3　排便困難感がある

腸蠕動が弱く，排便後5日を経過しても，直腸内に便が下りていないことがあった．処方薬に加え，高発酵性水溶性食物繊維を3包/日で飲用継続しており，排便周期は5〜7日と長いが，便性はブリストルスケール3〜4とよい（第Ⅰ章2節，p.28参照）．腹壁の張りが強いため，マッサージは撫でるようにやさしく行い，腸蠕動と排ガスを促した．直腸診を行い，便が下りている場合はトイレへ誘導し，必要に応じてレシカルボン坐薬を使用し，排泄を促した．腹痛などはなく，排便時の苦痛の訴えはない．食事・水分摂取量の減少や端坐位で血圧低下が見られる．症状やその日の体調によって排便方法を検討し，ADL援助の計画と統合し，介入を継続する．

#4　筋力低下や筋緊張により，ADL縮小や転倒のリスクが高い

ベッドから約5 m先のトイレまで歩行器で歩行していたが，息切れが出現し苦痛な様子が見られるようになった．坐位での血圧低下もあり，トイレから戻れない可能性を考慮し，そのため，車椅子をレンタルし，トイレへは介助で車椅子へ移乗してもらい，誘導するようにした．食事も台所へ移動困難となり，ベッドギャッチアップで摂取できるよう，オーバーテーブルを導入した．

腹部の張りや圧痛があるため，優しく撫でるように全身の筋緊張を和らげていった．そうすることで痛みの緩和とリラクセーションにつながった．クッションなどを使用して，腰部や腹部が楽な姿勢の保持・調整を行った．病気の進行に伴い，リハビリテーションスタッフの介入は中止し，看護師が症状変化の観察を行いながら，リラクセーションへの援助を引継いでいく．計画は終了とする．

#5　自分らしい在宅生活が継続できるよう配慮する必要がある

訪問時に近所の友人や幼なじみがGさんに会いに来ることがよくあった．そのままその場にいてもらい，会話をしたり，痛みのある部位をさするなど一緒にケアに参加してもらった．日中は社会人の孫（長女の子）が東京から帰省し，Gさん宅で在宅勤務をしながら，見守った．夜間は近くに住む次男が毎日泊まりにきた．長女は週2回，入浴準備や身の周りの手伝いをした．さまざまな人たちが，適度な距離感を保ちながらGさんの独居生活を見守った．Gさんがブドウを食べていた時，「みんなで食べる分はある？」と周りを気遣う様子がみられる．Gさんらしさを保ち，親しい人たちと過ごすことができている．

残された時間を今まで同様Gさんらしく過ごすためには，家族や隣人・友人の協力が必要不可欠である．家族同様，近所の友人や幼なじみに対しても，看取り期に向けての体調変化を伝えていく必要がある．計画を統合して継続する．

#6　病状変化に対する本人・家族の不安がある

徐々に腹部の痛みが増強し，いつも穏やかなGさんが顔をしかめて痛がることがあり，その様子を見て家族が訪問看護へ連絡してくることが増えた．緊急コール時はできるだけ迅速に訪問し，必要時はその場で主治医へ連絡して，痛みや苦痛への対処を行った．どんな些細なことでも，気になることや不安なことがあれば，いつでも訪問看護へ連絡してよいことを伝えた．

病状の悪化に伴い介護量の増加が予想される．また，今後死が避けられない状況に悲嘆を抱える可能性があり，支援が必要である．計画を見直して対応する．

E.　看護課題の見直しと看護計画の修正

1●終末期〜看取り期を迎えた，サービス担当者会議の開催

端坐位での血圧低下が著明で，収縮期血圧50mmHg台となり，「目の前が暗くなる」と自覚もある．食事量はさらに低下しているが，点滴は希望していない．倦怠感や浮腫の増強が見られ，日に日に状態が変化している．シャワー浴のリスクが高く，清潔保持は清拭などで対応している．入浴が大好きなGさんを湯船に浸からせてあげたいとケアマネジャーに相談する．X年9月初め，サービス担当者会議が開かれた．入浴が大好きなGさんのために訪問入浴サービスを導入する．本人は「お父さんの時も最期はそんな風にお風呂に入れてもらった．なんだか大げさな気もするけど」と言う．家族は「寝たままお風呂に入らないといけないほど，そんなに状態がわるいのか」と戸惑っている様子だったが，「わかりました」と同意した．

ここでもGさんは「入院せずに家で過ごしたい」とはっきりと意思表示された．

2●看護課題・長期目標の見直し・修正

病状の進行に伴い，これまでコントロールできていた症状が増強したり，新たな症状が出現するなど，変化が「週単位」「日単位」で起こっている．がん末期の場合，病状が悪化し始めてから亡くなるまでの変化は老衰や慢性疾患に比べて短期間に進行することが多い．症状の変化を迅速にとらえて，どこで，どのような医療を受け，どのように生活するかを検討し，支援体制を再構築する必要がある．Gさんは「入院せずに家で過ごしたい」

とはっきりと意思表示しており，家族も同意している．

　食事量はさらに減少しているが，本人・家族ともに点滴は望んでいない．この時期の食欲低下は自然な経過であり，点滴は一時的に脱水を改善する効果はあるが，代謝機能の低下したがん末期のGさんにとっては過剰な水分となり，浮腫や胸水・腹水が増強して苦痛の原因になる可能性が高い．

　家族からは「寝たままお風呂に入らないといけないほど，そんなに状態がわるいのか」と急激な症状変化に戸惑っている様子がうかがえる．がん末期の状態において，病状や症状の悪化は想定されることであり，そうした変化を「急変」にしないための支援が必要である．また，今後ますます介護量が増加することも予測される．

　Gさんができるだけ安楽に，そして家族が安心して，残された時間を穏やかに過ごせるよう，看護計画の見直しを行った．

Gさんの看護課題

#1　がん末期状態で急激な病状悪化が想定され，苦痛の緩和が必要である
#2　看取りに向けた家族の不安や悲嘆への対応が必要である
#3　病状や症状の変化に伴い，ADLの援助方法を検討し実施する必要がある

Gさんの長期目標

　苦痛を緩和し，住み慣れた自宅で，最期の時間を穏やかに過ごすことができる．

3●短期目標・看護計画の見直し・修正

#1　がん末期状態で急激な病状悪化が想定され，苦痛の緩和が必要である

〈短期目標〉
• できるだけ苦痛なく過ごすことができる．

〈看護計画〉
• バイタルサインを測定する．
• 一般状態を観察する．
• 疼痛を観察（部位や程度）する．
• 消化器症状（悪心・嘔吐・げっぷ・腹部の張り感など）を観察する．
• 浮腫を観察（部位や程度）する．
• 腹水の程度を観察する．
• 安楽な体位や衣服の工夫をする．
• リラクセーションへの援助を行う．
• 症状変化を主治医に報告し，連携して対応する．
• 内服状況や管理について，訪問薬剤師と情報共有する．

#2　看取りに向けた家族の不安や悲嘆への対応が必要である

〈短期目標〉
• 家族が安心して看取ることができる．

〈看護計画〉
- 家族の不安や悲嘆の気持ちを傾聴し，揺れ動く気持ちに伴走的に関わる.
- 家族と一緒に参加できるケアを調整する.
- 最期に近づいた身体的変化を家族と確認し，対応方法を伝える.
- 看取り時の連絡に関して主治医やケアマネジャー等と連絡調整を行う.
- エンゼルケアについて，家族の希望を聞き，看護師ができることを提案する.
- 不安なことがあれば，訪問看護へいつでも連絡してよいことを伝える.
- 家族だけでなく，親しい人との交流が継続できるよう配慮する.

#3　病状や症状の変化に伴い，ADLの援助方法を検討し実施する必要がある

〈短期目標〉
- 安楽に日常生活を送ることができる.

〈看護計画〉
- 家族の介護記録ノートより食事・水分摂取状況を把握する.
- 食事や飲水は無理強いせず，本人が好むものを少量ずつ摂取するようすすめる.
- 体調に応じて，保清方法を検討し，実施する.
- 内服状況や貼布剤の確認.
- 撫でるように優しく腹部マッサージを行い，排ガスや腸蠕動を促す.
- 直腸に便が下りていれば，排便介助を行う.
- 車椅子移乗やトイレへの移動介助を行う.

F.　修正した看護計画の実施の経過と振り返り

1 ● 実施の経過

　　下腹部の痛みが増強し，フェンタニル（フェントステープ）が段階的に増量された．Gさんは1日の大半をベッド上で過ごし，日中ウトウトすることも増えてきた．顔をしかめて痛がることもあったが，「さすってもらうと楽になる」と言い，家族や近所の友人，訪問看護師が優しく痛みのある部位を撫でながら，ゆっくりと話を聞いた．そのような状況でも，排泄は介助で車椅子へ移乗し，トイレで行っていた．

　　余命週単位となったころ，Gさんにゆっくり入浴してもらおうと，訪問入浴サービスが導入された．血圧の変動が大きいなど体調が不安定なため，訪問看護師も付き添い，入浴前・中・後の状態観察を行った．はじめは戸惑っている様子のGさんだったが，「あぁ，気持ちいい」と大好きな入浴を堪能していた．

　　余命日単位，しっかり覚醒しているときは，スポンジに吸わせたGさんが好きな甘いコーヒーを少しずつ味わっていた．最期まで点滴をすることなく，家族の食事を少しずつ口にして「おいしいねぇ」と笑顔だった．そして，「幸せだ，みんないい子．どうしよう，誰に自慢しようか」と家族の頭を順番に撫でながら，笑顔で話してくれた（**図Ⅳ-7-3**）.

　　そんな中，遠方から駆け付けた孫が，痩せて変わってしまった祖母の姿に泣き出してしまうということがあった．そこで，訪問看護師と一緒に足浴を実施した．Gさんはとても喜び気持ちよさそうにしていた．「これでいつでもおばあちゃんに足湯してあげられます

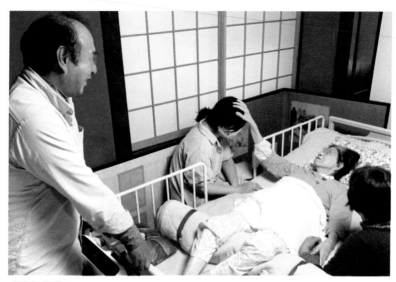

図Ⅳ-7-3　　子や孫に一人ひとりに声をかけるＧさん

ね」と言うと，その孫もやさしい笑顔に変わった．この時期，家族にはＧさんとの思い出をたくさん語ってもらったり，できるだけ安心して穏やかな時間が過ごせるよう配慮する．

　そして，亡くなる当日の午前中，定期訪問に伺うと，血圧や酸素飽和度はもう測れない．「うーうー」とうなり，呼吸も荒く，目の焦点も合わず，空をつかむように手を上げたり下げたりしている．四肢冷感とチアノーゼが出現している．

　そのような状態の時，付き添っていた姪が「便の臭いがするような気がする」と言う．Ｇさんに「お尻をきれいにしましょうね」と言いながら，訪問看護師と姪とで左側臥位にしてみると，肛門が弛緩しているのがわかった．少し指で殿部を押さえるとスルスルっと排便があった．便性はブリストルスケール５の絵にかいたようなバナナ便だった．周りにいた家族も「おぉ，出たね．楽になってよかったね．」とその場に笑顔が広がった．家族が最後まで吸いのみのお茶に高発酵性水溶性食物繊維を溶かして飲ませてくれていた．長い間，便秘で苦しんでいたＧさんが気持ちよく排便してから最期を迎えられることに，家族は大変喜んでいた．

　そして，その日のお昼過ぎ，次男より訪問看護へ「母の呼吸がいよいよ弱くなってきました．来ていただけますか」と電話連絡が入る．主治医にも訪問看護から状況を電話連絡して，Ｇさん宅へすぐに訪問した．

　休日だったその日，Ｇさんはたくさんの家族に見守られる中，息をひきとった．主治医に連絡し，その後，家族とともにＧさんの思い出をたくさん語りながら，エンゼルケアを行った．連絡を受けたケアマネジャーや近所の友人も，「よくがんばったね．ありがとう」とエンゼルケアに加わった．しばらくして，出先の遠方から駆けつけた主治医が死亡確認を行った．若いころに着ていた赤い着物に身を包み，とても美しい姿だった．悲しみの中にも穏やかで温かな空気が流れる時間だった．

　エンゼルケアは単なる死後のケアではない．本人と家族や親しい人たちとの別れの時間

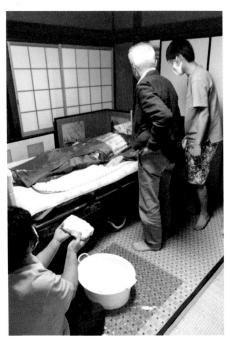

図Ⅳ-7-4　エンゼルケアの様子

の中で，その情景を作ることである．

　Gさんが最期に身を包んだ赤い着物には特別な思い出がある．「小学校の参観日に母親が，この華やかな着物で来てくれてうれしかった」と息子が語ってくれた．生前にたくさんある着物を家族と一緒に丁寧に整理した．大切なものとして残した着物の中に，その赤い着物があった．きっとGさんにとっても思い入れのある着物だったとのことである（**図Ⅳ-7-4**）．

　かけがえのないGさんを喪失する悲しみや，心身の苦痛から解放されたGさんへの労いなどさまざまな思いが交差する時間の中で，Gさんの人生や思い出，そしてこの療養生活を家族が振り返る．訪問看護師は家族が「最善を尽くした最高の看取りであった」と肯定的にとらえられるよう支援する．このようにエンゼルケアは，家族のグリーフケアとしても大切な機会である．

2 ● 実施の振り返り

　容態が日に日に変化する看取り期において，訪問看護師は，死期が近づくことで起こる身体的な自然な変化を説明したうえで，最期の時間の過ごし方，主治医や訪問看護師に連絡するタイミングなどについても，家族に確認しておく．最期までどのように過ごすことを望むのか，本人・家族・医療者などとりまく人たちが共有することで，穏やかで充実した時間を過ごすことができる（**図Ⅳ-7-5**）．

　Gさんは亡くなる前日まで「しあわせだ〜」と周りに言っていた．亡くなった日も，代わるがわるに親しい人たちが訪れ，それぞれの思い出を語っていた．最期まで母として，祖母として，そして酒屋の店主としての役割をもち，住み慣れた自宅で生活し，生き抜いた．

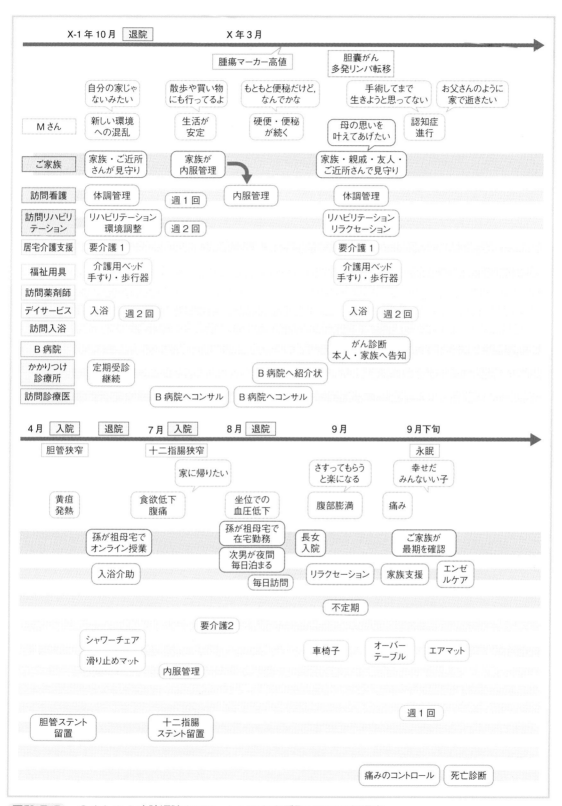

図Ⅳ-7-5　Ｇさんの A 病院退院カンファレンスから看取りまでの経過表

　Gさんとは，がん発症前から看取りまで，長きにわたり関わってきた．がん発症後は，揺れ動くGさんや家族の気持ちに伴走してきた．訪問看護師は，人として出会い，専門職として支え，最期の時はあくまでも黒子のようにそっと本人や家族を見守る．そして，本人亡き後も，家族へのグリーフケアは続いていく．

医療的ケアを必要とするHちゃんの在宅移行および就学への支援

事例⑧

療養児：Hちゃん，2歳，男児．重症心身障害児．大島の分類1（表II-7-1　p.171参照），
　　超重症児判定スコア26点（表II-7-2，p.172参照）身長72 cm，体重7,800 g

主疾患：脳性麻痺（新生児虚血性脳症後遺症），症候性てんかん

既往歴：肺炎を5回ほど繰り返している

家族構成：父（35歳，会社員），母（32歳，会社員），長男（4歳，保育園児）との4人
　　暮らし．

生活歴：NICU長期入院後小児病棟に転棟している．

現　　状：低体重（950 g），仮死状態で出生し保育器収容され人工呼吸管理となり，NICU
　　に長期入院となっていた．少しずつ体重が増えて全身状態も安定し，けいれんのコント
　　ロールもついてきたため，在宅に生活に向けて両親の指導を行っている．

　　気管切開を行っており，人工呼吸器を装着しているが，自発呼吸も見られており，短時間であ
　　れば離脱可能となっている．両親ともに気管切開管理や人工呼吸器の管理は習得している．気管
　　や口鼻腔からの吸引も上手に行っている．

　　栄養は胃瘻からの経管栄養となっており，ミルクと離乳食を摂取している．ミルクは滴下によ
　　る注入で，離乳食は少しずつカテーテルチップを使用して手押しで注入を行っている．両親ともに
　　注入手技を習得し，注入用の離乳食も母親が手作りをしている．

　　排泄はオムツで全介助である．便秘傾向であり，適宜腹部マッサージと肛門刺激で排泄を促し
　　ている．2日排便がない場合はグリセリン浣腸10 mLを行っている．両親ともに排泄ケアを習得
　　できている．

　　けいれんは時に全身性の強直発作が起こるが，1分程で収まることが多い．5分以上けいれん
　　が続く場合は抗けいれん薬ジアゼパム2 mg挿肛にて収まっている．けいれん時の対応は両親と
　　も可能である．

家族の状況：父方の祖父母は他県に住んでともに就労しており，しばしば訪れることは難
　　しい状況である．母方の祖父母は区内におり，祖父は就労しているが，祖母は専業主
　　婦で今までも長男の世話でほぼ毎日手伝いに来てくれている．

経済状況：分譲マンションの5階に住んでいる．父親の仕事は安定している．母親も就労
　　を継続しており，経済的には安定している．

処方内容：
　　レベチラセタムドライシロップ　100 mg/抗けいれん薬　1日2回朝・夕食後
　　クロナゼパム錠　0.1 mg/抗けいれん薬　1日2回朝・夕食後
　　ゾニサミド錠　50 mg/抗けいれん薬　1日2回朝・夕食後
　　ジアゼパム坐剤　2 mg/抗けいれん薬　必要時
　　大建中湯　2.5 g/胃腸薬・漢方薬　1日2回朝・夕食後
　　グリセリン浣腸液30 mL（必要時）

医師の指示内容：

　気管切開部管理，人工呼吸管理，吸引，栄養管理，けいれん時の対応，排泄管理，姿勢管理，リハビリテーション　療育上の相談

A. 初回面接・訪問・情報収集

　病院の地域連携室の医療ソーシャルワーカー（medical social worker：MSW）から，退院後に訪問看護を導入したい小児がおり，訪問看護の対応が可能かどうか連絡があり，退院後に訪問看護に入ることとなった．退院後に対応できる在宅支援診療所や医療的ケア児コーディネーター*の紹介を頼まれたので，連携している在宅支援診療所数件と，医療的ケア児コーディネーターを紹介した．また，退院前のカンファレンスの設定を依頼し開催してもらうこととなった．

　参加者は母親，主治医，病棟師長，担当看護師，病院MSW，在宅療養支援診療所担当医と相談員，医療的ケア児コーディネーター，保健福祉センター保健師，訪問看護ステーション管理者，担当予定看護師であった．

　退院前のカンファレンスにて情報収集を行った．

a. 病院からの情報収集

(1) 担当医からの現状説明

　在胎週数26週，950gで出生し，出生時仮死状態であったため，すぐに挿管して人工呼吸器管理，保育器収容となった．その後，少しずつ体重も増えて，けいれん発作のコントロールもついたため，在宅生活に向けて小児病棟に転棟し，ご両親が本人の療育に必要なケアを習得してもらっている．

　気管切開を行っており，人工呼吸器を装着しているが，自発呼吸も見られており短時間（15分程度）であれば人工呼吸器からの離脱も可能である．しかし，自発呼吸は弱く，唾液の垂れ込みも多く，とくに眠ると低換気となるため長時間の離脱は困難である．今までも肺炎を繰り返しており，適宜吸引や呼吸リハビリテーションを行うなど肺炎の予防が必要である．

　嚥下（えんげ）は困難で，胃瘻からの経管栄養となっている．現在ミルクと離乳食の注入を行っている．ミルクは200mLを1日5回で，6時，10時，14時，18時，22時に注入しており，10時と18時のミルクは半量の100mLとしている．ミルク注入前に離乳食を少しずつ注入しており，徐々にミルクを減らしてきている段階で，今後も離乳食を進めていく．

　便秘傾向にあり，大建中湯を2回ミルクの前に注入している．その上で腹部マッサージと肛門刺激で排便を促しているが，それでも排便間隔が2日あいた場合はグリセリン浣腸（15mL）を行っている．

　けいれんは，抗けいれん薬服用で安定しているが，時に全身性の強直発作が起る．1分程度で収まることが多いので，そのまま様子を見ているが，5分以上続く場合はジアゼパム2mgを挿肛している．

---

*医療的ケア児等が地域で安心して暮らしていけるよう，必要な研修を終了し，医療的ケア児等に対する支援を総合的に調整する役割を担うものをいう．

リハビリテーションは，関節可動域（range of motion：ROM）訓練（ROM訓練）や呼吸リハビリテーションを中心に行っている．

(2) 病棟の担当看護師からの現状説明

経管栄養，吸入，口鼻腔吸引，気管吸引とすべての手技を両親ともしっかり獲得できており問題はないと考えられる．気管切開部のガーゼの交換もできている．気管カニューレ交換に関しても，事故抜管などに対応できるように両親とも交換方法を理解し，実際に一緒に行っている．入浴介助も一緒に練習を行っており問題なくできている．

しかし，自宅に戻ると，両親のみで（主として母親が一人で）対応することが多くなる．夜間も適宜吸引が必要であり，家事や兄の育児などほかにもやることがたくさんある中で，両親ともに就労の継続を希望されており，その辺も含めて援助が必要と考える．

本人は，本人なりに成長してきており，音の出るおもちゃで笑顔が見られることが多々ある．また，抱っこでゆらゆらする感覚も好きなようでニコニコしている．ときどき胃瘻や呼吸器に手が触れることがあっても自己抜去はない．多少手足が動くが，寝返りは打てず首もすわっていない．病棟では適宜，看護師が体位交換を行っており，自宅に帰るにあたって除圧やポジショニングの用具の検討が必要である．体温調整もむずかしく，暑いとすぐにうつ熱傾向となり，寒いと低体温気味となるので細やかな体温調整が必要である．現在，体温は35〜37.5℃で推移している．

(3) 病院MSWからの説明

通院には片道約40分かかるうえ，常時人工呼吸器や吸引機，経皮的酸素飽和度測定器などの持参が必要で作成した車椅子も大きく重いため，母親が一人で本人を抱いてタクシーで受診することは困難である．ヘルパー介助や移送サービスなどの利用を調整できないか．また，風邪症状や予防接種などに関しては訪問診療でお願いしたい．日常のケアの相談は訪問看護師が行って欲しい．また，母親の就労支援で，保育園または児童発達支援事業所の利用をしたい．保育園に関しては，申し込みはしているが，現状受け入れはできないといわれており，現在，児童発達支援の利用を検討している．可能であれば訪問看護の長時間の滞在も活用し，両親とも就労を継続していきたいと話されている．

b. 病院外からの情報収集

(1) 在宅療養支援診療所からの状況確認

病院と在宅療養支援診療所の役割分担について確認があり，在宅療養支援診療所からは月に2回訪問診療があり，人工呼吸器の一般的な管理は在宅療養支援診療所で行い，必要物品の支給をしてもらえることとなった．風邪などの対応や定期的な気管カニューレ交換，予防接種も自宅で行ってもらえることとなった．病院には当面月に1回通院し，安定してきたら通院回数を1回/3ヵ月程度に減らしていくこととなった．在宅療養支援診療所は24時間365日対応可能であるが，担当医がいない日や夜間，休日は小児に不慣れな医師となる場合もあり，必ずしも対応ができない場合があるので，その場合は病院を救急受診してほしいと説明があった．

(2) 訪問看護師からの状況確認

夜間の吸引回数や実際にどの程度吸引間隔が開いているかについて，「1〜2時間ごとに両親が起きるのは現実不可能．最低でも4時間位は続けて休める時間がないと在宅生活の

継続は困難ではないか」との訪問看護師からの質問に対し，「安定しているときは，本人も続けて6～8時間程度寝るので，その間は分泌物も減り，ほとんど吸引は必要ない．眠っていれば6時間程度，吸引間隔を空けても大丈夫」と，医師より説明がされた．また，「2歳でミルク中心であるが，今後の食事はどう考えるのか」との訪問看護師からの問いに，医師から「入院で体調を崩すことも多く離乳食への移行が遅くなっているが，本人の体調を見ながら進めて構わない」と説明があった．

　退院前に，呼吸器の操作方法や吸引チューブの管理をどの方法で行っているかなど，事前に病棟看護師から説明を受けることとなった．呼吸器の操作方法や管理方法についてのパンフレットを病棟看護師が作成し，両親に渡しており，そのコピーを訪問看護師も入手した．

　訪問看護ステーションでは，24時間の電話相談対応をしており，必要時は夜間や休日でも訪問が可能であると案内があった．

（3）医療的ケア児コーディネーターからの説明

　医療的ケア児コーディネーターからは，地域の社会資源や利用できる制度に関して説明があった．制度利用だけではなく，日常生活での困りごとなどがあったら，いつでも相談して欲しいと話があった．まずは市が行っている移送サービスの登録と，自宅から通園可能な児童発達支援で医療的ケア児に対応してくれる施設の情報と空いている曜日について説明があった．通院時に必要であればヘルパーによる介助も受けられるという説明があった．

（4）地区の保健福祉センター保健師からの説明

　健診や市で行う予防接種と保育園の申し込みについて説明があった．現在市内の拠点となる保育園で医療的ケア児の受け入れを始めているが，退院後すぐに使用するのは難しいという話があった．しかし，今後のために申請は行うこととなった．今後，困難が生じた場合や施策の不備や不足・提言など遠慮なく相談して欲しいと話があった．

c. 初回面接・訪問時に病院内外から得られた情報

　ケアマネジャーやデイサービスからの情報，初回訪問で得られた情報を基に，アセスメントした結果，退院直後の身体，心理，環境，生活，介護，家族の状況について**表Ⅳ-8-1**にまとめた．**図Ⅳ-8-1**はエコマップ，**図Ⅳ-8-2**は退院直後の週間スケジュールである．

B. アセスメント

　得られた情報から，看護課題につながることをラベル化し，望みや思い，強みを意識し，看護課題とラベルの関連性を矢印（→）で**図Ⅳ-8-3**の関連図に示した．問題となる看護課題と，強みとなる看護課題が抽出された．

　Hちゃんは低出生体重児で出生し，重度の脳性麻痺がある重症心身障害児である．気管切開を行って常時人工呼吸器を使用しており気管切開や人工呼吸器の管理が必要である．肺炎を繰り返しており，今後も肺炎や気管支炎を起こす可能性が高く，予防が必要である．痙性麻痺であり，今後身体の変形も進んでいく可能性がある中で，呼吸の障害，嚥

表Ⅳ-8-1　Hちゃんの情報とアセスメント

項目		情報	アセスメント
身体的状況	疾病・病状治療	・担当医からの説明は，在胎週数26週，950gで出生し，出生時仮死状態であり，すぐに挿管して人工呼吸器管理，保育器収容となった ・脳室周囲白質出血，白質軟化症となり，重度の四肢麻痺と精神運動発達遅滞となっている ・気管軟化症があり，自発呼吸はあるも弱く，唾液の気管への垂れ込みもあり気管切開，人工呼吸器によるサポートが必要となっている ・嚥下障害があり胃瘻を増設し，経管栄養となっている ・けいれんがあり，抗けいれん薬でコントロールついているが，それでも1日に数回の強直発作がみられている．短時間で消失する場合は何もしておらず，5分以上続く場合はジアゼパム坐剤2mg挿肛している	・広範囲に及ぶ脳室周囲白質出血，白質軟化症となり重度の四肢麻痺と精神運動発達遅滞で生涯寝たきりで，人工呼吸器の生涯装着が必要と考えられている．このため，気管カニューレや人工呼吸器の管理が生涯にわたって必要と考えられている ・遷延性意識障害があるが，快・不快に関しては多少の反応がみられる ・けいれんに関しては抗けいれん薬の服用とけいれん発作が出現し，すぐに収まらない場合はジアゼパム坐剤挿肛が必要である．長期にわたって抗けいれん薬を複数剤服用するため副作用にも注意が必要である
	呼吸状態 循環状態 消化と代謝状態 意識状態 筋骨格系の状態 感覚機能の状態	・呼吸は人工呼吸器のサポートが必要な状況である．気管切開を行っており気管カニューレが入っている．気管内に肉芽や出血は今のところない．肺炎を繰り返しており，呼吸リハビリや吸入，吸引などを行っている ・循環動態は安定している ・栄養は胃瘻から経管栄養でミルクと離乳食が入っている．消化は良好だが，便秘傾向 ・遷延性意識障害あり，快不快の反応はある．時に笑顔あり ・痙性が強く，少し側彎が出てきている．足も尖足となってきている．股関節脱臼はない ・皮質盲といわれており，ほとんど見えていないと考えられる．音には反応がみられている	・肺炎を繰り返しており，吸引チューブを清潔に扱い，呼吸リハビリテーションなどで肺炎を予防していく必要がある．長期にわたる気管カニューレの管理も必要で肉芽や潰瘍を作らないように愛護的な吸引操作を行い，カニューレの位置を適切に保つ必要がある．痰の性状に気を付けて観察し，気道の乾燥が起こらないように加湿にも気を配る必要がある ・栄養は長期にわたって経管栄養となるため，必要な栄養量・栄養素が注入できているか確認をする必要がある．体重が増えすぎると介助が大変になるが，少なくても体調を維持できないので，本人が適切に発育できるように水分と栄養の管理が必要である ・遷延性意識障害があるが，本人が快適に過ごせるように，本人なりの発達を促せるようなかかわりが必要である ・緊張が入ることによって，今後も側彎などの身体の変形が起こっていくことが考えられるため，体位を整え，側彎の進行を抑制し，股関節脱臼を防止する必要がある ・聴覚刺激に笑顔が出ることがあり，本人の好きな聴覚刺激を与えることで本人なりの発達を促し，楽しいリラックスした時間を作れるようにする
心理的状況	疾患に対する理解	・両親ともに理解は良好．当初は両親ともに涙ぐまれたり泣くことが多かったが，現在では前向きに明るく本人に関わっている	・疾患に対する理解は良好で手技も上手にできている
	楽しみ・よろこび・希望	・本人は音に反応あり	・本人の楽しめる遊びや活動を見出していく必要がある

（次頁に続く）

表Ⅳ-8-1　続き

項　目		情　報	アセスメント
生活状況	食　事	・胃瘻からの経管栄養となっている	・ミルクと離乳食の注入であり，今後離乳食への移行が必要である
	排　泄	・排尿は大きなトラブルなく出ている ・便秘傾向で小建中湯を服用中で腹部マッサージと肛門刺激，グリセリン浣腸を使用して排便コントロールを行っている	・排尿障害の出現がないか気をつけて観察を続ける ・今後も排便コントロールの継続が必要である
	清　潔	・自分では保清ができないので全介助が必要である	・入浴時はしっかり覚醒を促し，短時間であれば人工呼吸器を外していられるので，気管切開口に水や石鹸が入らないように気をつけて入浴を介助する
	移動・活動	・自力での移動はできない	・適宜体位交換やポジショニングが必要である
	環　境	・出生からずっと病院での生活で，今回初めて自宅に帰る	・本人の退院前に自宅の療養環境を整える必要がある
療育状況	療育状況	・2歳違いの兄がおり，両親共働きであり，援助が必要 ・きょうだい児の兄のケアには母方祖母が手伝いに来てくれている	・療育環境を整えて，本人が安心して通える場所や過ごせる空間を作っていく必要がある
	サービス利用等	・退院後に訪問診療，訪問看護が入る予定．医療的ケア児コーディネーターが関わっており，今後ほかのサービスも入る予定である	・両親の就労継続のためにも退院までにサービスの調整を終える必要がある ・児童発達支援に通所ができるとよい
家族の状況	身体状況 心理的状況 生活状況 希望	・家族はみな健康である ・退院後兄がどのようになるか，不明 ・本人のケアも含めて家族の生活が成り立つか，心配が残る ・医療的ケア児コーディネーターが付いてくれており，色々と調整を行ってくれる予定である	・家族はみな健康であるが，両親ともに就労を継続する予定であり，疲れが貯まってくるのではないか心配である ・退院後兄の退行などが起きないように配慮が必要である ・地域のサービスをよく知る医療的ケア児コーディネーターが相談支援専門員として関わってくれているので安心感がある

　下障害がある．このようなことを踏まえて本人なりの発達を促せるような援助が必要である．

　さらに祖母の手助けはあるが核家族であり，両親の就業継続をサポートするにはさまざまな課題がある．両親，兄，祖父母も含めて家族が安心して在宅での生活を継続できるようにするには，どうしたらよいかを考えながら看護計画を作成した．

　また，退院後は重症心身型児童発達支援（必要な面積や設備を有し，嘱託医・看護師・機能訓練指導員・児童指導員または保育士の配置が必要な児童発達支援）を利用することとなった．

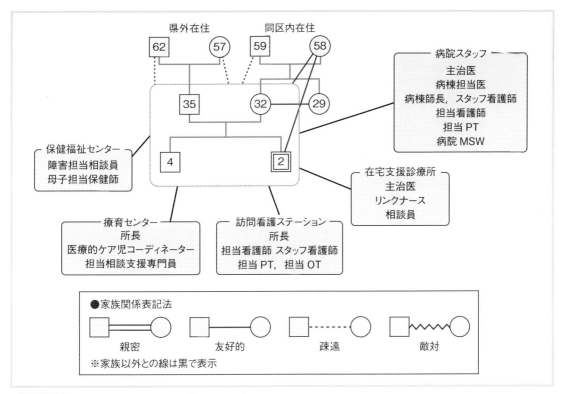

図Ⅳ-8-1　Ｈちゃんのエコマップ

C. 看護課題の明確化と計画立案

　アセスメント結果から課題を抽出し，長期目標と短期目標を掲げて，訪問看護計画を立案した．短期目標の評価は半年を目安に立案した．

1 ● 看護課題と長期目標

　Ｈちゃんの看護課題

#1　人工呼吸器を使用しており自力では気道の浄化ができず，呼吸器感染や無気肺のリスクがある

#2　気管切開に伴うトラブル出現の可能性がある

#3　栄養と水分を適切に摂取する

#4　けいれん発作出現のリスクがあり，痙性もあり身体の変形が進行する可能性がある

#5　便秘がある

#6　体温調整がうまくできない

#7　皮膚トラブルのリスクがある

#8　本人の成長をしていきたいという意欲を活かし，実現する

#9　家族が家族として健全に機能できるよう支援する

		月	火	水	木	金	土	日
早朝	6:00	起床	起床	起床	起床	起床	起床	起床
	8:00	朝の薬と注入 父出勤	朝の薬と注入 父出勤	朝の薬と注入 父出勤	朝の薬と注入 母出勤	朝の薬と注入 父出勤	朝の薬と注入 父出勤	朝の薬と注入
		外出支度	母在宅勤務	外出支度	父休み	外出支度	母休み	両親休み
午前	10:00	児童発達支援迎え 母兄を送出し後に出勤	訪問看護長時間(180) 呼吸リハビリテーション 入浴対応	児童発達支援迎え 母兄を送出し後に出勤	訪問看護長時間(180) 呼吸リハビリテーション 入浴対応	児童発達支援迎え 母兄を送出し後に出勤		
	12:00	児童発達支援利用 10:00 補水 11:00 呼吸リハビリ 12:00 昼の薬と注入 13:00 食後口腔ケア 14:00 昼寝 15:30 アクティビティ	昼の薬と注入	児童発達支援利用 10:00 補水 11:00 呼吸リハビリ 12:00 昼の薬と注入 13:00 食後口腔ケア 14:00 昼寝 15:30 アクティビティ	昼の薬と注入 口腔ケア	児童発達支援利用 10:00 補水 11:00 呼吸リハビリ 12:00 昼の薬と注入 13:00 食後口腔ケア 14:00 昼寝 15:30 アクティビティ	昼の薬と注入	昼の薬と注入 口腔ケア
午後	14:00		母在宅勤務中 祖母見守り、吸引時等は母を呼ぶ					
	16:00							
	17:30	児童発達支援送り 父帰宅し受入れ	父帰宅	児童発達支援送り 父帰宅し受入れ	母帰宅	児童発達支援送り 父帰宅し受入れ	父帰宅	
	18:00	夜の薬と注入	夜の薬と注入	夜の薬と注入	夜の薬と注入	夜の薬と注入	夜の薬と注入	夜の薬と注入
夜間	20:00	母帰宅		母帰宅		母帰宅		両親で入浴対応
	22:00	水分・就寝前の薬と注入	水分・就寝前の薬と注入	水分・就寝前の薬と注入	水分・就寝前の薬と注入	水分・就寝前の薬と注入	水分・就寝前の薬と注入	水分・就寝前の薬と注入
深夜	24:00	就寝	就寝	就寝	就寝	就寝	就寝	就寝

＊月〜金　兄の幼稚園のお迎え（14：00）は祖母が担当

図Ⅳ-8-2　Hちゃんの週間スケジュール

Hちゃんの長期目標

　　合併症を予防しながら，本人の発達が促される．家族や本人のストレスが適切な範囲内でコントロールでき，家族が健全に機能し，在宅での生活が継続できる．

2● 短期目標と看護計画

#1　人工呼吸器を使用しており，自力では気道の浄化ができず，呼吸器感染や無気肺のリスクがある

〈短期目標〉
- 酸素飽和度を96％以上に保てる．
- 両親が人工呼吸器の管理方法を習得し，継続して実施できる．

〈看護計画〉
- 呼吸器の管理（設定と動作の確認，アラーム履歴確認）

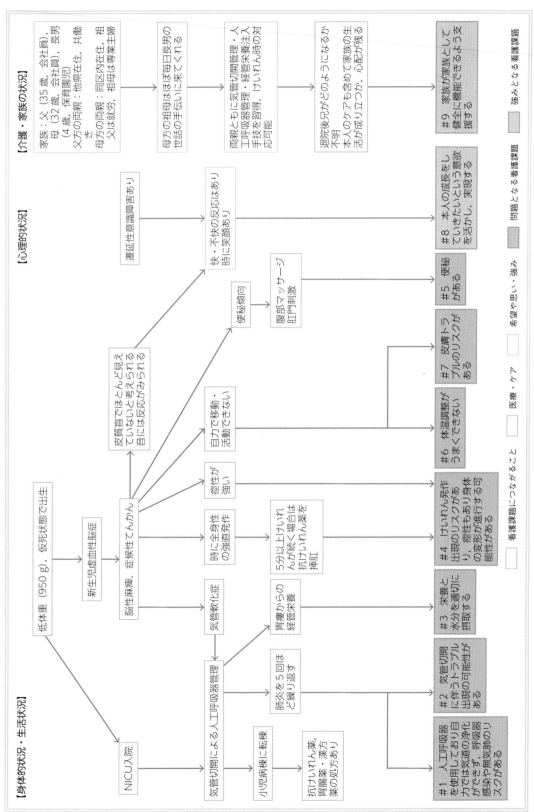

図Ⅳ-8-3 Hちゃん（2歳男児）の関連図

- 呼吸状態をアセスメント（呼吸数・空気の入り具合・肺雑音・痰の量や性状・喀出状況・吸引の頻度，鼻翼呼吸や肋間陥没呼吸，喉頭窩陥没呼吸・酸素飽和度など）する.
- 呼吸リハビリテーション（体位ドレナージ，スクイージング，ハッフィングなど），吸入・吸引，排痰補助装置による排痰を行う.
- 喀痰の状況を確認しながら適宜，口鼻腔と気管から愛護的に吸引を行う*.
- 薬（去痰薬，吸入薬）の効果と副作用のモニタリングを行う.
- 加湿器に常に滅菌精製水が適量入っているか確認し，温度が適切か確認する.
- 適宜回路内の水を捨てる. 冬場など結露が多い場合は，回路を冷やさない工夫（回路用のカバーを装着するなど）をする.
- 呼吸器回路の位置が本人より低くなるように保持する.
- 呼吸器の回路が本人の気管カニューレから脱落しないように，補助のベルトなどを使用して固定する.

＃2　気管切開に伴うトラブル出現の可能性がある

〈短期目標〉

- 両親が気管カニューレ使用に伴う合併症とその予防方法を理解して実行できる.

〈看護計画〉

- 気管カニューレの位置を適切に保持できるよう両親を指導する.
- 気管切開口を清潔に保つことの重要性を両親に説明する.
- 愛護的な吸引を行うために，チューブの挿入の仕方や吸引圧を説明する.
- 出血や肉芽の症状や兆候を理解して必要な対応をとるために，気管からの出血の有無と程度（出血量，出血の性状—新鮮血か旧出血様，肉芽の有無と場所，程度）を確認し，定期的な内視鏡検査を受けるように指導する.
- 出血時は受診をする. とくに大量出血時は救急車を要請し，病院到着までは可能な範囲で出血部位をカニューレなどで圧迫しながら適宜吸引を行う.

＃3　栄養と水分を適切に摂取する

〈短期目標〉

- 身体状況が安定して，本人なりのペースで成長を続けることができる.

〈看護計画〉

- 胃瘻の管理を適切に施行する（瘻孔は入浴時に石鹸で洗浄し，よく乾燥させて専用のパットを使用して保護する）.
- ミルクと離乳食の注入を適切に行う（6時，14時，22時はミルクを250 mL，約1時間かけて滴下にて注入し，10時と18時は離乳前期食を20分ほどで少しずつ，ゆっくりカテーテルチップを使用し手押しで注入した後にミルク150 mLを40分程かけて滴下で注入する. 注入後はルートを白湯5 mLでフラッシュする）.
- 胃瘻PEG交換は3ヵ月に1回病院で行うこととなっている.
- 長期経管栄養となるので，食物繊維や不足する微量元素の摂取方法を検討し，離乳食を

---

*吸引チューブは乾燥法もしくは浸漬法により清潔に保管し，気管吸引は使い捨ての手袋（滅菌のものが望ましい）を装着して清潔に行う. 気管吸引の際のチューブは決められた長さで行い，吸引圧は通常20 kPa以下，吸引時間は15秒以内で行う. 吸引チューブの挿入は基本カニューレから出ても1 cm程度とし，どうしても痰が取り切れない場合も気管分岐の手前までとる. 吸引する際は吸引圧をかけながら，手前の痰から吸引する.

進めていく.

- 入浴後は発汗もあるので, 白湯100 mLを追加で注入する.
- 薬の効果と副作用のモニタリングを行う（大建中湯の重篤な副作用として, 間質性肺炎, 肝機能障害があるのでその兆候の有無を観察する）.

#4　けいれん発作出現のリスクがあり, 痙性もあり身体の変形が進行する可能性がある

〈短期目標〉

- けいれん・痙性がコントロールされて, リラックスして過ごせる.
- けいれん出現時に適切な対応が取れる.

〈看護計画〉

- 定期的な服薬を行う.
- 薬の効果と副作用のモニタリングを行う.
- 体位を整え, 痙性による拘縮や体幹の変形が進まないように予防する.
- けいれん出現時は呼吸抑制などがないかよく観察し, 5分以上たってもけいれんが止まらないようであればジアゼパム坐剤2 mgを挿肛する. それでもけいれんが止まらないときは訪問診療に連絡のうえ, 救急で病院を受診する.

#5　便秘がある

〈短期目標〉

- 2日に1回以上排便がみられ, 腹部膨満がなく, 消化が順調である.

〈看護計画〉

- 離乳食が進んできており, 少しずつ食物繊維を含む食材を使用していく.
- 排便が出ないときは腹部マッサージと肛門刺激で排便を促す.
- 排便が2日ないときはグリセリン浣腸15 mL施行する.
- 運動を促し, お腹の動きを促す.

#6　体温調整がうまくできない

〈短期目標〉

- 体温調整の方法を習得する.

〈看護計画〉

- 掛物や洋服, 冷暖房により体温が変化しすぎないように調整する.
- 冬はダウンなどの衣類やジャケットを着用するなど低体温に注意する. とくに受診などで外出する際は, 注意が必要である. 場合によっては低温やけどを起こしにくい電子レンジで暖めるタイプの湯たんぽを40℃程度で使用し, 体温が下がらないように保温する（通常の湯たんぽは, 低温やけどを起こしやすいので使用しない）.
- 入浴時は長めに浴槽につかるなど, 浴後に体が冷えないように工夫する.

#7　皮膚トラブルのリスクがある

〈短期目標〉

- 皮膚トラブルが起きない.

〈看護計画〉

- 入浴後は保湿用ローションを使用して, 皮膚の保湿を心がける.

- 適宜体位変換をする.
- とくに耳などは褥瘡になりやすいので, 低反発の枕を使用する.
- 下剤などで便が緩くなると, おむつ皮膚炎を起こしやすいので気をつける.
- 気管カニューレ用ベルトなどで皮膚トラブルができないか, 気をつけて装着する.

＃8　本人なりに成長をしていきたいという意欲を活かし, 実現する

〈短期目標〉

- 自宅以外の場所にも出かけて, 色々な人と過ごす機会をもちたい.

〈看護計画〉

- 本人の生活の場が広がっていくように, リハビリテーションを行う（ROM 訓練やストレッチ, 呼吸リハビリテーションを中心に行いながら, 本人の好きな体位や好きな刺激を探していく）.
- 児童発達支援や保育園など, 本人の通所先の担当者と連携し本人の様子を共有し, ケアが継続的に行われるようにする.
- 坐位保持装置や, 外出用の車椅子などの装具が適切か確認し, 必要に応じて修理などを依頼していく.

＃9　家族が家族として健全に機能できるよう支援する

〈短期目標〉

- 本人や家族が十分な休息がとれる.

〈看護計画〉

- 本人や家族が, しっかりと睡眠などの休息がとれているか確認する.
- 身近で両親の相談に応じ, 必要時は相談支援専門員を通してほかの事業所と連携する.
- 家族の話を積極的に傾聴する.
- きょうだい児が不安定になっていないか確認する.
- 児童発達支援やショートステイなど地域のサービスの利用状況を確認する.
- 疲れて必要なケアができないような状況になっていないかを確認する.

D. 実施の経過と半年後の評価

＃1　人工呼吸器を使用しており自力では気道の浄化ができず, 呼吸器感染や無気肺のリスクがある

　両親はしっかり手技を習得していたが, さらに本人の状況に応じて呼吸リハビリテーションの回数や実施方法を工夫するなど日常の管理が上手になってきていた. 冬場に空気が乾燥すると排痰困難による１回換気量低下がみられることがあり, 当初は訪問看護へのコールが続くことがあったが, その後は両親も対応方法を覚え対処できるようになっている. 2〜3歳の時は肺炎や気管支炎で時折入院することはあったが, 在宅生活も半年を超える頃には, 両親が病状の変化に訪問看護師や訪問診療医と連携して適切に対応ができるようになり, おおむね安定して在宅での生活が継続できるようになった. 人工呼吸器の使用状況は変わらず, 計画は継続とする.

＃2　気管切開に伴うトラブル出現の可能性がある

　一時気管切開口に発赤やびらんが生じ，軟膏処置などを行うことがあったがその後改善されている．冬場になり乾燥が進むと排痰が困難となり，気管分岐部まで吸引することが増えるとごく少量出血がみられることがあったが，加湿器の調整などで改善されている．半年後も状況は安定してるが気管切開はそのままであり計画は継続とする．

＃3　栄養と水分を適切に摂取する

　当初はミルク中心であったが，徐々に離乳をすすめ，半固形の栄養剤とミキサー食を中心とした食事になっている．半年後には身長も 80 cm，体重 9,200 g と成長している．胃瘻の基本的な管理方法は継続として，注入に関しては以下のように変更となっている．

- 朝：半固形の経腸栄養剤 50 mL ＋白湯 100 mL ＋薬＋白湯 10 mL（ルートフラッシュ）
- 昼：ミキサー食 150 mL ＋白湯 100 mL ＋白湯 10 mL（ルートフラッシュ）
- 15〜16 時頃：水分補給でジュースやスープなど 100 mL ＋白湯 10 mL（ルートフラッシュ）
- 夕：ミキサー食 150 mL ＋白湯 100 mL ＋薬＋白湯 10 mL（ルートフラッシュ）
- 22 時頃：水分補給で白湯 100 mL

　大建中湯は現在中止して様子をみている．

＃4　けいれん発作出現のリスクがあり，痙性もあり身体の変形が進行する可能性がある

　けいれんは成長に応じて抗けいれん薬の量を調整してきており，けいれん発作は時折あるも重積することはなく，現在は 1〜2 回程度 / 数ヵ月みられるもジアゼパム坐剤 4 mg 使用で改善している．

　痙性はあり，側彎が少しずつ進行しており，今後体幹部のコルセットを検討することとなっている．現在は体位調整で様子をみている．

　看護計画を立てた時からジアゼパム坐剤の量を増量しているが，主なケアは継続されている．

＃5　便秘がある

　現在ミキサー食も注入するようになっており，大建中湯も中止して様子をみている．しかし，月に数回 2 日以上排便がないことがあり，グリセリン浣腸 30 mL を使用している．

＃6　体温調整がうまくできない

　両親は体温調整の方法を習得されているが，やはり体温調整が難しいので，短期目標を「先々の就学に向けてさまざまな場所で体温の調整ができるようになる」に変更して，連携する機関が本人のケアを継続してできるようにしていく必要がある．

＃7　皮膚トラブルのリスクがある

　小さな皮膚のトラブルはあるも，その都度対応ができており，悪化なく過ごしている．
　今後も皮膚のケアを継続する．

＃8　本人の成長をしていきたいという意欲を活かし，実現する

　退院して半年が過ぎ，年齢も 3 歳となっており，短期目標を「保育園利用に向けた準備を行い，保育園通園ができるように援助する」とし，看護計画も保育園通園に向けて以下のような準備を取り入れている．

・医療的ケア児コーディネーターと連携して保育園通園に向けた準備を行う．

- 就学に向けて，保育園使用を検討しさまざまな児と交流できる機会を確保する.
- 診療情報提供書を作成し，保育園や医療的ケア児コーディネーターに送る.
- 車椅子や装具に不備がないか確認し，その使用方法を新しい機関に申し送る.

　医療的ケア児コーディネーターのアドバイスのもと，医療的ケア児の受け入れを行っている地域の基幹保育園の担任，担当看護師と連絡をとり，詳しい本人の状況を両親にも許可をとったうえで主治医が診療情報提供書を作成した. 保育園の担当者は，担当保育士，担当看護師とともに児童発達支援利用時や訪問看護提供時の本人の様子を見学し，受け入れ準備を開始した. 保育園通園に向けて計画を再設定する.

　保育園通園のためのカンファレンスが開催されることとなり，ケアの引継ぎも行われることとなった. 参加者は，母親，地区保健福祉センター保健師，担任になる予定の保育士，医療的ケア児担当看護職員，園医，医療的ケア児コーディネーター，児童発達支援サービス管理責任者，訪問看護ステーション担当看護師であった.

　退院し児童発達支援や訪問看護を利用している中で，Hちゃんに笑顔がみられることが多くなり，本人なりにさまざまなことに反応していると感じている. 保育園利用にあたっては両親ともに就労しているため，短時間ではなく通常の時間帯での利用の希望があった. 送迎は両親が交代で行う予定である.

　児童発達支援担当者からは，①呼吸器のトラブルもなく通所できていること，②一度，リハビリテーション中に体位を変えたときに呼吸器の回路がベッド柵についたままになっており，回路が引っ張られて気管カニューレが抜けてしまい，看護師がすぐに気管カニューレの再挿入を行ったことがあること，③カニューレは抵抗なくスムーズに入っていること，④この半年間これ以外大きな事故もなく通所ができていたこと，⑤本人は意外に多くの人に囲まれているのが楽しいようで，周りがガヤガヤとうるさい時に微笑んでいることが多いこと，⑥音楽もアップテンポではっきりした曲を好んでいるように思われること，⑦ハンモックなど身体がゆれる遊びの時も楽しんでいるようであったこと，などの話があった.

　訪問看護師は，自宅でのケアの様子を伝えている. 注入は半固栄養剤とミキサー食で消化も良好で注入前に胃内容物が確認できることはほとんどない. 訪問時はうつ伏せまたは半伏臥位で呼吸リハビリテーションを行い，しっかり覚醒しているのを確認して，呼吸器を外して入浴介助を行っている. 入浴後は気管切開口のケア，胃瘻のケアを行い，全身に保湿用のローションを付けている. 気管切開口も胃瘻部も大きな皮膚トラブルもなく過ごせている. 排便が前日にない場合は入浴前に腹部マッサージと肛門刺激で排便を促し，それでも排便がない場合は浣腸を行っている. しっかり覚醒していると30分位は呼吸器を使用しなくてもSpO_2低下なく過ごせている. 入浴後は音の出るおもちゃや触覚で楽しめる絵本などを用いて本人の遊びの時間を取っているが，寝てしまうことも多い.

　気管カニューレの誤抜去があったことに関して，保育園での対応が課題となった. 園医より，保育園看護師も訪問診療時にカニューレ交換の指導を受けてはどうかと提案があり，訪問診療に相談することとなった.

　保育園の園長，担当保育士と医療ケア担当看護職員からは，医療ケアのマニュアルを入園までに作成し入園後スムーズに受け入れができるようにしたい. そのためには直接対応

する予定である担任と，医療ケア担当看護職員がケアに慣れることができるように，訪問看護の入っている時や児童発達支援に実習に行きたいという話があり，児童発達支援も訪問看護も提案を受け入れることとした．

医療的ケア児コーディネーターからは，保育園においても介護職員等による喀痰吸引制度が利用でき，保育士が研修を受けることで吸引や経管栄養の対応が可能となるため今後数年間の利用をするうえでは担当する保育士の研修受講を検討してはどうかと提案があり，研修機関の紹介があった．

後日，医療ケア担当看護職員3名が交代で訪問診療での気管カニューレ交換時に交換手技の指導を受けた．予備の気管カニューレを毎日保育園に持参することとなった．

児童発達支援事業所や訪問看護時の実習も終わり保育園の受け入れ準備が整っていった．

＃9　家族が家族として健全に機能できるよう支援する

保育園通園までは重心型児童発達支援が継続して利用でき，両親が交代で在宅ワークを入れながら訪問看護を上手に利用し，就労の継続ができていた．保育園を利用することで両親ともに通勤できる日が増えることとなった．

短期目標を「本人および家族が新しいライフスタイルに適応できる」として，保育園通園に向けた調整を医療的ケア児コーディネーターとともに行った．

看護計画では，保育園利用に伴って保育園のスタッフに本人の状況を知ってもらい，ケアが継続できるように申し送りを行うとし，それぞれの機関に申し送りや訪問同行をしてもらうなどしてケアを引継いだ．

新しい支援体制と保育園での受け入れ準備が整い，通園の開始となった．初日から3日目までは母親が休暇を取り，付き添って通園し，事前に作成されていたマニュアルに沿ってケアを問題なく行えるのか検証するかたちとなった．

事前に作成されたマニュアルが大きな変更なく使用できることがわかった．担当保育士も医療ケア担当看護職員も事前に訪問看護の同行や児童発達支援での実習も行っており，とくに問題なく受け入れができたので母親の付き添いは3日で終了した．その後は本人が単独で保育園を利用できることとなり，両親ともに就労の継続が可能となっている．

そのため，看護計画は，
• 保育園就園後は保育園の利用状況を確認する．
• 両親の疲労がないか，睡眠がとれているかなど家族状況のモニタリングを継続する．

として，「家族の話を積極的に傾聴する」，「きょうだい児が不安定になっていないか確認する」は継続するとした．

精神科訪問看護とデイケアを活用しながら社会復帰を目指すⅠさんへの支援

事例 ⑨

療養者：Ⅰさん，25歳，男性．鉄道模型づくりが趣味．

疾　患：統合失調症

既往歴：就職して2年目頃発症．診断後，市内にあるA総合病院の精神科に6ヵ月間入院し，2週間後に退院を予定している．退院後は，A総合病院精神科外来に通院予定である．

家族構成：60歳代の父母と姉の4人家族だが，姉は結婚して隣市に在住している．

生活歴：B市で生まれ育つ．地元の高校を卒業後，市内にある自動車会社C社工場で自動車製造に従事していた．C社は発病をきっかけに退職した．

嗜　好：就職してから喫煙するようになり，現在も1日30〜40本吸っている．お酒は，入院前は350 mLの缶ビールを毎日1本飲んでいた．

現状（初回訪問まで）：就職して2年目の終わりころより，工場での作業中にミスが増え，製造工程ラインのグループリーダーから注意を受けることが多くなった．職場での人間関係にストレスを感じ，夜眠れない，疲れやすいなどの状況が続いた．そのころから，「グループのやつらが悪口を言っている」，「あいつらは何か企んでいる」など被害的な訴えを家庭内でするようになった．朝起きることができず，無断欠勤が増え，会社から自宅に「どうしたのか」と連絡が来るようになった．食欲もなく，明け方まで起きている本人の様子を心配した両親が，病院受診を勧めるが「どこもわるくない」と言って受診にはならなかった．次第に，ぶつぶつと独り言を言うようになり，両親に対し攻撃的な言動や時には暴力が出てきた．このころ，両親は保健所の精神保健相談を利用し，両親のみで相談に行った．保健所の地区担当保健師が対応し，エスカレートした暴力に対しては，避難と警察通報が対処方法としてあることを説明された．ある日，母親から「このまま仕事に行かないでどうするのか」と問い詰められたことをきっかけに，興奮し，両親への暴力と自傷行動に手がつけられない状態となった．その場で父親が警察通報し，A総合病院において統合失調症の診断で，措置入院となった．

　入院後3ヵ月が経過し，本人の希望もあり2週間後に退院予定となった．幻聴は継続しているが，眠剤の処方により夜間の睡眠はとることができるようになった．主治医と精神保健福祉士（psychiatric social worker：PSW）の提案により，退院後は訪問看護を定期的に利用しながら自宅で療養生活を継続することになった．

家族の状況：両親ともに60歳代半ばである．母親は高血圧にて通院治療中である．古くからこの地域に暮らす農家一族の本家長男である父親は，水田の管理を市に任せ，隠居状態である．前立腺肥大症で定期通院中である．Ⅰさんに対し過保護であり，Ⅰさんの行動に何かと口出しをする．一方で，近隣に住む親せきには，精神科に入院していることをできるだけ知られたくないと考えている．母親もⅠさんが統合失調症であることを，受け入れられないでいる．そもそも，統合失調症がどのような疾患であるか，診断時に

主治医から簡単な説明を受けたのみである.

経済状況：一戸建ての持ち家である. 国民年金. 預貯金は少なく, 経済状態はひっ迫しているが, アルバイトなどはしていない.

処方内容：ハロペリドール錠/定型抗精神病薬　朝1錠

リスペリドン錠/定型抗精神病薬　朝1錠

デパス錠/抗不安薬　夕1錠

ブロチゾラム錠/睡眠薬　就寝前1錠

ピペリデン錠/パーキンソン病治療薬　朝1錠

酸化マグネシウム/緩下薬　夕1錠

センノシド錠/緩下薬　夕2錠

医師の指示内容：服薬の継続と, 症状変化への観察. 悪化の兆候は, 不眠, 他者への攻撃的言動と態度.

A. 初回面接・訪問・情報収集

　初回面談は, 退院を2週間後に控えた日に退院後の生活について関係者で話し合うためのカンファレンスの場であった. カンファレンスには, A総合病院精神科病棟相談・会議室において, Iさん, 両親, 主治医, 病棟師長, 担当看護師, PSW, 保健所保健師, 訪問看護師が参加した. 主治医から, Iさんの現在の病状と, 生活上で気をつけることなどの説明があった. その後, Iさんに退院後はどのように生活したいか聞いたところ,「C社の仕事にすぐに復帰したいです」との発言があった. 両親も「早くそうしてほしい」と発言した. 担当看護師からは, まずは自宅で3食をしっかり摂り, ぐっすり眠り, 散歩などして体力をつけてから, 仕事のことを考えてみたらどうかと提案があった. PSWが「そのために保健所やB市の保健師, 訪問看護師の手助けを受けてはどうか」と紹介した. Iさんは「いつから来てくれるんですか？！」と落ち着きなく訪問看護師に質問してきたので,「退院直後から訪問できる」ことを伝えた. 両親は「不安なので, 退院した日の翌日には来てほしい」と話した. そのため, 退院予定日の翌日に訪問する約束をした.

　退院翌日に訪問したところ, Iさんは両親と玄関を入ってすぐ正面の居間の掘り炬燵に座って待っていた. Iさんは緊張した面持ちで自ら発言することはほとんどなかったため, 訪問看護師からIさんの当面の自宅での過ごし方や家族の生活, Iさんと両親それぞれの疾患に対する認識や思いを聞いたり, 訪問看護師のかかわりについて説明したりした.

　初回面談の場となったカンファレンスや初回訪問で得られた情報をもとに, 退院直後における本人の身体状況（統合失調症の症状含む）, 生活状況, 自宅や周辺の環境, 自宅での生活における本人の希望, 家族の状況について, **表Ⅳ-9-1**に示した. **図Ⅳ-9-1**はエコマップである.

表IV-9-1　Iさんの情報とアセスメント

	項目	情報	アセスメント
身体的状況	疾患・病状治療	・統合失調症の診断後，約6ヵ月間の入院加療 ・幻聴（幻聴との対話による独語），被害妄想，不眠がある．服薬により多少軽減したが，不眠以外の症状は継続している ・定型，非定型抗精神病薬，抗不安薬，睡眠薬，パーキンソン病治療薬，便秘薬が処方されている ・副作用として，手足の震えが多少あり，ぼうっとした感覚がある．体重は，発病前より10 kg近く増加した	・症状は軽減されているが継続しているものもある．副作用も含め，経過を確認し，随時主治医に報告する必要がある ・Iさんの服薬アドヒアランスを確認し，服薬のモチベーションを維持する必要がある
	・呼吸状態 ・循環状態 ・消化と代謝状態 ・意識状態 ・筋骨格系の状態 ・感覚機能の状態	・抗精神病薬の副作用による手足の震えが多少あり，ぼうっとした感覚がある ・体重が発病前より10kg近く増加した ・2年前に受けた職場検診以降，健康診断は受けていない ・血圧は，80前後/120前後で正常範囲である ・脈拍は，90回/分で早めである ・血中酸素飽和度は98%程度 ・40本/日の喫煙がある ・入院前は毎日350 mL缶ビールを1本飲んでいた	・副作用を確認し，改善がないようなら，主治医に報告するよう促すか，本人の了解を得て訪問看護師から報告する ・過去の健診結果および入院中の血液検査結果を確認する．体重増加，喫煙習慣から生活習慣病を予防するための生活改善が必要な可能性がある．健康診断を年間1回受診するよう促す ・食事内容の改善や運動により体重をコントロールする必要性を認識する必要がある．そのうえで，どのような自己管理ができるか，共に考える
心理的状況	疾患に対する認識	・眠れなかったことがつらかったが，服薬により眠れるようになったから，この服薬はしばらく続けなければならないと思っている ・誰かが自分の悪口を言っているといった声が幻聴であるとはっきり認識してはいないが，服薬することで，聞こえる量が減り少し楽になったと実感している ・手が震えたり，ぼうっとしたりするなど不快感があるため，できるだけ早く服薬が終了するとよいと思っている ・入院前に両親に対し暴力があったことはあまり覚えていない ・警察に連れられて入院したことや，鍵のかかった個室に入ったことはとてもつらい経験だった ・主治医（入院中から変わらない）は，優しいし，同性で年齢も近いので，話しやすいと感じている	・服薬の効果を実感している一方で，副作用の不快感による拒否的な気持ちもあることを重視する必要がある．自己判断で，服薬を中止あるいは怠薬してしまわないよう，症状の出現や対処，これからの治療や生活についての考えを確認する必要がある ・主治医に対しては，肯定的な気持ちをもっていることから，治療を受け入れ，通院と服薬を継続できると推測できる．症状や生活に変化が起きた時もタイムリーに報告できるなど主治医とのコミュニケーション状況について，随時確認する必要がある
	自宅での生活における希望	・お金がないので，早く仕事をしたい ・体が重く頭もぼうっとしているので，しばらくは自宅の中で過ごしたい	・お金がないから仕事をしたい，しかし，体調的に家にいたい，という矛盾した思いを抱きながら過ごしている．現状から考えると，致し方ないと考えられる．しかし，時間経過の中で，病状が落ち着いてきたならば，社会性を拡げていくことに対する本人のモチベーションや，症状の自己管理，体力などの準備状態を適宜確認し，社会生活を少しでも拡げていく方向ではたらきかける必要がある

（次頁に続く）

表Ⅳ-9-1　続き

項目		情報	アセスメント
生活状況	楽しみ・よろこび・希望	・時間があるので，テレビを見て過ごしている．楽しみはとくにない ・鉄道模型を作っていても，すぐに疲れてしまって止めてしまう	・上記と同様である
	食　事	・朝，昼，夕3食を自宅で食べる．調理は母親が行う ・好き嫌いが激しく，野菜はほとんど食べない．炭水化物か，肉などを好む ・間食にポテトチップスなどスナック菓子を毎日1袋近く食べる．炭酸飲料も好きでよく飲む．体重増加が著しいため，母親の助言により，炭酸水やゼロキロカロリーのコーラなどを飲むようにしている	・体重管理のために朝・昼・夕の食事内容や間食内容について，両親も含めて認識を確認し，改善のための話し合いをもつ必要がある
	排　泄	・抗精神病薬の副作用により便秘があるため，緩下薬を処方され服用している ・緩下薬を服用するため，排便はある．だらだらと軟便が複数回あったり残便感があることも多く，不快に思っている．できれば緩下薬は飲みたくないと考えている ・排尿回数は正常である	・緩下薬の効き方について本人の認識を聞き，不快感について具体的に確認したうえで，主治医に申し出るよう促す
	清　潔	・毎日入浴している．洗髪も毎日している ・母親が洗濯した衣服を，着用している	・清潔を保持していることについて，肯定的なフィードバックをする
	移動・活動	・普通車免許をもっているが，副作用で眠気が出る可能性があるため，運転しないように主治医から注意されている．そのため，父親が運転する車に同乗するか，徒歩で出かける ・徒歩10分の大型スーパーマーケットに母親と行き，食品を購入する．2回/週なので，1回に大量の買い物を持ち帰る．母親からは「助かっている」と感謝されている ・駅前の商業施設に鉄道模型の部品などを購入に出かける．バスで出かける	・家族の中で本人ができる役割を担い，家族員から感謝されることは，Ⅰさん自身の生活スキル維持のために重要である．そのため，スーパーマーケットでの買い出しに同行し，重たい荷物を持って帰るという役割を継続するよう，Ⅰさん本人，両親にその意義を伝え，促す
	環　境	・築40年以上の1戸建て家屋である．1階に2部屋，2階に3部屋あり，ゆったりしている ・自宅2階に自室がある．12畳間であり，鉄道関係の雑誌や模型製作のためのモノで散らかっているが，本人なりにどこに何があるかわかる程度に整頓している ・日中は1階の居間で，両親とワイドショーなどを見て過ごすことが多い．夕食後は2階に自室で模型作りなどしていることもあるが，発病後は集中力がなく，疲れやすいため，長時間作り続けることはなくなった	・自宅内のスペースにゆとりがあり，家族間で干渉しあわないですむ環境が維持できているのは，安定した家族関係の継続のためにも良いことである ・経済基盤からしても当面は住居環境が脅かされることはないと考えられる．しかし，両親亡き後の自宅や本人の処遇については，今後確認しておく必要がある

（次頁に続く）

表Ⅳ-9-1 続き

項目		情報	アセスメント
家族の状況	身体的状況 心理的状況 生活状況 希　望	<父親> ・60歳代後半であり，年金生活である ・前立腺肥大症で定期通院中である．そのほかに治療中の疾患はない．健康診断は毎年受診している ・趣味や定期的に通っている場所などはなく，友人もほとんどいない．自宅居間でテレビを観て過ごすか，所有している水田や畑の様子を見に行くなどして過ごしている ・Iさんは統合失調症を患い，いろいろなことが上手にできなくなったと感じている．歯磨きや洗顔など整容の手伝いや，入浴時の衣服の着脱にまで傍についてあれこれと口出しをしている ・Iさんが精神疾患を患ったことは，親族に知られたくないと考えている．統合失調症は，何か聞こえるだとか，そういうときにはぶつぶつと独り言を言ったりして奇妙な病気である．なぜこんな病気になってしまったのかわからない．育て方がわるかったと言われたくない．服薬によって余計にわるくなっているような気がする．服薬がないほうがよいのかもしれない．と考えている．Iさんがいる場で話し続ける <母親> ・60歳代後半であり，年金生活である ・高血圧で近くの内科医院を定期通院中である．健康診断は毎年受診している．肥満を指摘されている ・家事に忙しく，趣味や定期的に通っている場所などはない．近隣の何人かの主婦とは，立ち話をする程度の仲である．自宅居間でテレビを観て過ごすことが多い ・統合失調症を患ったIさんの将来が心配である．早く仕事ができるようになるとよいと思っている ・Iさんが精神疾患を患ったことは，親族に知られたくないと夫同様考えている．また，「入院前のように暴力をふるうような興奮状態にだけはなってほしくない．とても怖かったから」とIさんが席を外したときにひそひそ声で話す <姉> ・30歳代半ば．隣市に夫，子ども2人と暮らしている．スーパーマーケットのパートタイマーである ・Iさんのことをとても心配している．将来自分が面倒を見なくてはならないのかと両親に詰め寄ったことがあり，「困りました」と母親は話していた	・父親も母親もそれぞれにIさんの疾病を心配し，また，疾病に対する恐れを抱き苦しい思いをしている．統合失調症という疾病を正しく理解していないことが大きな要因と考えられる．それぞれの理解能力に応じた疾病についての教育的はたらきかけが必要である ・生活環境による疾病への偏見もある．親族との関係性も把握しつつ，疾病への抵抗感や長男の将来を慮った時のやるせなさ，不安を受け止めるといった対応が必要である ・父親も母親もそれぞれに基礎疾患があるため，治療の継続と日常生活における管理が必要である．これまでの経過やセルフケア状態を確認し，それぞれに合った食事や活動等の管理を共に考えていくなどのサポートが必要である ・姉なりに弟である本人を心配し気にかけている．姉の家族としての距離感や，助力可能性を把握する必要がある

B. アセスメント

　　看護課題につながることをラベル化し，望みや思い，強みを意識し，看護課題とラベルの関連性を矢印（→）で図Ⅳ-9-2の関連図に示した．問題となる看護課題と強みとなる

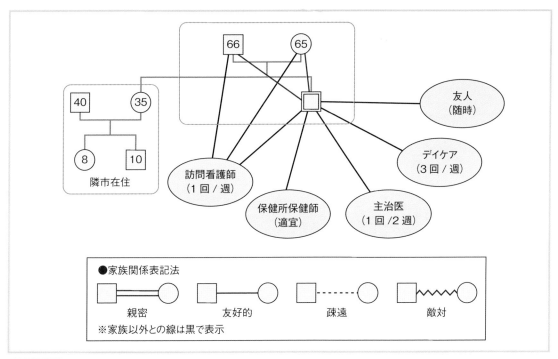

図Ⅳ-9-1　Ⅰさんのエコマップ

看護課題が抽出された.

　措置入院から6ヵ月を経て退院となったが，幻聴等症状はある．また，抗精神病薬服用による副作用や，下剤の効果に不満を抱いていることが考えられる．自身の症状の自覚や服薬による効果の実感はあるものの，症状の自己管理や服薬アドヒアランスはいまだ不十分な状態である．通院と服薬による在宅での治療継続を支援していく必要がある．身体状態としては，体重増加があるため，食生活や活動量の見直しと改善が必要である．喫煙もあるため，生活習慣病予防を目的に生活を改善することが望ましい．一方で，病状と生活状況の変化に合わせて，社会とのつながりをもつことができる機会を作っていく必要がある．仕事に復帰したいという意思を尊重しつつ，実現可能な近い将来の姿をイメージし，社会生活の幅を拡大していくはたらきかけを行うことが重要と考えられる．

　同居する両親は共に，統合失調症を患う本人を心配し回復を願っているが，疾病への理解が不十分なため，適切なかかわりが難しい状況にある．両親にも疾病理解のための教育的なかかわりや，心配な気持ちの受け止めが必要である．また，60歳代後半で基礎疾患もあるため，両親自身の健康管理についてモニタリングして行く必要がある．

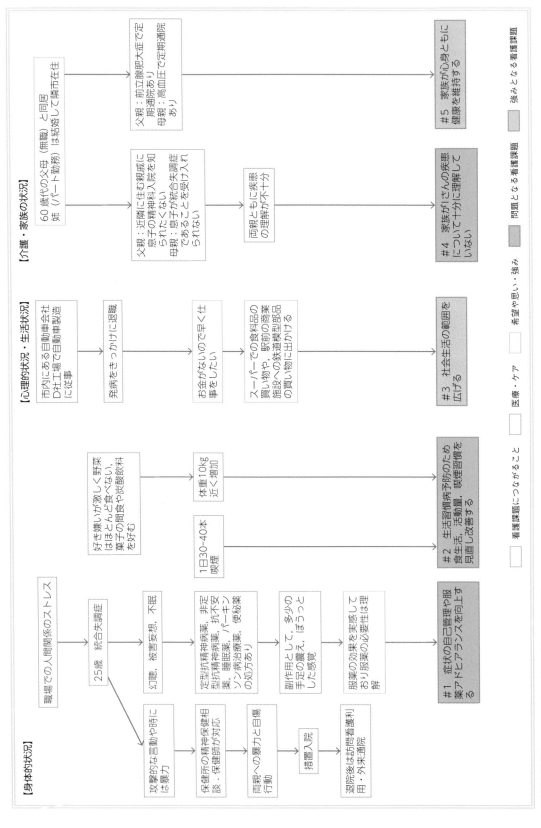

図Ⅳ-9-2　I さん（25 歳男性）の関連図

C. 看護課題の明確化と計画立案

アセスメント結果から課題を抽出し，長期目標と短期目標を挙げ，訪問看護計画を立案した．短期目標の評価は半年を目安に立案した．

1 ● 看護課題と長期目標

Iさんの看護課題

＃1　症状の自己管理や服薬アドヒアランスを向上する
＃2　生活習慣病予防のため食生活，活動量，喫煙習慣を見直し改善する
＃3　社会生活の範囲を広げる
＃4　家族がIさんの疾患について十分に理解していない
＃5　家族員それぞれが心身ともに健康を維持する

Iさんの長期目標

統合失調症の症状を自己管理しながら，家族と共に地域での生活を継続する．

2 ● 短期目標と看護計画

＃1　症状の自己管理や服薬アドヒアランスの向上

〈短期目標〉
• 症状が継続しても自己管理でき，通院・服薬の必要性を理解して主体的に継続する．

〈看護計画〉
• 疾病や症状，服薬状況についてアセスメントを行う（症状の種類，程度，服薬による効果の評価）．
• 疾病や症状，服薬に対する本人自身の認識を確認する．
• 症状の管理や，通院と服薬の継続の具体的な方法について話し合う機会をもつ．

＃2　生活習慣病予防のため食生活，活動量，喫煙習慣を見直し改善する

〈短期目標〉
• 身体状況の現状を理解し，将来的な生活習慣病予防のために具体的な生活改善を実行する．

〈看護計画〉
• 過去の健診結果や血液検査データを共に確認し，現在の身体状況について正しく理解することを促す．
• 現在の食事内容（3食それぞれ），活動量，喫煙状況を本人，両親と共に確認し，続けてよいものと改善したほうがよいものを検討し，生活習慣病予防のためにどのような生活が実行可能か，共に話し合う．
• 生活習慣病に移行するリスクや予防の必要性について，教育的にはたらきかける．
• 定期健診（住民健診）の受診を促す．

＃3　社会生活の範囲を広げる

〈短期目標〉
• 実現可能な将来の姿に向かって，社会生活の幅を拡大する．

〈看護計画〉
• 病状，生活スキル，体力を踏まえて，実現可能な将来の姿を描くことを促す．
• 描いた将来の姿に向かうため，今できることは何かを共に考える．
• 症状や生活スキルの変化に応じて自宅以外の場で活動する機会を作る．その際には保健所保健師に連絡をとり，適切な施設について助言をもらう．
• 自宅以外の場での活動が継続することを促す．

＃4　家族がⅠさんの疾患について十分に理解していない

〈短期目標〉
• 家族員それぞれが統合失調症について正しく理解できる．

〈看護計画〉
• 家族員それぞれの統合失調症に対する理解状況を確認する．
• 家族員それぞれの理解状況に合わせた情報を教育的に伝達する．
• 疾病理解により，本人に対する家族員の関わりに望ましい変化が生じたかどうかモニタリングする．

＃5　家族員それぞれが心身ともに健康を維持する

〈短期目標〉
• 家族員それぞれが基礎疾患をもちながらも，自身なりの健康を維持できる．

〈看護計画〉
• 基礎疾患に対する治療と生活生活改善をできるよう，治療状況と，生活改善への認識を確認する．
• 上記確認内容に基づき，定期健診（住民健診）や定期受診を促す．

D. 実施の経過と半年後の評価

＃1　症状の自己管理や服薬アドヒアランスを向上する

　症状が継続していることや，副作用について不快に感じていることを主治医に本人から伝えるように促したところ，2～3ヵ月は伝えることができなかったため，本人の了承を得たうえで，訪問看護師から主治医に連絡した．訪問看護師からの連絡に基づいて，主治医が処方内容を変えたところ，幻聴の頻度や副作用の出現に改善があった．改善を自覚した本人から「伝えてくれてありがとうございます」という発言があったため，「これからは自身で伝えられるとよい」と伝えた．以降，訪問時には訪問看護師に症状や服薬状況を具体的に報告するようになり，受診時には，主治医に対し主体的な報告を行うようになった．

　症状の継続はあるものの，副作用については，手の震えが多少残るのみである．しかし，本人自身が悪化の兆候に気づき，予防的に行動できるようになる必要があるため，最重要課題であることは変わりないと考えられる．計画を継続する．

＃2　生活習慣病予防のため食生活，活動量，喫煙習慣を見直し改善する

退院後3ヵ月目頃に住民健診を受診した．1ヵ月後に結果が通知され，血液検査データに異常はなかったものの腹囲95cm，BMI 29.41（身長170cm，体重85kg）であることがわかった．この結果について，本人は「できたら痩せたいですね」と話す．どうしたら適正体重に近づけるかについて，共に考えることを提案し，食事や活動について確認した．母親が用意する朝食・昼食・夕食の主菜や副菜は栄養バランスがよく良好であるが，毎食のごはんの量が本人だけ非常に多く（毎食お茶碗2〜3杯食べる．母親も食べろ食べろと勧める），カロリー過多になっていることがわかった．また，夕食後に自室でスナック菓子を間食する習慣があることもわかった．これらを踏まえ，どうしたらよいかを本人や両親と話し合う機会をもったところ，毎食のご飯の量をお茶碗一杯にする，スナック菓子を3日で1袋程度に減らす，スナック菓子と一緒に飲んでいたコーラを炭酸水に換える，なら実行できるということになり，始めた．その後，訪問時に確認すると，継続できているとのことである．体重も毎日測定するようにしており，2ヵ月で3kg減少した．本人は「体が軽くなったような気がする」と満更でもないようである．将来的な生活習慣病発症を予防するためにも計画を継続する．

#3　社会生活の範囲を広げる

今後の生活について具体的に考えることが難しい状況がしばらく続いた．統合失調症の症状として幻聴も続いており，抗精神病薬の副作用で意欲が湧きにくい状況も影響したのか，自宅以外の場所に行って何か活動するという生活をイメージしにくい状況であった．市内にある障害者支援センターで行われている精神科デイケアが始めのステップとしては適当と考えられたため，そういった施設の利用が可能であり，具体的には何処にあって，どのような活動しているのかが掲載されたパンフレットを手渡した．しばらく関心を示さなかったが，この間に，障害者年金受給や施設等の利用を視野に入れ，障害者年金受給手続きと精神障害者保健福祉手帳申請手続きを行った．障害者年金2級と精神保健福祉手帳1級を取得した．

退院後5ヵ月近くになって，小学校からの友達が数年ぶりに訪ねてきて話をしたことをきっかけに，「そのうち仕事をしないといけないから，デイケアにでも行ってみようかな」と話すようになった．まずは，見学に行き，1ヵ月の体験期間を経て，週3回のデイケア利用が始まった．デイケアでのメンバーとのかかわりを通し，対人スキルの課題が表面化してきており，本人にとっては苦しい状況となりつつある．一方で，自宅以外の唯一の居場所として依存傾向も出てきている．本人のライフステージにおける発達課題として社会生活の幅の拡大は必要と考えられるため，対人障害をはじめとする自身の生活障害に向き合い1つ1つ解決していくという短期目標の設定が必要である．計画を一部見直す．

#4　家族がⅠさんの疾患について十分に理解していない

父親は本人の生活行動に異常なまでに口出ししていたが，このことについて本人からは拒否する様子もなかった．タイミングを見ながら本人に感想をたずねたところ「自分が幼いころからそうだった．うっとおしいが，そういうものだと思っていた」と話す．そのため，疾患の回復のために生活スキルを維持することが重要で，リハビリテーションとして歯磨きや着替えなど日常生活で行うことは一人で何でもできるようにしてはどうかと提案したところ，父親は渋々承諾し，あまり口出ししないようになり，以来本人が自分のこと

は自分で行う（もともとできる）ようになった．そのほか，本人から「手が震えている」，「ボーとしてばかりいる」，「いつになったら薬を飲まないようになるのか」など発言があるたびに，1つずつ，疾病としての特徴と今後予測される経過について説明するようにした．そうしたところ，徐々に上記のような発言は減ってきている．

　一方で，両親から息子が仕事をしないで家にいることへの苛立ちや，親がいなくなったあと仕事ができない状態が続いたらどうなるのか，といった不安の訴えが続いている．保健所で開催されている親の会への参加を勧めるなどできるとよいと考えられる．計画を一部見直す．

＃5　家族員それぞれが心身ともに健康を維持する

　父親，母親共に定期受診と服薬を継続している．訪問時には，体調変化を確認している．

　本人の生活習慣病予防と併せて，食生活や運動について自身の生活を見直してもらう機会となった．父親も母親も，自宅近くを毎日30分程度ウォーキングするようになった．ウォーキングを3ヵ月程度続けた結果，体重が2kg程度減少し，母親は膝の関節痛が軽減したと変化を実感している．本人の生活の見直しをきっかけに，家族員の生活改善にもつながったと考えられる．計画は終了する．

E.　看護課題の見直しと看護計画の修正

1●Iさんと家族の状況を踏まえたサービス担当者会議の開催

　Iさんの症状は服薬治療と日々の安定した生活の中で大分落ち着いてきた．自らも“そろそろどこか自宅以外の場所に通ってみたい”と発言するようになった．そのため，訪問看護師は保健所の保健師と相談し，市内にある障害者支援センターのデイケアに通うことを勧めてみることになった．障害者支援センターのホームページをIさんと閲覧しながら，見学参加を申し込むことになった．参加申し込みはIさんに行うように促し，Iさんは自身で申し込みを行った．

　デイケアは週3回あり，参加者は大体毎回15人程度である．センターは，広域自治体連合の委託運営であるため，参加者は，市内在住者のほか近隣自治体在住の者もいる．毎月のプログラムを参加メンバーで話し合って決める．センター内で料理やヨガ，DVD鑑賞，工芸などを行い，時には，都内の遊園施設等に出かけることもある．参加して4ヵ月ほど経過したころ，ふだんから言動が気になると感じていた50代の男性とあることがきっかけで口論となり，興奮状態となった．職員が介入することで，その場は収まったが，Iさんは50代男性に関する幻聴が増え，不眠も続くようになった．デイケアは12ヵ月参加すると今後に向けての評価があり，卒業か継続になる．卒業となった場合は，小規模作業所あるいは就労継続支援B型事業所に移行する場合が多い．Iさんもそのような経過をたどることを目標に，デイケアに参加している．

2●看護課題・長期目標の見直し・修正

　半年間の看護の実施と評価を踏まえ，訪問看護師は，病状の悪化を予防しながら地域生

活を継続することを重視し，看護課題と看護計画を以下のように修正した．

> **Ⅰさんの看護課題**

> #1　症状の自己管理や服薬アドヒアランスを向上する
> #2　社会生活の範囲を広げる
> #3　生活習慣病予防のため食生活，活動量，喫煙習慣を見直し改善する
> #4　家族がⅠさんの疾病について理解する

> **Ⅰさんの長期目標**

> 　統合失調症の症状を自己管理し社会生活の幅を拡げながら，家族と共に地域での生活を継続する．

3●短期目標・看護計画の見直し・修正

#1　症状の自己管理や服薬アドヒアランスを向上する

〈短期目標〉

- 生活上のトラブルにより症状の変化があっても本人なりに対処し，主体的に通院・服薬を継続する．

〈看護計画〉

- 症状の変化，影響を及ぼした生活環境（デイケアでの対人関係や家族との関係）について把握し，悪化を食い止めるよう対応する．
- 生活の中で発生したトラブルによる症状の変化を確認し，必要に応じて主治医に連絡をとる．
- 疾病や症状，その変化，服薬に対する本人自身の認識を確認する．
- 状況が落ち着いたら，症状変化への対処方法について話し合う機会をもつ．

#2　社会生活の範囲を広げる

〈短期目標〉

- 実現可能な将来の姿に向かって，社会生活の幅を拡大する．

〈看護計画〉

- 病状，生活スキル，体力を踏まえて，実現可能な将来の姿を描くことを促す．
- 描いた将来の姿に向かうため，今できることは何かを共に考える．
- デイケアでの利用状況として，メンバーとの交流や参加して得たもの，困っていることを随時確認する．
- 本人の承諾のもと，デイケアの担当指導員と連絡をとり，参加状況を把握し，本人への関わり方について相談する．

#3　生活習慣病予防のため食生活，活動量，喫煙習慣を見直し改善する

〈短期目標〉

- 将来的な生活習慣病予防のために，改善した生活習慣を継続する．

〈看護計画〉

- 生活改善により血液検査データや体重が改善していることを肯定的にフィードバックす

る.

- 改善した生活習慣が継続できるよう
- 生活習慣病に移行するリスクや予防の必要性について，教育的にはたらきかける.
- 定期健診（住民健診）の受診を促す.

＃4　家族がⅠさんの疾病について理解する

〈短期目標〉

- 家族員それぞれが統合失調症について正しく理解できる．また，家族会などに参加して悩みや不安について，相談し合うことができる.

〈看護計画〉

- 保健所で開催している家族の会に参加できるよう促す.
- 本人の症状や生活障害への親としての対応方法，不安について相談を受ける.

索　引

欧文索引

看護学テキスト NiCE

地域・在宅看護論II　支援論（改訂第3版）
暮らしの場における多様な支援を考える

2012 年 2 月 1 日　　第 1 版第 1 刷発行	編集者	石垣和子，上野まり，
2016 年 1 月 20 日　　第 1 版第 6 刷発行		徳田真由美，辻村真由子
2017 年 1 月 5 日　　第 2 版第 1 刷発行	発行者	小立健太
2023 年 4 月 5 日　　第 2 版第 7 刷発行	発行所	株式会社 南 江 堂
2024 年 2 月 15 日　　改訂第 3 版発行		〒113-8410 東京都文京区本郷三丁目 42 番 6 号

☎(出版) 03-3811-7189 (営業) 03-3811-7239
ホームページ https://www.nankodo.co.jp/
印刷・製本 横山印刷

Ⓒ Nankodo Co., Ltd., 2024

定価は表紙に表示してあります．
落丁・乱丁の場合はお取り替えいたします．
ご意見・お問い合わせはホームページまでお寄せください．

Printed and Bound in Japan
ISBN 978-4-524-23128-7